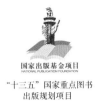

国家出版基金项目
NATIONAL PUBLICATION FOUNDATION

"十三五"国家重点图书
出版规划项目

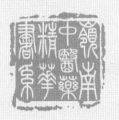

岭南中医药精华书系

邓铁涛 禤国维 周岱翰 韦贵康 总主编

岭南中医世家传承系列

孙晓生 主编

广府罗氏
妇科世家

罗颂平 著

SPM 南方出版传媒

广东科技出版社 | 全国优秀出版社
·广州·

图书在版编目（CIP）数据

广府罗氏妇科世家/罗颂平著 . —广州：广东科技
出版社，2019.1

（岭南中医药精华书系·岭南中医世家传承系列）

ISBN 978-7-5359-7045-9

Ⅰ . ①广… Ⅱ . ①罗… Ⅲ . ①妇科疾病—中医
临床—经验—中国—现代 Ⅳ . ①R271.1

中国版本图书馆CIP数据核字（2019）第001099号

广府罗氏妇科世家

Guangfu Luoshi Fuke Shijia

出 版 人：朱文清

项目策划：丁春玲 吕 健

责任编辑：马霄行 吕 健 邓 彦 曾永琳

封面设计：林少娟

版式设计：林少娟

排版设计：友间文化

责任校对：杨峻松 陈 静

责任印制：彭海波

出版发行：广东科技出版社

　　　　　（广州市环市东路水荫路11号 邮政编码：510075）

销售热线：020-37592148 / 37607413

http：//www.gdstp.com.cn

E-mail：gdkjzbb@gdstp.com.cn（编务室）

经　　销：广东新华发行集团股份有限公司

印　　刷：广州一龙印刷有限公司

　　　　　（广州市增城区荔新九路43号1幢自编101房 邮政编码：511340）

规　　格：730mm×1 020mm 1/16 印张28.75 字数575千

版　　次：2019年1月第1版

　　　　　2019年1月第1次印刷

定　　价：120.00元

《岭南中医药精华书系》编委会

岭南中医又被称为"岭南医学"，是中医的学术流派之一。

岭南，首先是地理概念。《汉语大词典》谓："指五岭以南的地区，即广东、广西一带。"而对"五岭"则解释说："大庾岭、越城岭、骑田岭、萌渚岭、都庞岭的总称，位于江西、湖南、广东、广西四省之间，是长江与珠江流域的分水岭。"这样岭南的方位就很清晰了。

岭南这片土地上的许多文化都自成特色，过去就有"岭南派"一词，《汉语大词典》解释为"现代中国画流派之一"。这说明最早被认为自成一派的，首先见于画坛。不过随着岭南文化的发展，有越来越多领域都呈现出鲜明的特色。所以，后来人们将画学上的"岭南派"加上"画"字，称其为"岭南画派"，而其他领域方面的"岭南派"则有岭南琴派、岭南园林、岭南音乐……

岭南医学则是医学上的派别，主要指岭南地区的中医。"岭南医学"这一名称虽然出自现代，但它是对岭南中医发展的历史文化特色的总结，可以说其内涵是源远流长的。

从中国文化发源来看，中国文化的主流发源于中原一带。岭南文化源于中原文化，随着征战的军士、民族的迁徙传入岭南地区。中医药学就是和传统文化一道，从中原传入岭南的，并在岭南地区与当地的民俗相结合，形成了有本地特色的医学流派。

晋唐时期，岭南的中医学就已经体现出自身的特色。例如对地方性流行病研究有突出的成果。晋代有葛洪、支法存、仰道人等活跃于广东，记载了对蛊毒、沙虱热（恙虫病）、疟疾、丝虫、姜片虫等流行病的认识与治疗方药。唐代开始有《岭南脚气论》等多种以岭南为名的方书，后来南宋郑樵在《通志》中为唐以前医药文献划分门类，就专门划出一类叫"岭南方"，计有《岭南急要方》三卷，《南中四时摄生论》一卷，《南行方》三卷，《治岭南众疾经效方》一卷，

《广南摄生方》三卷，共五部九卷。在《诸病源候论》《千金要方》《外台秘要》等综合医书中也多有关于岭南疾病的记载。由此可见，当时研究岭南的疾病与治疗已经发展成中医药学科的一个分支。

如果说唐以前的岭南医学偏于研究地方性疾病，那么在宋元明清时期，岭南医学则开始向两个方面全面发展。一是对地方性的疾病研究更加深入，二是开始进而探讨疾病背后的体质因素，指出岭南地理气候环境对人群体质的特定影响。重要标志是元代医家释继洪所撰《岭南卫生方》，集宋元医家治疗瘴病经验之大成，既对主要指疟疾的瘴病在证治规律方面有更深入的认识。到了明清时期，中医的各个学派都传入岭南，岭南医药学家对河间、丹溪、伤寒、温病等流派理论在岭南的适用性进行了多方探讨，还系统地发掘整理了岭南草药的应用经验，将其充实到中药宝库之中。

清中期以后，随着十三行贸易的兴盛，广东经济愈来愈发达。医学方面随之人才辈出，儋州罗汝兰著《鼠疫汇编》，丰富了对急性传染病的诊治经验；晚清伤寒名家陈伯坛名扬海内外，著作《读过伤寒论》《读过金匮》为世所重；岭南骨伤世家梁氏、管氏等注重总结学术经验，撰写了多种讲义。同时岭南地区在对外开放交流中，得风气之先，引种牛痘的先驱邱熺，一门三代中西医汇通的陈定泰家族，以及"中西汇通四大家"之一的朱沛文等，均有较重要学术影响。

到了现代，岭南的医药学家更加注意总结地方医药特色。邓铁涛教授在1986年中华医学会广东分会广东医史分会成立大会上，作了题为《略谈岭南医学之特点》的学术报告，提出了岭南医学的三个特点：①重视岭南地区的多发疾病；②重视岭南地区特产的药材和民间经验；③重视吸收新知。并提出这些特点是与岭南的地理、人文、环境密切关联的。随后，岭南中医各科的理论与临床研究不断发展。2006年广东省启动中医药强省建设，我省中医药界与出版界通力合作，组织编撰并出版了《岭南中医药文库》系列丛书，较全面地总结了岭南名医、名院、名科、名药等成就与贡献，产生了巨大反响。"岭南医学"这一名称，在国内中医学术界得到广泛认同。

岭南医学有何特色？其实，问题的答案就在"岭南"二字之中。关于学术流派，有不同的定义。所谓流，是支流；派，意味着派生。一般认为流派的形成以师承名家为起点，然后源流相继，派生支系，如此不绝。这其实是指以某一杰出人物为中心的单点播散式。而岭南医学，是整个岭南地区中医药群体共同探索的成果，呈现出多线式传播的特点。在岭南医学这一大的学术流派当中，有许多世家流派、专科流派，各有传承。像潮汕地区的"大娘巾"蔡氏女科，有400多年历史，至今已14代。佛山梁财信所创的梁氏伤科，传承至第6代。内科方面有国家大师邓铁涛的邓氏内科流派，针灸有现代"靳三针"流派，皮肤科有国医大师禤国维的岭南皮肤病流派，妇科还有罗元恺的罗氏妇科等，均享誉全国。

如果说以上这些学科与流派是纵向式的线性传播，那么，由于它们共同置身于岭南地域环境之中，面对着同在岭南气候与风俗下生活的人群。中医自古以来就注意地理环境、气候与人的体质对疾病和医药的影响，提出了"因时制宜、因地制宜、因人制宜"的原则。唐代《千金要方》指出："凡用药，皆随土地所宜，江南岭表，其地暑湿，其人肌肤薄脆，腠理开疏，用药轻省，关中河北，土地刚燥，其人皮肤坚硬，腠理闭塞，用药重复。"因此在岭南中医各科的学术中，都存在人群特有性质、地区多发病证与常用地产药材等方面的特色内涵。这些如同横向的纬线，将纵向的各个学科与流派贯穿织成"岭南医学"这一幅大画卷。

由此可见，要想深入地阐明"岭南医学"，需要中医理论与临床紧密合作，各个专科专病各自深入总结，才能为宏观上的规律总结提供具体支撑。自《岭南中医药文库》出版以来，岭南中医药界在理论探讨与临床总结方面又取得了不少新进展。为了进一步总结发展中的岭南医学，我们又策划了《岭南中医药精华书系》，采用开放式系列架构，首批书目规划为80个品种，分为名医卷、世家卷、技法卷、名药卷、名方卷、典籍卷、民族医药卷和港澳卷八大系列：

名医卷：旨在对广东、广西和海南三省区获"国医大师"称号及获批建设"全国名老中医传承工作室"的中医专家，以及部分省级名老中医的学术经验进行总结，成规模展示岭南当代名医的群体水平。

世家卷：以族群记录方式挖掘和整理岭南传承四代以上、特色鲜明，且有代表性传承人的中医世家的传承文化和研究成果，展示世家的临床秘验精华，具有存亡接续的重要意义，填补岭南中医药和文化研究中以往忽视的空白。

技法卷：系统展示入选国家级、省级和市级非物质文化遗产名录的中医药技法项目，以及入选国家中医药管理局"中医适宜技术推广项目"的岭南中医绝技绝学，突出展现岭南中医药技术水平亮点和中医药文化传承成果。

名药卷：系统总结岭南传统"十大广药""四大南药"的历史源流、品种分类、性状鉴别、规范化生产技术、临床功效和古今医家应用经验等，全方位展现名药的文化内涵和实用价值，树立岭南优质中药的品牌形象。

名方卷：着眼于名方传世，注重名方临床实用价值，汇集有确证来源的历代岭南经典名方，同时注重对近现代岭南著名医家名方的搜集和整理。全系列以疾病系统为纲，首次对岭南古今名方的组成、功效、方解和临床应用进行系统展示。

典籍卷：遴选岭南古医籍中在全国影响较大、流传广远的品种，精选古籍善本、孤本，采用校注加研究集成的方式出版，是首次对岭南珍本古医籍的系统整理和挖掘，力求系统展示原味的岭南中医诊疗方法和理论，对丰富中医药从业者治疗手段、提高诊疗水平具有良好的借鉴作用。

民族医药卷：几千年来，岭南各族人民在共同创造具有地域特色的岭南文化的同时，也丰富和发展出具有本民族特色的医药文化，现已有不少民族医药技法列入岭南省、市级非物质文化遗产。本系列对岭南地区瑶族、壮族、黎族、侗族、苗族、京族等各民族医药进行梳理，填补岭南传统医药研究空白。

港澳卷：港澳地区南北交流，中西汇聚，其中医药屡得风气之先，一方面继承着鲜明的岭南中医特点，另一方面又表现出广纳中原和西方医学新知的交融特性，尤其是近代以来活跃着一代代特色鲜明的名医和世家名门，本项目首次将目光聚焦港澳中医药，以点带面展示港澳中医药临床和研究水平。

本丛书的策划，是在更大范围和更广深度上对岭南传统医药学术的一次新总结。相信本丛书的出版，将使岭南医学这一富有特色的我国地域中医学术流派的理论内涵更加充实，在理论和临床上进一步发扬光大。

邓铁涛

（国医大师，广州中医药大学

终身教授，博士生导师）

2018年10月

前　言

　　中医学形成发展的历史规律表明，"一源多流、流派纷呈"是中医临床与学术传承创新的基本特征，是贯穿于中医发展史的一个突出现象。一大批历史源远流长、学术底蕴深厚、临床疗效显著、特色优势明显、群众推崇公认的中医学术流派有力推动了中医学理论的不断创新和临床诊疗体系的丰富发展，其中传承多代、绵延不衰的中医世家更是"皇冠上的明珠"。

　　作为中医师徒授受传承模式的典型代表，中医世家的代代经验秘传历来为人所重。古人有谓"医不三世，不服其药"，可以说是对中医世家这一学科特色的高度概括。它不但说明中医世家的发展历史源远流长，而且也说明中医世家所传经验较之医家个体的经验来说弥加珍贵，更有深入研究、努力发掘的必要。

　　岭南中医药有着悠久的应用历史和广泛的社会基础。自秦汉以降，岭南医学因地制宜地结合岭南的地域特点，勇于吸收民间医学经验和外来医学新知，充分开发利用本地药材资源，逐渐形成了鲜明的流派风格和疗效良验的用药模式，涌现出许多本土或占籍的著名医家，其医术代代传承，造就了一批各具特色的医学世家。

　　例如全国首批六十四家中医流派之一、有"送子观音"称誉的广府罗氏女科世家，还有从明代起十六代从未间断、秘制妇科良药求者如潮的粤东大娘巾蔡氏女科世家；例如列入广东省非物质文化遗产名录的西关何氏伤科世家、骆氏腹诊推拿世家、平乐郭氏正骨世家等，或以独特手法著称，或以祖传伤药享誉；再例如擅长慢病快治、创制凉茶秘方为"国家非物质文化遗产代表作"的端州梁氏杂病世家，领风气之先、中西汇通派陈氏中医世家等。它们集高度的实用性和文化价值于一身，是岭南民众的智慧结晶和岭南文化的优秀代表，更是人类共同的文明和文化成果。

　　为了有效拯救、展示和传承中医世家余绪，助力岭南文化发扬光大，让更多的人群共享中医世家的宝贵经验，我们组织出版了《岭南中医世家传承系列》，首次以族群记录方式挖掘、整理和展示岭南中医世家的最新研究成果，填补了全国中医药尤其是岭南中医药研究的空白。

《岭南中医世家传承系列》为保证其专业性和高质量，在组织编撰过程中，我们牢牢把握以下几个原则：

注重认识把握传承传播规律：研究中医世家的传承发展，就要深入研究世家的内核吸引规律、外力推动规律、情感共鸣规律、人才培养规律、实践真知规律和时代发展规律等，从具有一定共性的传承传播规律中探寻世家得以生存发展的土壤和空间。

注重探究培养内在创新特质：世家经验的继承绝非照搬照抄，而是批判性取舍，对原有精华要素的总结凝练、充实完善和发扬光大。在这一过程中，还要深入发掘出本世家发展历史中独特的内在创新特质、内在动因以及对当前实际的借鉴意义等，从具有顽强生命力的传承发展规律中揭示世家特色医术不断得以提升的路径。

注重发掘阐扬深厚文化底蕴：中医学是医学与中国传统文化的结晶。研究中医世家，不仅要传承其宝贵的学术思想、临证经验，还要重视世家代代流传的人文精神和人文特质。例如修身齐家的传统美德、爱国爱民的社会公德、大医精诚的医风医德、严谨认真的治学品格等，这既是中医学术流派形成与发展的灵魂，也是中医药学术传承创新发展的凝聚力所在。

注重推广应用独特理论与临床技艺：世家学术研究的出发点和落脚点都应归结于突出中医药特色优势，不断提高中医药临床疗效。在这一过程中，就要考虑如何将世家的研究成果及时转化为临床应用的有效路径，而以图书的形式对其加以挖掘和传播，就具有开山辟路的重要作用，希望以此能带动后续世家学术示范诊疗室、世家特色技术培训等的陆续参与，从而将其广泛验证于临床，充分彰显其疗效。

注重协调整合世家之间相互关系：世家学术除了共有的专业特性外，还历史性地存在着对立关系、互补关系、共生关系、地域关系、派生关系等，正是这种不同学术之间互相激发、互相竞争、互相借鉴所产生的强大而持续的驱动力，构成了中医学术百花齐放、百家争鸣的繁荣景象。这就需要在尊重历史的前提下对世家独具特质的理论与临床诊疗技艺全面、深入地继承，同时不断刮垢磨光、精辟总结、提炼比较，使理论发展与临床实践间形成一个不断循环促进的良性过程。

秉承上述原则，我们从2014年甚至更早就展开了岭南中医世家情况的摸查和挖掘，并参照国家中医药管理局"中医流派传承工作室建设项目"规划逐步清晰了《岭南中医世家传承系列》的入选标准：①岭南三省及港澳地区，或占籍岭南并在此发扬壮大的世家群体。②传承四代以上，绵延超过百年，目前仍有后辈传承和应用家族特色医术的鲜活体。③有一个或几个学术上的代表人物。④在学术上有创新，在理论或技法上特色鲜明，在论著上有一家之言。⑤有清晰的家学传承谱系。

由此，形成了《岭南中医世家传承系列》分阶段、开放式的整理和出版规划：凡符合上述世家入选标准的图书随时可纳入本项目，成熟一批，出版一批。此次出版的第一辑分为四种：《粤东蔡氏女科世家》《西关何氏伤科世家》《骆氏腹诊推拿世家》《端州梁氏杂病世家》，此次出版的第二辑四种：《八桂韦氏正骨世家》《广府罗氏妇科世家》《惠州黎氏儿科世家》《西关甄氏杂病世家》，根据摸查情况，后续还有将近20种相关图书陆续面世。

筚路蓝缕，以启山林。《岭南中医世家传承系列》的编辑、出版，是一项需要细致筹划的系统工程，这也同时意味着建设工作的要求之高，只有怀着一腔热诚真正投入其间，才能体味其中的甘苦。例如传承十六代、从未间断的大娘巾蔡氏女科虽在国内乃至东南亚久负盛名，但因为后辈分散且家族之秘矜而不传，此前从未进行过系统的挖掘和总结。为此，我们数十次奔赴潮州、汕头、香港、澳门，乃至泰国、越南等地，与蔡氏后人们交心对谈，甚至用我们的古籍珍本与其互鉴，才终于完整地呈现了这个绵延五百多年女科世家的传奇风采。再例如，骆氏腹诊推拿世家，发源于河北、兴盛于岭南，几年的时间里，我们与世家后人一起挖掘、整理其丰富材料和宝贵经验，并共同见证了它从享誉民间到成功列入广东省非物质文化遗产名录的过程……

策马前途须努力，作为一名从事中医药事业四十年的行业工作者，能有幸肩负组织、编写这个大型项目的重任，虽年近耳顺却从不敢苟且偷闲。岭南先贤梁启超先生诗云："世纪开新幕，风潮集远洋。"相信本套丛书能以海纳百川的气魄，深挖岭南医学的精髓，开拓岭南医学研究的新视野。

是为序。

（广州中医药大学教授，

博士生导师，副校长）

目 录

广府 罗氏 妇科世家

第一章 世家史略

第一节　世家风貌

　　岭南一域，得中原之精粹，纳四海之新风。其先天的地理优势不仅为广府文化增添、创新开放之气息，而且促发了广府地区中医妇科医家尝试中西汇通的医学实践和理论研究并创新学术传承方式——开展现代化的中医院校教育。罗氏妇科世家就是其中的典型代表，2012年岭南罗氏妇科流派光荣入选全国第一批64家全国中医药学术流派传承工作室建设单位。

　　岭南罗氏妇科世家创立于清末，其形成与发展深受广府文化影响。创始人罗棣华乃晚清儒生，以儒通医，在广东之南海、广州行医，善治温病与妇人病。

　　第二代传人罗元恺既得家传，亦接受系统的中医院校教育。1935年毕业于广东中医药专门学校，1949年担任该校校长兼广东中医院院长，其后参与筹办广州

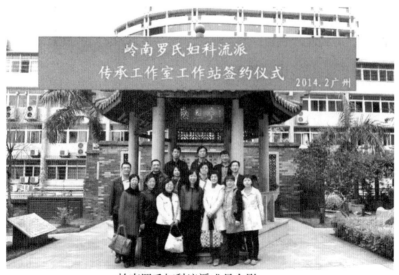

岭南罗氏妇科流派成员合影

中医学院，曾任副院长，擅长内、妇、儿科，是首批获中医妇科学硕士、博士学位授予权的研究生导师，首批获国务院特殊津贴专家，国务院学位委员会第一届学科组成员，全国首批名老中医药专家学术继承工作的导师，五版教材《中医妇科学》主编。罗元恺提出"肾—天癸—冲任—子宫轴"的学说，从其经验方研发两个中药新药，是中医妇科学泰斗。

第三代传人罗颂平集家传、师承、院校教育与出国留学之综合优势。师从其父罗元恺，于1983年获硕士学位，曾两度赴美研修，并师从欧阳惠卿教授获博士学位。担任广州中医药大学中医妇科教研室主任，教育部重点学科带头人、国家级精品课程负责人、国家级教学团队负责人。国务院学位委员会第5、第6届学科组成员，中华中医药学会妇科分会主任委员，广东省名中医。主编《罗元恺妇科经验集》等10部专著及"十二五"规划教材《中医妇科学》等5部教材。主持多项国家级研究项目，获省级二等奖3项，指导博士生50多名，在全国有较大的学术影响。

第三代传人张玉珍1969年毕业于广州中医学院，师从罗元恺教授，参与新药研发与教材编写，具有深厚的学术造诣。主编"十五""十一五"规划教材《中医妇科学》，并主编《罗元恺女科述要》《新编中医妇科学》等专著，在全国有较大的学术影响。现为第五批名老中医药专家学术继承工作的导师。

第四代主要传承人包括曾诚、赵颖、朱玲、廖慧慧、史云等，分别师从罗颂平教授、张玉珍教授。

第四代后备传承人有郜洁、曹蕾、曾蕾、郑泳霞、刘昱磊、陈启亮、吴钦兰、钟伟兰、罗颂慧、罗曼茵、董爽、缪江霞等10余位。其中罗颂慧为罗元恺侄女，在香港考取注册中医师，并在广州中医药大学取得中医妇科学博士学位，现在香港执业，担任罗氏妇科香港工作站负责人。罗曼茵为罗元恺侄孙女，现从德国归国在读医学博士，师从罗颂平教授，继续传承家族事业。

如今，罗氏妇科流派已先后在广东省内及香港建立了深圳市妇幼保健院流派传承工作站、深圳市宝安区沙井人民医院流派传承工作站、香港岭南罗氏中医工作站、香港中文大学岭南罗氏妇科工作站、台山市中医院流派传承工作站、中山市中医院流派传承工作站和广州市番禺区何贤纪念医院流派传承工作站7个流派传承工作站，推动着岭南罗氏妇科学术经验的传承。经过几代人的传承与发扬，岭南罗氏妇科流派在人才培养、著书立说、医教研结合服务民众等方面都取得了积极的成果，在全国妇科学术流派研究与推广方面占据重要的学术地位。

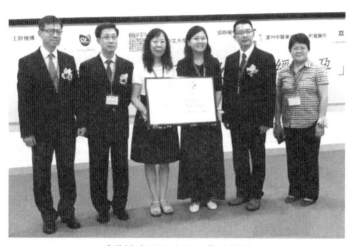

香港岭南罗氏中医工作站挂牌

第二节 世家源流

一、以儒通医，广传医名

传统的中医教育主要有两种方式：一是师徒相授，这要求习医者常从背诵药诀方书入门，并随师侍诊，抄录医案，再从中悟出医理；另一种方式是以儒通医或由道、佛通医。文人学医有着较好的古文学根基，往往可从中医经典入手，饱览前人医著，再验诸临床，进而提出己见，立一家之言。

罗氏妇科世家的第一代罗棣华就属于第二种，他的医术都是自学所得。

罗棣华出生书香世家，从小接受了良好的私塾教育，成为晚清儒生。他早期原是私塾教师，精通国学，有着较好的古文学根基，后以儒通医，从中医经典入手，熟读各家学术著作，特别是在温病和妇科方面有所见解。他常与友人之精于医者切磋琢磨，研究医理，讨论病证。除内、难、伤寒、金匮外，他对吴鞠通的《温病条辨》钻研亦深，精于内、妇、儿科。

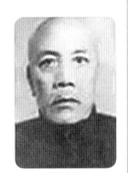

罗棣华

行医之初，罗棣华在家乡南海西樵山开设诊所，为百姓施药，造福乡里。业医之余，他将所悟医理验诸临床，从实践中求真知，并提出自己的思考与见解。

北伐战争开始后，有感于北伐军常年遭受疾病灾害的威胁，罗棣华毅然决定参军，以行医的方式救人、救国。因为当年的北伐军经常遭受疾病特别是传染病和瘟疫的祸害，这正让擅长温病的罗棣华大有用武之地，因此他在军队中广受人尊敬。

北伐战争结束，罗棣华随军落脚于广州，在现在的海珠区洪德路开私人诊所，因善治温病与妇人病而广传医名。

罗棣华一生弃文从医，救治无数患者，并栽培出罗氏妇科世家第二代、全国中医妇科泰斗——罗元恺。

二、代有传承，克绍箕裘

1914年10月，罗棣华第七子罗元恺出生，成为唯一继承父业从医者，为岭南罗氏妇科世家开山立派做出卓越贡献。

（一）幼承家学，留校任教

如果把老中医分为"民间"和"学院"两种，罗元恺属于典型的"民间"与"学院"的综合体，从他开始接触中医那一日起，其个人命运就与整个国家的中医发展紧密地联系在一起。

与许多老中医的出身相比，罗元恺小时候并没有遭遇贫穷之苦。他童年就读于乡间私塾，诵四书五经及古文诗词，并幼承庭训，在父亲的熏陶下诵读方书，随父侍诊，立志以医为业。但他并不满足于父子相传、师承授受的家学，而冀望于当时新兴的中医院校教育。

1930年，罗元恺如愿考入广东中医药专门学校。该校是广州与香港11家中药商行联合出资兴办的五年全日制中医院校。1924年创办，由当时的名医任教，以"上医医国，先觉觉民"为校训。罗元恺是该校第七届学生。在学期间，他与10位同学组成"克明医学会"，研讨学习中的疑难，撰写医学论文，互相交流，还编印了《克明医刊》。他在毕业前就考取了广州市中医师执照。

1935年，他以总成绩第一名的成绩毕业，留任该校之附属广东中医院医师，

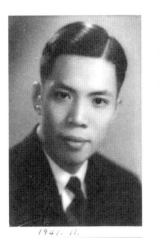

1947. 11.

年轻时的罗元恺

开始其医师生涯。当时他是以内科为主，兼顾妇儿科，在门诊和病房诊治患者，处理过各种疑难重症，打下牢固的临床功底。

1938年10月，日军在广东大亚湾登陆，直逼广州。广州沦陷前，广东中医院被迫停业，人员疏散。罗元恺与家人离开广州，返回故乡。一个月后，日军进犯南海，他带家人转道香港，行医谋生。1939年，广东中医药专门学校迁至香港授课，他受聘为《金匮要略》课程教师。

1941年底，香港被日军攻陷，学校再次停办。罗元恺带着新婚的妻子，与父母、弟弟一起逃难，于1942年初经广西辗转前往当时的后方——粤北的韶关市。在此期间，他父亲和一个弟弟先后得病去世。在韶关安顿后，他一边开业行医，一边与学校的校董、校友筹划复办中医药专门学校。当他们找到校址、准备开课之时，又传来日军将犯韶关的消息，复校之事告吹。罗元恺携家眷转往广东西北部的连县（今之连州市），他继续开办中医诊所，并与当地老中医赵伯平合作创办连县中医讲习所。罗元恺承担了编写讲义和授课等主要工作。经两年的努力，已有一班学生结业并在当地行医。

抗日战争时期，罗元恺背井离乡，辗转于香港、湘桂、粤北等地达7年之久，不愿做日伪的顺民。虽颠沛流离，生活艰难，亲人离世，他自己也得过重病，但他仍执着于中医教育，致力于培养中医人才。

1945年抗战胜利，是年底，罗元恺返回广州，并与校董、校友们取得联系，筹划复办广东中医药专门学校。

由于沦陷期间校址被日军占据，设备已全部散失，校舍亦满目疮痍。经一番努力，1947年学校收回部分校舍，恢复招生，在秋季复课，潘诗宪担任校长。罗元恺重返母校任教，担任儿科教师。1948年秋，广东中医院亦得以复业。1949年广州解放，潘诗宪离职前往香港。1950年初，36岁的罗元恺就任广东中医药专门学校校长。1951年兼广东中医院院长。

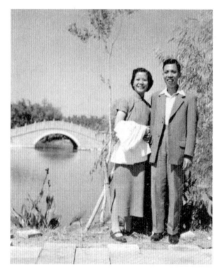

罗元恺与夫人

（二）春蚕蜡炬，风波重生

新中国成立初期，百废待兴。广东省人民政府重视高等教育，广东中医药专门学校被省文教厅列入广州11所大专院校之列，首次成为政府认可的高等院校。学校得到政府的资助，给予图书补助费、学生助学金，毕业证书由中南教育部盖印颁发，毕业生由国家分配工作。中医事业呈现前所未有的光明前景。罗元恺深感振奋，他废寝忘食地辛勤工作，从招生考试、课程设置、教学安排、学生管理到医疗质量、医院行政，事必躬亲，广纳人才，使学校与医院的工作走上正轨，除修复原有校舍外，还新建了人体解剖室、药理研究室等，使教学设备渐趋完善。办学经费也得到香港药业三行的支持，学校在短期内获得了新生。

然而，中医事业的发展不是一帆风顺的。1953年，学校突然接到卫生厅转来卫生部的通知"勿需培养新中医的必要"，不许再招生，并强令一年级的在校学生转到卫生学校就读。广东中医药专门学校被改为广东省中医进修学校，原有二年级以上的学生继续就读至毕业。1955年全部学生完成学业，广东中医药专门学校就完成了其历史使命。

罗元恺从1953年开始兼任广东省中医进修学校副校长。按照文教厅的规定，广东省中医进修学校主要讲授西医课，让原有的中医师经过进修而掌握西医基本技能，这是当时的卫生部一位副部长遏制中医与中医教育，企图将现存的中医西医化的一种手段。但罗元恺任职期间，仍坚持安排一些中医课程，使来自全省各

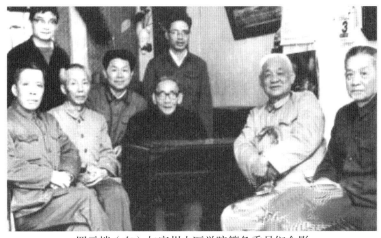

罗元恺（左）与广州中医学院筹备委员们合影

地的中医师在广东省中医进修学校得到比较系统的学习，其中医水平亦得到巩固和提高。

1956年，周恩来总理根据毛泽东主席的指示，在全国开设4家公立中医学院。是年5月，罗元恺被任命为广州中医学院筹备委员，参与制订规划、选择校址等工作。当时广东中医药专门学校刚结束不久，虽学校规模不大，但校舍、设备尚齐备，因此，广州中医学院就在该校的原址上筹办起来了，许多校友都积极参与了广州中医学院的筹备工作。1956年9月，广州中医学院招生开学，罗元恺任金匮要略教研组组长。1958年广东省中医进修学校并入广州中医学院成为进修部，他就任院务委员会委员、进修部主任兼妇儿科教研组主任。

1961年，罗元恺作为《中医儿科学》主编参与全国中医药院校首套统编教材的编写，该教材在1962年出版。其后，继续主编《中医儿科学》第二版，在1964年出版。他致力于中医教育事业，身体力行，兢兢业业地培养中医人才。对于中医教学工作，罗元恺强调因材施教和理论联系实际。他的学生既有未出茅庐的青年，也有临床多年的中医，或经验丰富的西医，亦不乏中医院校的青年教师。针对不同的教学对象，他提出不同的要求，并为不同的班种编写讲义。在讲课前，他根据学生的基础来备课，结合其实际需要，或偏重于理论，或详尽于临床，并尽量增补最新的研究资料。他每次讲课都认真准备，就算是同一班种，他也要重新备课，不断更新内容。他一向以临床课教学为主，从早期的内科杂病（《金匮要略》）到后期的儿科、妇科都属于临床科目，故特别注重理论与实际相结合。他讲课善于引用临床实例，条理清楚，讲解透彻，深受学生欢迎。在课堂教学之余，他也非常注重临床教学，除了自己坚持查房、门诊等临床工作，还亲自安排学生的见习、实习，让学生在实践中学习诊疗疾病的技能。

从1966年到1976年，"文革"十年浩劫，罗元恺在"文革"初期也受到冲击。广州中医学院的造反派以"清四旧"为名，抄走了罗元恺家中的书籍、字画、衣物等，包括他父亲手写的一副对联，这是他珍藏的父亲遗物。事过半年，广州发生流行性脑膜炎，当时正是"文革"中武斗猖獗的时候，广州中医学院临时设立流脑病区，人员不足、设备简陋，罗元恺临危受命，参加流行性脑膜炎的诊治工作。他根据岭南温病的理论，分析病情，以清瘟败毒饮加减，治疗500多例，仅2例死亡。当时有一位曾到罗元恺家里抄家的造反派学生也得病住院，罗元恺不计前嫌，成功救治了这位大学生。她治愈后，面有愧色，感谢老师救命之恩。

1968年，广州各大高校在三水县芦苞镇设"五七干校"，罗元恺亦被下放干校，每天种地、拉车、放牛，学做农活，过着极其艰苦的农耕生活。其后，各高校又自建干校，广州中医学院的干校设在粤北的南雄县。罗元恺因担任广东中医药专门学校校长期间（1951年）曾单独前往香港与药材商行洽谈并取回数万元的办学经费，在"文革"后期"清理阶级队伍"的时候，以"特嫌"被隔离审查，又在南雄干校被关了半年。在艰难的日子里，他坚信事实终会澄清，自己仍将返回医疗、教学的岗位。他在苦闷的时候，默念孟子的名言"天之将降大任于斯人也，必先苦其心志，劳其筋骨，

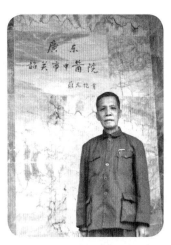

罗元恺在韶关

饿其体肤,空乏其身,行拂乱其所为,所以动心忍性,曾益其所不能"以振奋精神,坚定信心。

1971年,大学复课,招收"工农兵大学生",罗元恺也回到他热爱的教学岗位。广州中医学院把原有的妇儿科教研组分为妇科与儿科两个教研室,罗元恺担任妇科教研室主任,并参与编写《中医妇科学》第四版教材和《中国医学百科全书·中医妇科分册》。

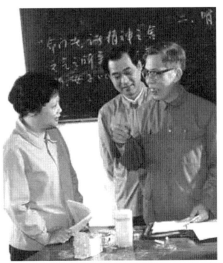

罗元恺与教研室老师交流

1976年"文革"结束,罗元恺终于迎来了学术生命中的第二个春天!1977年广东省首先恢复大学教授的评审,亦第一次在广州中医学院设"中医教授"职称。罗元恺成为广州中医学院的第一位教授,也是中国中医院校的第一位中医教授。1979年,他被卫生部任命为广州中医学院副院长,主管教学和研究生工作。中医研究生培养从1978年开始,广州中医学院是首批招收研究生的院校之一。当时,中国的高等教育百废待兴,中医研究生教育刚刚起步,从导师遴选、课程设置、研究生考核与管理、学位授予等各个环节,都需要探索、建制、完善。他团

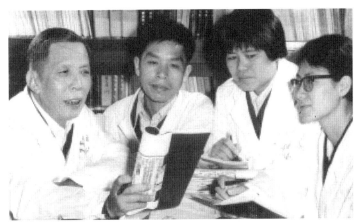

罗元恺为弟子讲解中医经典

结校内的专家，凝聚集体智慧，也借鉴外校经验，邀请国内名家前来讲学，使广州中医学院的研究生教育很快走上正轨。罗元恺作为中医妇科学第一代学科带头人，是首批获中医硕士、博士学位授予权的研究生导师。他也培养了广州中医学院第一位博士研究生。1980年起，他还兼任国务院学位评定委员会第一届学科评议组成员，参与全国中医学、中药学博士学位，硕士学位授权点的评审工作。

（三）笔耕不辍，薪火传承

1983年，罗元恺年届七十，他主动请辞副院长职务，认为年事已高，应专注于学术研究，行政管理工作可以交给年富力强者，此举得到卫生部批准，并任命其为广州中医学院顾问。同年，他作为卫生部高等中医药院校教材编审委员会委员，担任《中医妇科学》第五版教材主编。这部教材的编写凝聚了他的大量心血，是他在中医妇科领域的学术标杆。教材副主编曾敬光，编委夏桂成、徐志华、毛美容均为中医妇科的知名专家，刘敏如、张玉珍等也参与编写。罗元恺还邀请了天津哈荔田教授和黑龙江韩百灵教授为教材的审稿专家，集思广益，对妇科常见病和疑难病的定义、中医妇科理论、名词术语进行认真的讨论，形成共识。如对崩漏的定义，首次提出"经血非时暴下或淋漓不止"的概念，体现了严谨的治学态度。这部教材自1986年出版以来，在全国中医院校使用10余年，后来还作为香港回归后注册中医师考试的蓝本，亦被中国台湾长庚大学中医学系作为教材，是学术影响最大的中医教材之一。在《中医妇科学》第五版教材出版后，罗元恺继续主编《高等中医药院校教学参考丛书·中医妇科学》，1988年问世后，以内容丰富、资料翔实而成为中医妇科教师备课的案头书，也成为学生学习的重要参考书。该书于1989年由知音出版社在中国台湾印行。

作为全国著名的中医学家和中医教育家，罗元恺长期从事中医教学与行政管理工作，但他从未脱离临床，亦孜孜不倦地进行学术研究。早年从内科杂病着手，打下扎实的临证功力，进而涉及儿科、妇科，晚年则专注于妇科。他注重经

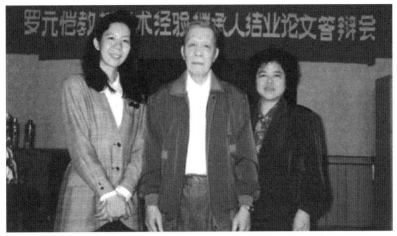

1994年，罗元恺（中）学术继承人罗颂平（左）、张玉珍（右）合影

典，博采众长，在学术上受陈自明《妇人良方》、张介宾《妇人规》和傅山《傅青主女科》等名家医著的影响，注重脾肾和气血，调理冲任，还融合了岭南温病学派养阴保津的学术观点，形成自己的学术风格。对月经不调、崩漏、闭经、痛经、滑胎、不孕，以及更年期综合征、子宫内膜异位症、子宫肌瘤等有丰富经验。1962年和1978年均被评为"广东省名老中医"。1984年中华全国中医学会成立妇科专业委员会，哈荔田当选主任委员，他和蔡小荪当选副主任委员。他是我国首批享受国务院特殊津贴的中医专家，1991年被遴选为全国首批老中医药专家学术经验继承工作的导师，其学术继承人张玉珍、罗颂平在1994年结业出师。

　　他注重传承，也勇于创新。1982年创制了补肾安胎的滋肾育胎丸，曾获1983年卫生部科技成果乙等奖，1997年国家教委科技进步（丙类）三等奖；1984年又创制了活血止痛的田七痛经胶囊，获1986年广州市科委成果三等奖。指导其研究生罗颂平探讨"月经周期的调节及其与月相的关系"，获1987年国家中医药管理局科技进步乙等奖；参与"广东省名老中医电脑诊疗系统"的研究，获1991年广州市科技进步三等奖。指导研究"免疫性自然流产与免疫性不孕的中医治疗"，获1996年广东省中医药科技进步一等奖、1997年广东省科技进步二等奖和国家中医药管理局中医药科技进步三等奖。

他勤于著述，笔耕不辍。1980年出版的《罗元恺医著选》收集了他从20世纪50年代到70年代的主要论文和医案；1990年出版的《罗元恺论医集》和1994年出版的《罗元恺女科述要》则是他晚年的著述。他还全文点注了明代名医张介宾《景岳全书·妇人规》，使张介宾妇科专著《妇人规》首次单独刊行。《实用中医妇科学》是他主编的最后一部专著，1994年12月出版。

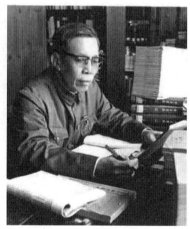

晚年的罗元恺仍笔耕不辍

他以传播和振兴中医药为己任，桃李遍布海内外。他作为新中国成立后第一代的中医妇科学术带头人，30多年来勤恳耕耘，立业树人，以自身的成就带动了学科的建设和发展。他培养和造就了第二、第三代学科带头人，并培育了一批硕士、博士。他的学术成就和医术在东南亚、欧美地区有较大的影响。他在晚年仍赴泰国、新加坡、中国香港、中国澳门等地讲学，并出席第二、第三届亚细安中医药学术大会，在国内外颇有声望。他的生平和成就已被载入英国剑桥《世界名人录》和美国《国际名人辞典》。

罗元恺不仅是一位中医专家，而且是一位社会活动家。他在1951年加入中国民主同盟，曾任广州中医学院民盟支部主委；1963年当选第三届广东省人大代表；1978年开始连任第五、第六、第七届全国人大代表。在每届的"人大"会上，他为振兴中医积极呼吁，提出议案，争取政府部门对中医教育的支持。他曾任中华医学会理事和中华全国中医学会理事、广东省中医药学会副会长。1984年作为团长率广州中医专家代表团访问泰国，推介中医中药，被誉为"送子观音"。晚年还创办了广州兴华中医药业余学校，并担任名誉校长，为中医爱好者提供了业余学习中医药知识的平台。该校曾被评为广州市社会办学先进单位。

罗元恺对中国文化有深厚的造诣，喜欢诗词与书法，爱好欣赏碑帖，晚年还留下一部《诊余诗抄》。其中一首述怀曰："光阴如驶八十春，术擅岐黄达六旬。回顾历程多险阻，今朝驰骋向通津。八十春秋瞬息过，杏林建树愧无多。喜看桃李花如锦，名医辈出胜叔和。"烈士暮年，壮心不已！

1994年，在广州中医学院举办了"罗元恺教授八十寿诞暨从医从教六十周年"庆祝大会。时任广东省副省长卢钟鹤亲临祝贺，医学界、教育界名流，以及罗元恺早年的学生、同事、朋友等欢聚一堂，广州各大报刊亦撰文报道。

罗元恺于1995年2月因病逝世，享年81岁。2011年，广州中医药大学在建校55周年之际，在广州大学城校园为罗元恺等三位名医塑造了铜像。他永远留在校园，守护着中医人的精神家园。

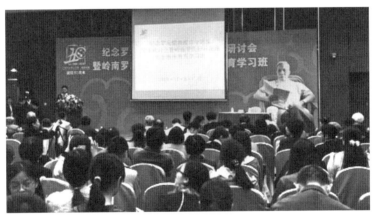

2011年，罗元恺百年诞辰暨学术研讨会举办

三、子承父业，送子观音

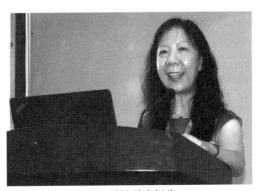

罗颂平是罗元恺之女，罗氏妇科世家第三代学术传人。出身于岭南中医世家的她，潜心习医、继承父业，这一切似乎都是命运的安排。

罗颂平做学术报告

对于父亲的记忆，源于被誉为"送子观音"的那双妙手，还有其对于妇科专业执着的钻研精神以及其看病不分贵贱的道德情操。在领略中医的神奇与精妙之余，"妇科医生"的角色也在罗颂平心中植了根，成为她孜孜不倦、倾注大半生的时间追求的伟大事业。

自1983年毕业于广州中医学院以来，罗颂平教授一直耕耘在中医妇科临床、教学、科研的工作岗位上。现任广州中医药大学第一附属医院妇儿中心主任，中华中医药学会妇科分会主任委员，教育部重点学科中医妇科学学科带头人，国家中医药管理局"岭南罗氏妇科流派传承工作室"负责人，广东省教育厅"中医女性生殖调节与安全性研究重点实验室"负责人。

（一）亲历亲为的"生产队队长"

在父亲的"光环"下，罗颂平坦言从不敢稍有懈怠。

她曾笑着自嘲："我就是一个'生产队队长'！既得给别人派工，也得亲力亲为，整天忙得不亦乐乎！"

她博采众长，学贯中西，两度赴美研修，在生殖免疫领域也造诣深厚，她首创的"肾虚-黄体抑制"病证结合动物模型用以研究中药作用机理，为同行广泛引用。在她的带领下，广州中医药大学妇科团队集教育部重点学科、国家临床重点专科和国家级精品资源共享课、国家级教学团队于一体，成为同行之翘楚。

她积极进行教学改革，主编教材和著作十余部，主持国家自然科学基金项目5项，先后荣获广东省教学成果一等奖、二等奖各1项；广东省科学技术二等奖2项；中华中医药学会学术著作一等奖1项，堪称业界典范。

此外，她对于年轻医师和研究生言传身教，躬亲实践，努力传递"大医精诚"的智慧，提倡"读经典-跟名师-做临床-求创新"，让学生在学习专业知识的时候领悟严谨自律、关爱病人的职业道德，培养了一批批优秀的中医青年人才。同时，她带领她的研究团队开拓创新，发挥中医药防治生殖障碍的特色与优

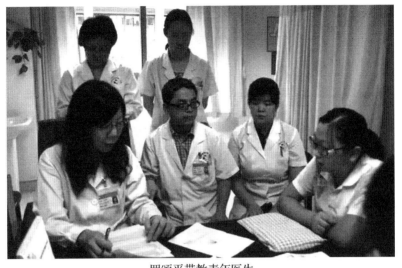
罗颂平带教青年医生

势。在她看来，团队的最高境界就是"人尽其才，海纳百川"，让每个人发挥出最大的优势，既继承中医的衣钵，也不排斥西医的理念。

作为中华中医药学会妇科分会主任委员，罗颂平教授心怀中医妇科事业，积极促进全国中医妇科学科、专科、流派之间的交流与发展，建立中医妇科流派联盟，并筹建妇科分会青年委员会，为妇女生殖健康与中医妇科事业的发展兢兢业业。

作为第8、第9、第10、第11届广东省政协常委，罗颂平教授积极参政，认真履行职责，关注民生、卫生和教育，进行专题调研和考察，提交高质量提案，为卫生、教育等公益事业建言献策。

（二）创造奇迹的"送子观音"

从医30年来，罗颂平教授以精湛的医术服务于广大妇女，充分发挥中医药在妇科调经、助孕、安胎等方面的特色与优势。

罗颂平一直致力于中医防治自然流产、月经病和不孕症的研究，近年来，她将学科研究方向定位为生殖健康与生殖障碍的中医药研究。罗颂平说："我个人的研究方向主要是复发性流产的研究。在这个方面，30多年前，我父亲的经验方滋肾育胎丸就被研发并作为防治流产的中成药用于临床了。后来在滋肾育胎丸的基础上又有了优化方，成为医院制剂。从滋肾育胎丸到院内制剂助孕丸，我们进行了长达30余年的系列研究并取得多项成果。"罗颂平和她的团队着眼于临床疗效与作用机理，设计动物模型，模型具有中医证候特点和西医病理特点，称为病证结合的模型。用这个模型作为工具来研究中药的作用机理，做药效物质基础的研究。目前，对滋肾育胎丸，罗颂平在做助孕的研究，即提高辅助生育成功率的循证医学研究。

卵巢早衰是妇科的疑难病症。卵巢功能衰退，这种现象本不该出现在年轻人的身上，因为这是女性生殖能力退化的标志，但由于现代生活节奏和环境的剧变，发生卵巢早衰的年轻女性不断增多。

26岁的阿芸，因闭经，平时间断使用西药维持月经。来到罗颂平处就诊时，她已经有4个多月没来月经了，平日里烦躁、多梦、尿频、带下量少、性欲淡漠，大便2~3天1次。检查显示，阿芸FSH（促卵泡素）已达到62.67IU/L，E_2（雌激素）为59pg/mL，提示为卵巢早衰。罗颂平辨证后告诉阿芸，她的情况属于肝肾阴虚，并以熟地黄、山茱萸、鸡血藤、陈皮、丹参、浮小麦、藿香、香附、红参、西洋参、阿胶等30多味药制膏调治。阿芸服用两料膏方后，月经逐渐恢复，且周期较规律，阴道分泌物增加，复查FSH降为16.89IU/L。经一年多的中医治疗，阿芸成功受孕。

回顾诊疗阿芸的方法，罗颂平说："对于卵巢早衰，中西医都没有特效治疗方法。中医以全身调节为主，但长期服药，也很难坚持。膏方的优点是药味较多，可以针对每个人的情况进行调理，尤其适宜滋补脏腑气血，养中有治，治中有养，对于卵巢储备功能下降有一定作用，且开一副膏方可服一两个月，比较方便。"

在临床实践中，她认真对待每一个病人，努力为她们排忧解难。她坚持每周门诊、查房，风雨无阻，即使因为出差飞机延误半夜才返家，依然不会影响第二天门诊，许多患者专程从美国、加拿大、英国、法国、日本来看病。

为了让患者拥有更多的机会就诊，罗颂平坚持挂号不加价，帮助众多女性圆了"成为人母"的梦想。

有患者说："结婚5年，一直未能生育，看遍了中西医，做遍了各项检查，在人工授精、试管婴儿双双失败的绝望之际，遇到了罗教授，没想到经过仅仅3个月的调理，居然怀上了！"

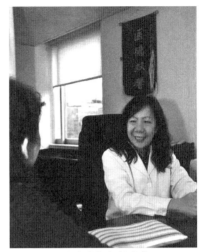

罗颂平为患者诊病

有一位流产了8次的女性，专程找到罗颂平，经过半年的治疗，终于在她第9次怀孕时保住了宝贵的胎儿。罗颂平和蔼的态度和卓著的疗效深受患者的好评，经她诊疗的患者自发建立QQ群，分享就医的感受与成功的喜悦。

天道酬勤，罗颂平以其深厚的临床功力与学术声誉带动了专科的发展。其所在的广州中医药大学第一附属医院妇科在"全国最佳医院排名"之妇产科排名位列中医医院之首位。

（三）做妇科学术发展的"领头羊"

作为中华中医药学会妇科分会主任委员，罗颂平心怀中医妇科事业，积极促进全国中医妇科学科、专科、流派之间的交流与发展。在她看来，学科团队的最高境界就是"人尽其才，海纳百川"，让每个人发挥出最大的优势，传承发扬中医的精髓。

她尊重老专家，请国医大师夏桂成教授、刘敏如教授和名誉主委肖承悰教授指导妇科分会的工作。注重发挥分会的学术引领作用，带领全国各地妇科学会积极开展学术交流，协助各地方妇科学会开展学术活动，各地妇科分会的建设情况、学术活动、学术交流等动态均适时在妇科分会网站"中医妇产科在线"进行报道。做到一地办会，全国共享；一地建设，全国分享，推动各地方中医妇科学术的稳步发展。在2015年积极筹备成立了中华中医药学会妇科分会青年委员会，凝聚了全国优秀的中医青年学术骨干，加强了中医妇科团队建设，促进了中医妇科传承与创新，有助于在全国培养和造就一批承上启下的中医妇科界的后备人才。国医大师刘敏如教授亲临会场进行指导，并亲笔题词"热烈祝贺中医妇科青年委员会成立！希望寄托在青年人身上，相信你们能接好班，将中医妇科事业发扬更为光大"。

罗颂平对各位青年委员寄予厚望，希望大家更好地传承中医妇科学的思想、理论、经验，并将之发扬、创新；充分发挥年轻人富有朝气、活力，思维新颖、活跃的特点，协助妇科分会开展工作，为中华中医药学会妇科分会的建设添砖加瓦、贡献自己的力量，为自己的青春增辉添色。同时，积极发挥分会专家优势，参与中医药标准的制修订工作。成立了中医妇科诊疗指南项目专家指导组，她与杜惠兰教授密切合作，召开了中医妇科临床诊疗指南和治未病标准项目培训会。相关标准的制修订工作有序推进中，目前已完成了国家中医药管理局部署的中医妇科疾病的中医药标准临床应用评价与培训推广工作。

站在时间的长河，回头上溯，多少世家中医绝学四散，留下无限惋惜。历经百多年承续发展，罗氏妇科能够光彩依旧，枝繁叶茂，确是让人倍感庆幸的事情。如今，罗氏妇科的弟子已分布于全国各地，传承岭南妇科医学的精粹，走入寻常百姓家，造福万民。

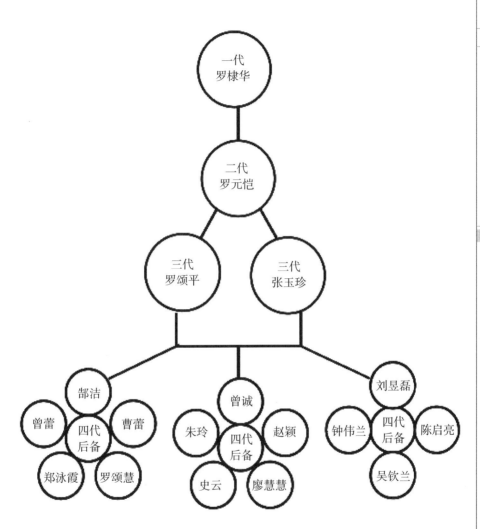

罗氏妇科世家传承谱系

第二章 世家精粹

第一节 罗氏妇科世家学术特色

罗氏妇科发源于岭南，是具有岭南特色的中医妇科学术流派。其将具有岭南特色的中医妇科知识、经验通过家系传承、师徒相授、院校教育等传承方式传递一代又一代，在传承中兼收并蓄，不断创新，形成具有鲜明地域流派特色的临证用药特点。

一、崇尚经典，首重阴阳

阴阳源于先秦时期，古人对太阳活动及其产生的气候变化进行观察，采取"远取诸物"的取象比类思维和对人类性交活动进行"近取诸身"的取象思维所总结抽象出来的具有唯物辩证精神的哲学思想。在春秋战国中期阴阳理论日趋丰富，于西汉时期以阴阳理论为指导成书《黄帝内经》，成为中医学的指导思想，用于解释人与环境的关系，阐释人体生理病理及解剖结构，指导中医的临床诊治，构建医学理论体系。

罗氏妇科注重对《黄帝内经》《伤寒论》《金匮要略》《景岳全书》等中医经典的整理研究，认为阴阳学说是中医理论体系的核心，是辨证论治中的两分法，也是指导中医临证思维的总纲。故在治疗上注重人体阴阳之气的变化，善于平衡阴阳。尤其是在月经病的论治上，首重阴阳学说，调理冲任。月经周期的变化规律是人体内阴阳消长转换的体现，重阴必阳，重阳必阴；阴极则阳生，阳极则阴生；阴消阳长，阳消阴长；由满而溢，藏泻有期，则经行有度。

罗氏妇科尤其推崇张景岳的学说，强调肾与命门对于月经与胎孕的主导作用，注重命门水火，强调阴阳的和调。罗氏把天癸、肾水作为肾阴的主要内容，肾气、命门作为肾阳的主要内容，按《素问》所述"谨定阴阳所在而调之，以平为期"提出滋阴补肾、助阳补肾等法来纠正肾虚阴阳失衡的病变。同时深谙《景岳全书·新方八略》提出的"善补阳者，必于阴中求阳；善补阴者，必于阳中求阴"的道理，根据阴阳相配的原则，遣方用药调治妇科疾病。

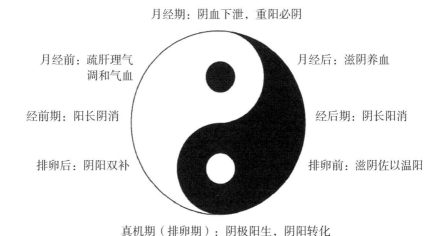

月经期：阴血下泄，重阳必阴

月经前：疏肝理气
调和气血

月经后：滋阴养血

经前期：阳长阴消

经后期：阴长阳消

排卵后：阴阳双补

排卵前：滋阴佐以温阳

真机期（排卵期）：阴极阳生，阴阳转化

月经周期阴阳转化规律图

"经水出诸肾"，罗元恺认为月经不调主要责之于肾，故主张采用或兼用调补肾阴肾阳之法来调经。因此在调经方药中，根据阴阳消长不同，在经后期多选用左归饮加白芍、当归滋养肝肾，使胞脉逐渐充盛；到排卵期阴极阳生，则加入温阳之品，可用右归饮促排卵，排卵后则宜阴阳气血俱补，此时选归肾丸加党参效佳。临床上以此三者为基础方，结合辨证适当加减，用于中药周期疗法调经，往往可获良效。

罗颂平也认为，补肾重在调阴阳。因此在治疗排卵障碍性不孕时，主张遣方用药宜结合辨证的寒热虚实和月经周期之阴阳消长，增生期宜滋阴养血为主；排卵期加入温阳之品，助阴阳转化；排卵后宜阴阳气血双补。滋阴药常用熟地黄、黄精、枸杞子、山茱萸、山药；补阳药常用巴戟天、杜仲、淫羊藿。治疗肾虚带下，以温固脾肾为主，选用苓术菟丝丸（《景岳全书》）加入海螵蛸、鹿角霜等；治疗不孕症，创制了补肾养血的促排卵汤。促排卵汤以巴戟天、淫羊藿、熟附子温肾壮阳为主，加入党参、炙甘草健脾补气，又配以滋养肾阴之熟地黄、菟丝子，养血益肝之当归、枸杞子，体现了阴中求阳的原则。罗元恺教授认为，温补阳气应在滋阴的基础上适当加用温药，不能一味温阳，以免耗竭其阴，孤阳无根；滋阴养血者，切忌一味阴柔滋腻，当兼用阳药以推动其生发之气。

总体而言，罗氏妇科流派在临床上推崇张景岳的"诊病施治，先审阴阳，为医道之纲领"的观点，认为阴阳学说是中医基础理论的核心，是临床治病之要。治病从调和阴阳入手，结合病人体质特点和疾病的特殊情况加以调治，必能取得良好的临床疗效。

二、重视脾肾气血，首创"肾—天癸—冲任—子宫轴"理论

罗氏妇科认为，肾主先天，脾主后天，二者共为精气血之本。与生殖有关的虚证，多责之脾肾，故调经种子之道，贵在调理脾肾。

（一）肾为岭南罗氏妇科病论治之首

其一，肾主生殖，藏五脏六腑之精，为肾气、天癸化生之所。肾的功能决定肾精的有无，肾精的多少又决定肾气的盛衰，肾气的盛衰又导致天癸的至与竭，天癸的至竭又决定了冲任二脉的充盈和虚衰、月经和妊娠的有无，故而肾是妇科病发病的根本。罗元恺曾在《调补肾阴肾阳对妇科病的运用》一文中提到"中医对于妇产科的致病机理，虽有在气、在血、属脾、属肝、属肾之分……最根本的原因还是在于肾，在于肾阴肾阳的偏盛偏虚而失却平衡协调的作用"，指明肾阴

肾阳的盛衰是妇科发病的首要原因。

其二，罗元恺从现代科学的角度阐释天癸，认为"天癸是男女青春期由肾气产生的一种促进男女生殖功能的精微物质，与垂体、卵巢等性腺释放的能够调节女性的性周期的内分泌素有相似之处"。天癸是女性正常月经与妊娠的基础物质，而天癸来源于肾，肾气盛衰决定天癸至竭，因此正常的月经和妊娠依赖于肾气的充盛。

其三，徐灵胎《医学源津论》曰："冲任二脉皆起于胞中，为经络之海，此皆血之所从生，而胎之所由系。明于冲任之故，则本源洞悉，而后所生之病，千条万绪，可知其所起。"《校注妇人良方》中也提到"妇人病有云十六种，皆由冲任劳损而致"，故而在历代医家眼中，冲任二脉为胞宫之所系，冲任受损是导致经带胎产疾病的直接原因。冲任二脉皆起于胞中，胞脉系于肾，故冲任之本在于肾，因此，肾的功能不足必然导致冲任失调引起产科疾病发生。

其四，李时珍曾说"妇人，阴类也，血为主，其血上应太阴，下应海潮，月有盈亏，潮有朝夕，月事一月一行，与之相符"，故而"妇人有余于气，不足于血"。肾主骨，生髓藏精，精血互化，滋养脏腑。脾为气血生化之源，得肾精之养，则气血生化无穷。故而肾精既能化血亦能养血，使得妇女气血充足，难以为病。

（二）脾胃为岭南罗氏妇科病论治之要

其一，《女科要旨》有云："女子血旺则阴盛而阳自足，元气由是而恒充，血盛而经自调，胎孕因之而易成；阴血充盈则百病不生，阴血虚少，诸病作焉。况女子之血，经行则耗，产后则亏，更有带下崩漏诸疾，由是而大耗，故治女子以阴血为主。"脾为后天之本，气血生化之源，主受纳运化水谷精微而化生气血。脾胃得健，则化生气血功能正常，女子阴血充盛，则诸病易去。

其二，冲任二脉、先天之精也需脾胃化生的后天之精所濡养。

其三，妇人思虑过多，思伤脾，易导致脾胃功能失常，加上妇女得病多抑郁伤肝，肝失条达，进一步使得脾胃升降功能失常混乱，脾气不升，胃气不降，脾失运化，则精血难生，病症难去，故治疗上要注重脾胃调养。

其四，患者服用治疗药物后，药物首先入胃，得脾胃之受纳、运化、传输才可作用于机体起到治疗作用。再者治疗疾病的中药或有滋腻之品导致胃气黏滞，难以运化，或有苦寒之品易伤胃气，或有温热之品灼伤肾阴，西药也多苦寒，容易导致肠胃功能混乱。

最后，岭南气候温热潮湿，居民有喜凉食、冷饮及海鲜的饮食习惯，多有脾胃运化功能问题，加上过度服用凉茶，导致脾肾功能受到不同程度的削弱，形成脾肾虚弱的体质多见。湿易困脾，脾湿不运则容易导致气机不畅，气血不运，瘀血阻滞脉络而成病；脾胃生化功能异常也导致生化无源，新血不生。故而，无论在病前、病中、病后都需要避免脾胃的损伤，顾护脾胃，使得脾胃功能正常，运化得当，才能发挥药物治疗的最佳效果。故而，脾胃的运化功能不但能够生血养血，使气血得充，更能使药物发挥最大作用，对疾病的转归起到重要意义。

（三）创立肾—天癸—冲任—子宫轴学说

罗氏妇科结合历代各医家的学术特点和西医生殖轴的研究，认为肾气、天癸、冲任、脾胃皆对女子经带胎产有重要作用，在《肾气、天癸、冲任的探讨和对妇科的关系》一文中首次创新性的提出"肾—天癸—冲任—子宫轴"的概念，并绘制出肾、脾、肝、天癸、冲任、子宫、月经、妊娠之间的关系如下图。

罗氏妇科更是将罗元恺提出的"肾—天癸—冲任—子宫轴"作为女性周期调节的核心学术思想，认为女子月经和妊娠以肾为主导，而经、孕、产、乳均以血为用。而补肾健脾，益气养血的治法，强调了先天与后天并重的原则，成为罗氏妇科调经、助孕、安胎的主要治则治法，并形成许多临床行之有效的

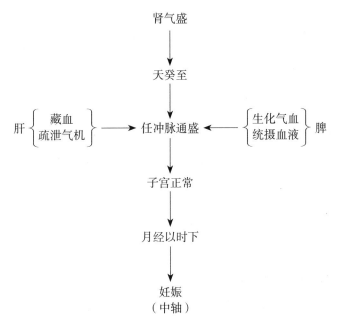

肾—天癸—冲任—子宫轴图

方药。

"阴虚阳搏谓之崩"，罗元恺认为崩漏的病机，阴虚是其本，阳搏是其标，因阴不维阳而阳亢，扰动冲任，进一步发展，则阴损及阳，或体虚、久病而导致肾阳虚，肾火不足以温煦脾阳，导致脾不统血，冲任不固。加上漏下日久，脾肾两虚，故治疗崩漏需扶阴配阳，平阴阳，重视血止后的固本善后，结合患者体质的进行辨证加减。因此，在调经止崩方面，罗元恺总结出补肾健脾为主的二稔汤和滋阴固气汤。

二稔汤（岗稔30克、地稔根30克、续断15克、制首乌30克、党参20克、白术15克、熟地黄15克、棕榈炭10克、赤石脂20克、炙甘草9克、桑寄生20克）有补气摄血的作用，适用于出血较多时候。方中岗稔、地稔根为岭南常用草药，具有补血摄血的作用，首乌养肝肾益精血，续断固肾止血，党参、白术、炙甘草均能健脾益气以固摄，熟地黄、桑寄生补血滋肾，棕榈炭、赤石脂收敛止血，以收塞流之效。

滋阴固气汤（熟地黄20克、续断15克、菟丝子20克、山茱萸15克、制首乌30克、岗稔子30克、阿胶12克、牡蛎30克、党参20克、黄芪20克、白术15克、炙甘草10克）则适用于出血减缓，仍有漏现象者。方中用熟地黄、续断、菟丝子、山茱萸滋养肝肾，党参、黄芪、白术、炙甘草补气健脾，制首乌、阿胶、岗稔子养血涩血，牡蛎以镇摄收敛。全方既滋阴，又补气，也兼顾了肾、肝、脾三脏。

出血停止后，应调周复旧，治疗原则应以补肾为主，兼理气血，可选用补肾调经汤（熟地黄25克、续断15克、菟丝子25克、桑寄生25克、制首乌30克、金樱子30克、党参20克、黄精25克、白术15克、炙甘草10克、鹿角霜15克）。方中以熟地黄、续断、菟丝子、金樱子、鹿角霜滋肾补肾；桑寄生、黄精、制首乌养血；党参、白术、炙甘草补气健脾，使肾气充盛，血气和调，冲任得固。

在防治自然流产和先兆流产方面，罗元恺认为，补肾为先，辅以健脾而调理气血，使肾与脾、先天与后天互相扶持以巩固胎元。并适当辨别孕妇体质之寒热，参照用药，始获良效。在此理论的指导下，创制了补肾健脾安胎的补肾固冲丸，在该方的基础上，发展成中成药滋肾育胎丸，目前被广泛用于流产的防治。

罗氏妇科世家传承人对于罗元恺调理脾肾之法进行了补充和发展。他们根据中医学"异病同治"的理论，基于"肾主生殖"的原理，抓住以补肾法调经、助孕、安胎的主线，把滋肾育胎丸用于先兆流产、自然流产、月经不调、不孕症及围绝经期综合征的治疗。而张玉珍在脾肾同治理论指导下，运用滋肾育胎丸治疗卵巢早衰，取得一定的疗效。史云等通过临床观察证实，滋肾育胎丸能够改善脾肾虚弱型卵巢储备功能减退患者的临床症状，尤其对于腰膝酸软、头晕耳鸣、失眠多梦、少气懒言、神疲乏力等症状的改善有明显疗效，同时能够调节内分泌，从而治疗卵巢储备功能减退。

罗氏妇科世家第三代传承人罗颂平在滋肾育胎丸的基础上进行减味优化，研制了助孕丸。方由黄芪、菟丝子、续断、白术、女贞子等8味药材组成，具有补肾健脾、养血安胎的功效，常用于防治先兆流产、习惯性流产及IVF-ET移植前的调理，并通过一系列临床与实验研究证实其安胎助孕的机制。

三、用药轻灵，勿伤阴津

岭南罗氏妇科用药简洁、轻灵、有效为准则，遵循"用药如用兵，贵精而不贵多"法则，力求辨证准确，抓住要点，谨慎选药，讲究配伍，药量轻确，配伍得当，疗效显著，中病即止。

罗氏妇科医家每临证用药多为8～12味药，用量少者3～6克，用量多者15～30克，每剂药均控制在70～120克。善于运用岗稔根、五指毛桃、广藿香、橘红、橘核、荔枝核等岭南地道药材，也多运用肉桂、血竭、沉香等"海药"。

在药物选用上，对药物的药性疗效掌握细致，如同为止血药，在辨证为血热出血的患者上使用藕节、牡丹皮等凉血止血之品；在辨证为寒凝血瘀出血的患者上使用艾叶、炮姜等温经止血之品；在辨证为血虚出血的患者上使用阿胶、岗稔根等养血止血之品；在辨证为阴虚出血的患者上使用墨旱莲、女贞子等养阴止血之品；在辨证为血瘀出血的患者上使用益母草、三七粉、蒲黄炭等化瘀止血之品。

在药物配伍上也讲究阴阳调和，以达到药物疗效最大化。如在使用阿胶、熟地黄、制首乌等滋养之品的同时，配淫羊藿、杜仲、续断等补阳之品扶阴配阳，阴中求阳，阳中求阴，相制为用。同时加上白术、党参、山药、砂仁等健脾益气之品运化脾胃，防止药物过于滋腻，损伤脾胃。

罗氏妇科推崇叶天士《外感温热篇》和吴鞠通的《温病条辨》，认为岭南地处亚热带，岭南人最易伤阴，而阴津具有濡养五脏六腑四肢百骸的作用，是人体正气的物质基础，故而岭南人治病，要随时顾护阴津，不宜妄自使用苦寒攻伐和辛温耗散之品，防止阴亏液竭，耗损真阴。清热多选用地骨皮、石斛等甘寒之品，忌苦寒泻热；温经多选用小茴香、艾叶等甘温之品，忌用大热辛燥；补益善用菟丝子、桑寄生、党参等平补之品，少选峻补滋腻。并善于利用岭南药膳文化，将饮食与中药融为一体，常嘱病人将沙参、玉竹、麦冬、菊花、夏枯草、枸杞子泡水，将生地黄、山药、薏苡仁、党参做成清补汤醴以清热养阴，顾护阴津。

罗氏妇科认为，妇女因经孕产乳所伤，常不足于血，阴虚之证常见，故临证时也须时时顾综合护阴，不宜妄用苦寒攻伐或辛温耗散之品，因此提出了间接护阴、直接护阴和综合护阴的热病护阴三法。

（1）热病之初阴津未伤，宜间接护阴。此时以祛邪为主，清热解表或解毒，有下血者凉血止血，清热不忘护阴。

（2）若病情进一步发展，阴津已伤，则应直接护阴。使用甘凉、甘寒、甘润或甘咸之品，濡养阴事，如生脉散、增液汤、三甲复脉汤等。

（3）热病后期阴分已伤而邪热未去，则需综合护阴。即清热与养阴并重，灵活掌握热病治疗中扶正与祛邪两个侧面，注意保存津液。

罗颂平在临证中也善用轻剂，固护真阴。如治疗妇科炎症多选用路路通、毛冬青清热通络，茯苓、车前草、薏苡仁祛湿；治疗妊娠恶阻属气阴两伤者，选用生脉散加石斛、枇杷叶、鲜竹茹等轻剂滋阴清热止呕。

四、调理气血冲任，化瘀散结治杂病

罗氏妇科认为，各种病因都可通过影响冲任而致妇科疾病，因此冲任损伤是妇科疾病的主要病机。调理冲任之法，重在调理肾、肝、脾，精、气、血；气血充盈畅顺，不要郁滞，是调理气血的关键。

"妇人以血为本，以气为用"，妇女经、带、胎、产、乳的生理特点无一不与血海充盈、血流通畅有着密切的联系。脾肾不固，血海空虚则经水来源不足导致闭经、不孕等病症。血流不畅，瘀血内生则凝聚成形，血不归经，不通则痛导致癥瘕、崩漏、闭经、痛经等病症。《素问·调经论》中言及："五脏之道，皆出于经隧，以行血气；气血不和，百病乃变化而生。"血瘀为气血不和之一，其形成可由离经之血蓄积于胞宫少腹，气滞、气虚不能推动血之运行，寒凝、热灼凝集血液而致瘀，更有久病、情志失调的情况导致瘀血内生的情况。临床上多引发痛经、崩漏、月经失调、闭经、癥瘕、滑胎、异位妊娠、产后恶露不尽、产后抑郁、产后腹痛、乳痛等妇科疾病，表现为发热、疼痛、肿块、出血等症状。

罗氏妇科对于痛经、癥瘕等妇科病症善于从瘀论治，根据寒、热、气滞的不同证型特点分别运用少腹逐瘀汤、血府逐瘀汤、膈下逐瘀汤等经方。选药上少用峻烈攻下之品，多以行气、化瘀、活血、软坚、散结之品活血化瘀，如乌药、醋延胡索、醋香附、枳壳、木香、柴胡、青皮、五灵脂、蒲黄、干姜、丹参、川芎、莪术等。

加上岭南人素体虚弱，脾虚痰湿的体质较为多见，顺应岭南天、地、人的特点，罗氏妇科在用活血化瘀治疗实证的同时，也注重顾护正气，以符合岭南人本虚标实，虚实夹杂的病症特点。

临床上，罗氏妇科还结合自己的临证经验总结整理出一套妇产科杂病常用的活血化瘀方法和方药，包括行气活血、活血止痛、祛瘀散寒、攻逐瘀血和清热化瘀等，创制了以活血行气化瘀为主治疗痛经的田七痛经胶囊（处方：田七、川芎、延胡索、蒲黄、五灵脂、小茴香、木香、冰片），以理气散结消癥为主治疗子宫肌瘤、子宫腺肌病等症瘕积聚病症的橘荔散结丸（处方：橘核、荔枝核、莪术、续断、小茴香、乌药、川楝子、海藻、岗稔根、党参、生牡蛎、益母草），治疗子宫内膜异位症的益母调经化瘀合剂（原名罗氏内异方，处方：益母草、元胡、乌药、川芎、五灵脂、蒲黄、浙贝母、桃仁、丹参、海藻、牡蛎等）。

罗元恺认为子宫肌瘤、子宫腺肌病等癥瘕积聚病症与气滞血瘀或痰湿壅聚有关，瘀与痰湿均属有形之实邪，这种实邪壅聚致使癥瘕形成，身体失血过多，导致气血虚衰，故构成本病之机制，临床多呈虚实夹杂的情况，所以罗元恺认为治法上既要行气化瘀以消肿块，或祛痰燥湿散结等攻法以治其标。也要益气养血、健脾化湿等补法以固其本，总宜攻补兼施。

橘荔散结丸就是据此观点制成的，该方具有活血化瘀、燥湿化痰、软坚散结兼益气养血之功，用于子宫肌瘤等病的治疗，疗效确切。

益母调经化瘀合剂则以活血化瘀为基本治法，兼以行气止痛、软坚散结，临床应用治疗子宫内膜异位症颇见疗效，且无明显副作用，近10余年在血液流变学、免疫学、形态学及内分泌学等方面的研究证实其疗效。

同时，罗元恺还指导拟定了补肾活血的助孕1号丸、2号丸治疗免疫性不孕。第三代传承人在罗元恺研究的基础上，优化组方成院内制剂益肾活血丸（处方：菟丝子、当归、桃仁、茺蔚子、熟地黄、女贞子、枸杞子、金樱子等）。

岭南罗氏妇科各级传人临证中运用这些方剂进行辨证加减，用治免疫性及不明原因不孕症和复发性流产，疗效满意。同时进行相关实验研究，深入探讨其作用机制，以期在临床进一步推广应用。

第二节　肾气、天癸、冲任与生殖

中医妇科学理论主要研究女子从幼年至老年各个阶段的生理变化规律，以及经、带、胎、产、乳的调节机理。与妇女的生长、发育、生殖和衰老具有最密切关系的是肾气、天癸、冲任。但是，长期以来对这些概念的认识有不少分歧，众说纷纭，莫衷一是，因此，有必要作深入的探讨，研究其本质，认识其机括，以便更好地指导临床，促进中医妇科学的发展。

一、肾气、天癸、冲任的作用

肾气、天癸、冲任的概念，首见于《黄帝内经》。《素问·上古天真论》曰："女子七岁，肾气盛，齿更发长；二七而天癸至，任脉通，太冲脉盛，月事以时下，故有子；三七肾气平均，故真牙生而长极；四七筋骨坚，发长极，身体盛壮；五七阳明脉衰，面始焦，发始堕；六七三阳脉衰于上，面皆焦，发始白；七七任脉虚，太冲脉衰少，天癸竭，地道不通，故形坏而无子也。"这段原文指出女子生长发育以肾气盛为主导，而天癸的至与竭、冲任的盛与衰，则与女性的生殖功能成熟和衰退直接相关，其具体表现就是月经的初潮和闭止，以及伴随着月经而具备的妊娠能力。该篇在论述男性的生长、发育、生殖与衰老时，同样提及肾气、天癸等概念。

肾气，概言肾之功能作用。肾者主水，不仅包括泌尿系统的功能，而是一身之体液均归其所主。李念我《内经知要》释曰："肾水主五液，五气所化之液，悉归于肾。"五液，赅括脏腑之阴液、津液，应包含量微而效宏的内分泌液。肾藏精，既受五脏六腑之精而藏之，更重要的是藏生殖之精。《难经·三十五难》："谓肾有两脏也，其左为肾，右为命门。命门者，精神之所舍也。男子以藏精，女子以系胞，其气与肾通。"肾主骨生髓，脑为髓海，因此，中枢神经系统的部分功能亦归属于肾。赵献可《医贯》谓："五脏之真，惟肾为根。"肾在人体的生理活动中起着重要的作用，应包括神经—内分泌调节和生殖、泌尿等方面的功能。

天癸，是男女到达青春发育期所产生的一种与生殖功能直接相关的微量物质。在女子可促使冲任二脉通盛，从而导致月经来潮。在男子则促使精子产生，并具有性功能，因而可以生育后代。到了老年，天癸衰竭，则女子绝经，男子精少，故生殖能力衰退。天癸的实质是什么？马玄台释之曰："天癸者，阴精也。盖肾属水，癸亦属水，由先天之气蓄极而生，故谓阴精为天癸也。"张介宾《景岳全书·传忠录》说："元阴者，即无形之水，以长以立，天癸是也。强弱系之，故亦曰元精。"天癸属阴精，又是"无形之水"，应是肉眼看不见而在人体内客观存在的一种微量体液，其盛衰关乎人体的生长发育和生殖功能。可认为天癸相当于垂体和性腺的内分泌素。曾有医家以天癸为月经者，则不确也。

冲任二脉，属于奇经八脉。二者均起于胞中，故与生殖有密切关系。《灵枢·五音五味》云："冲脉、任脉皆起于胞中，上循背里，为经络之海。"王冰指出："冲为血海，任主胞胎。"女子的月经和妊娠与冲任有密切关系，而男子的生殖器官和性功能也与冲任相关。在《灵枢·五音五味》载有："宦者去其宗筋，伤其冲脉。……其有天宦者，……其冲任不盛，宗筋不成。"冲任二脉的作用涵括了性腺的功能，并与女子的子宫有直接的联系。

二、肾气、天癸、冲任与生殖的关系

肾气—天癸—冲任—子宫构成一条轴，成为女性生殖功能与性周期调节的核心。现代医学提出的下丘脑—垂体—卵巢轴与此有不谋而合之处。二者虽不能简单地画等号，但可相互参照理解。

女子的主要生理特点为月经和妊娠，均由胞宫所主，亦与冲任二脉有直接联系。徐灵胎《医学源流论》指出"冲任二脉皆起于胞中，为经络之海，此皆血之所从生，而胎之所由系。明于冲任之故，则本源洞悉，而后所生之病，千条万绪，可以知其所起"并有"经带之病，全属冲任"之说。可见，冲任、子宫是妇科病的靶子，外感、内伤与金刃跌仆，脏腑和气血的异常，必须导致冲任失调或直接损伤冲任，才会出现经、带、胎、产诸疾或妇科杂病。这是妇科病机的特点。反之，冲任的失调又可通过这个轴，影响肾与天癸。如冲任衰竭，除出现月经闭止外，还使阴精不足，肾气亏虚，可导致骨髓不充、脑髓空虚或水液代谢异常等肾所主的多种功能低下。这是肾气—天癸—冲任轴各个环节相互影响，形成反馈作用的结果。

三、调理肝肾以体现调理冲任

冲任失调或损伤是妇科的主要病机，那么，如何调理冲任？叶天士《临证指南医案》认为："八脉隶乎肝肾。"因"肝肾内损，延及冲任奇脉"，冲任与肝肾有密切关系。肾气盛才促使冲任通盛，故冲任之本在肾。冲为血海，肝主藏血，肝对冲脉血海有调节作用。而任脉起于胞中，主一身之阴经，为阴脉之海，同时任脉还有妊养之义，故谓任主胞胎。肝位于下焦，其经脉与任脉并行腹里，肝所藏之血，可通过任脉输注于胞中，以调节月经和妊养胎儿。由于冲任与肝肾有着不可分割的联系，故调理冲任主要从调理肝肾着手。

冲任为病，有虚有实。如冲气上逆，常挟肝气而行，以致经行吐衄或妊娠恶阻，当疏肝降逆；若冲任有热，迫血妄行，常因肝郁化火或肝肾阴虚，虚火亢盛，则宜清肝泻火或养阴清热；如冲任虚损，不能统摄经血或固摄胎元，就需补益肝肾，而血肉有情之品则有通补奇经之效，如鹿茸、鹿角胶、龟板、龟胶、阿胶等均有补益冲任之功。在古方之中，龟鹿二仙膏（鹿角、龟板、人参、枸杞）、左归丸（熟地黄、山茱萸、鹿角胶、龟板胶、菟丝子、牛膝、枸杞、山药）和斑龙丸（鹿角胶、鹿角霜、菟丝子、熟地黄、柏子仁）等，均属滋养肝肾而调补冲任之剂。而温肾养血之剂，如右归丸、艾附暖宫丸、寿胎丸等，亦有补冲任、固冲任的功效。根据现代药理研究，许多补肾养肝的药物可起到调节神经—内分泌—免疫网络的作用。

总而言之，灵活掌握调理肝肾之法，适当调配药物，就能通过调理冲任而达到调经、助孕、安胎、固崩、止带等目的，从而治疗妇科疾病。

（罗元恺参加1982年第一次全国中医妇科学术大会的论文）

第三节 论肾与生殖

一、中医学对"肾"功能的认识

中医学"肾"的含义较广，它既包括实质器官的肾脏又包涵其功能，如说肾与膀胱相为表里而主水，对于小便不利、小便过多及水肿病等，认为是肾的病变，这是指泌尿系统的功能。但肾还代表了部分其他组织器官的作用，特别是生殖系统及与生殖系统有关的组织器官的功能，均统属于肾所主。肾在人体中占有重要的位置，它既贮藏人体生命的原始物质——生殖之精，又称先天之精，此精禀受于父母，属体质遗传因子，又从而繁衍下一代，故曰"肾主先天"。此外，肾又贮藏五脏六腑之精气，包括后天水谷之精，用以支持和推动机体的正常活动，故肾是先天之本和生命之根，可见其对人体的重要性。

在现存的中医典籍中，《黄帝内经》首先论述男女生长发育及生殖功能与肾的盛衰有直接关系。《素问·上古天真论》说："女子七岁，肾气盛，齿更发长；二七而天癸至，任脉通，太冲脉盛，月事以时下，故有子；三七肾气平均，故真牙生而长极；四七筋骨坚，发长极，身体盛壮；五七阳明脉衰，面始焦，发始堕；六七三阳脉衰于上，面皆焦，发始白；七七任脉虚，太冲脉衰少，天癸竭，地道不通，故形坏而无子也。丈夫八岁肾气实，发长齿更；二八而肾气盛，天癸至，精气溢泻，阴阳和，故能有子；三八肾气平均，筋骨劲强，故真牙生而长极；四八筋骨隆盛，肌肉满壮；五八肾气衰，发堕齿槁；六八阳气衰竭于上，面焦，发鬓斑白；七八肝气衰，筋不能动，天癸竭，精少，肾脏衰，形体皆竭；

八八则齿发去。肾者主水，受五脏六腑之精而藏之。故五脏盛，乃能写。今五脏皆衰，筋骨解堕，天癸尽矣，故发鬓白，身体重，行步不正，而无子耳。"这段文字阐述了从少壮到衰老，从有生殖能力到缺乏生殖能力，均以肾气之强弱盛衰为主导，它联系到冲任、天癸、月经、精血、齿、发、筋骨，内容全面而详尽，并有一定的阶段性，值得深入领会和研究。文中所提到各阶段的年限，是就一般人的常数而言，至于个别体质强弱或经过摄生、锻炼，其发育与衰老的迟早，是会有例外的。故同篇又说："其有年已老而有子者何也？此其天寿过度，气脉常通，而肾气有余也。"这进一步说明生殖能力与肾气之有余不足具有直接的关系。《难经》更明确指出肾与命门具有男子以藏精、女子以系胞的作用，说明肾与男女生殖功能的关系。此外，《黄帝内经》又认为肾与骨髓、大脑、智力、体力等都有密切的关系。"肾者作强之官，伎巧出焉"说明肾与整体的强弱和智慧，具有深远的影响。

对于肾的功能作用的认识，到了明代又有了进一步的发展，主要从肾阴肾阳两方面来阐述，并继《难经》之后发展为命门学说。对于命门之实质与具体位置各家的认识虽有所不同，但对其功能及其重要性的认识则是一致的。命门是肾中的一种功能作用，属于肾之范畴，"是命门总主乎两肾，而两肾皆属于命门。""命门原属于肾，非又别为一腑也。"（见《类经附翼·求正录》）命门对人体具有重要的作用："命门为精血之海、为元气之根，为水火之宅，五脏之阴气，非此不能滋，五脏之阳气，非此不能发。"（《景岳全书·传忠录·命门余义》）认为命门之水火，即十二脏之化源。赵养葵在《医贯》中又加以发挥。从此，以《难经》为兆端，发展成为命门学说，而为明、清医家及现代所沿用。命门之说，是由"肾"的理论派生出来并通过临证观察而加以充实的，是肾的实质与功能作用的进一步发挥。根据中西医结合的研究，有些学者认为命门与肾上腺皮质功能相似，这是值得深入加以探讨的。

二、肾阴肾阳与冲任、天癸、精血的关系

"人身有形，不离阴阳。"（《素问·宝命全形论》）阴阳学说，主要是对立统一的关系。《类经·阴阳类》说："阴阳者，一分为二也。"人体不论生理或病理，都可区分阴阳，整体固可分阴阳，而每一脏腑之中也具有阴阳。阴阳是一对矛盾，在正常情况下必须相对平衡而存在于统一体中，故生活上应经常注意"和于阴阳"；在诊疗上则需"谨察阴阳所在而调之，以平为期"（《素问·至真要大论》）。肾的功能核心，在于肾阴肾阳之相对平衡与协调；其病态亦在于肾阴肾阳之偏盛偏虚，但一般以不足的偏虚为主。因肾之阴阳，要求在相对旺盛中取得平衡，若某一方面虚衰，便反映出对立面的相对偏亢。如阴虚阳亢之病例，则阴虚是本质，阳亢是由于阴虚而引起的现象。故古人多认为："肾无实证，有补而无泻。"肾虚是病理的主要方面。肾之阴阳关系到冲任二脉的通盛与协调，冲任之本在肾，"冲任二脉，皆起于胞中"，与男女的生殖功能有直接的联系。这点在《黄帝内经》已有所论述（可参阅《灵枢·五音五味》有关条文），在临床上也得到验证。天癸的至或竭，直接与肾气的盛衰有关，它对男女的生长发育与生殖能力具有主要作用。天癸是人体的微量体液，张景岳称之为"无形之水"，是人体的"元精"。至，则月事以时下，精气溢泻而有生殖能力，竭，则月经绝止，精少而缺乏生殖能力，可见它相当于一些与性腺有关的激素。

肾是藏生殖之精的。古谓男精女血，合而成形。妇女的卵子，中医学概括于"血"之中，故曰精血同源。张景岳《类经附翼·求正录》遂谓："男精女血，皆存于子宫，而子由是而生。"古代不少医著解释生男生女的机理为精裹血或血裹精，可证所称之"血"，实际指卵子而言。故谓精血同源者，是指生殖之男精女血同源于肾耳。

三、肾虚与生殖系疾患

肾藏生殖之精而主生育，故肾所主之物质与功能要保持一定程度的旺盛，才有正常的生殖能力。肾为作强之官，它对整体及性功能的旺盛，都具有一定的关系。肾又主骨、生髓、藏志，脑为髓海，"髓海有余，则轻劲有力，自过其度，髓海不足，则脑转耳鸣，胫酸眩冒，目无所见，懈怠安卧。"（《灵枢·海论》）本来凡病均有虚实，但"肾多虚证"，有"肾有补而无泻"之论，这当然是过于绝对化，但临床上以肾虚为多见亦是事实。肾虚的原因很多：有先天禀赋不足者，有情志失调者，有劳倦太过者，有房劳过度者，有久病伤肾者，有产伤过多者（含自然流产、人工流产），有年老精衰者。临床表现主要为一系列未老先衰的症状，如神疲腰酸膝软，头昏耳鸣怕冷或五心烦热，记忆力衰退、失眠等。男子或有阳痿、早泄、精少、精气清冷，或阳强不倒、不排精等，妇女则有月经不调、带下清稀、性欲下降、流产、不孕等。望诊可见眼眶黯黑，面额部黯斑，或颧部潮红，唇舌淡黯或舌面鲜红少苔，脉象沉细弱或弦细略数等，因肾虚有肾阳虚与肾阴虚两型，故见证不一。但不论命门火衰或相火过旺，均足以影响生殖。此外，亦有外表健壮如常人，毫无任何证候，须经过一些检查，才发现生殖方面的异常情况者。例如有些男子的精液质量不正常，甚或无精子者；有些妇女虽有月经来潮，却不能正常排卵，此均属肾虚的范畴。正如《女科经纶》引朱丹溪之言曰："男不可为父，得阳道之亏者也；女不可为母，得阴道之塞者也。"阴道之塞，虽有虚有实，然朱丹溪之言基本可以概括男女不孕育症的主要因素。

男女生殖方面的疾患，与脏腑、气血、精神、环境、饮食都有关系，但肾虚是主要的因素。男子的阳痿、早泄姑且不论，即令性生活正常，若精液的质量不正常，亦属肾虚的范畴；女子的月经失调，或不能按期排卵，亦多属于肾虚，《傅青主女科》谓"经水出诸肾"也。故肾虚乃为不孕育的主要因素。当然，肾虚之中，临床上还要区别其肾阳虚、肾阴虚或肾阴阳两虚，确诊以后对症下药，才可收到预期之效果。

四、补肾法对生殖的作用

补肾法具有滋阴壮阳的作用，它能增进精神体力，加强性腺功能，这是历代医家行之有效者。近年来随着科学的进展和对肾虚的实质性探讨，对中医诊为肾虚者有了新的认识。如肾阳虚可认为具有垂体—肾上腺皮质功能低下的表现，补肾法对调节垂体、肾上腺功能是有作用的。如温肾药之附子对垂体—肾上腺有兴奋作用。附子与滋阴药熟地黄合用，则有促排卵的效果；人参与甘草合用，或仙茅与甘草合用，对垂体或卵巢的病理性早期萎缩有促进其恢复的作用；温阳药如淫羊藿、仙茅、蛤蚧、人参、蛇床子等均有兴奋性腺及催情作用。这对于中医诊为肾阳虚、命门火衰者有效。至于滋养肾阴中药的药理研究目前尚不多，唯据上海脏象研究组提出生地黄、知母等滋阴药能保护肾上腺皮质免受地塞米松的抑制而萎缩。可见温肾药或滋肾药对垂体—肾上腺皮质系统具有兴奋或使之免受外源性影响而起到保护作用。说明补肾法对神经—体液系统，特别是生殖内分泌系统具有增进或保护作用，这不论在临床或动物实验都可以得到证明。

此外，补肾法对增进人体的免疫功能，加强身体的抗御能力，增强体质，防止衰老等，都显出它的效果。《黄帝内经》称之为作强之官，于此可以有具体的体会。

肾主生殖须得到整体的协调与支持。人体除脏腑以外，还有气血和精神状态的协调，故有关生殖问题的调理，还要注意到精神气血的调摄，局部与整体是不可分割的。

五、与生殖有关的补肾方药

同病异治，异病同治，这是中医辨证论治的特色之一。肾虚之中，固然要判别阴阳，也要辨病而有针对性地选方命药，效果才显。兹将补肾方剂中与生殖关系较密切者选介如下。

1. 五子衍宗丸（《千金方》）

适应证： 治男子精气亏乏，中年无子。

药物组成： 菟丝子、覆盆子、沙苑子、五味子、车前子各等分。

制法与服法： 研细末，炼蜜为小丸。每服10丸，温酒或米饮送服。

2. 斑龙丸（《澹寮方》）

适应证： 治肾阳虚、阴冷诸证。

药物组成： 鹿茸30克、鹿角胶30克、鹿角霜30克、肉苁蓉30克、黄芪30克、阳起石30克、附子24克、当归24克、干地黄24克、酸枣仁30克、柏子仁30克、辰砂15克。

制法和服法： 为细末，酒糊为小丸。每饭前服10克。

3. 毓麟珠（《景岳全书》）

适应证： 治妇人气血俱虚，体弱不孕。

药物组成： 菟丝子120克、杜仲60克、鹿角霜60克、人参60克、熟地黄120克、炙甘草30克、当归120克、白术60克、茯苓60克、川芎30克、白芍60克、川椒60克。

加减法： 男子不育可加枸杞子60克、胡桃肉60克、鹿角胶60克、山茱萸60克、巴戟肉60克、山药60克。妇人宫寒甚者加制附子30克、炮干姜30克。

制法和服法： 为细末，炼蜜为小丸。每次服6克，米酒或开水送服。

4. 赞育丹（《景岳全书》）

适应证： 治男子阳痿精衰，虚寒无子。

药物组成： 熟地黄240克、白术240克、杜仲120克、枸杞子180克、当归180克、仙茅120克、巴戟120克、山茱萸120克、淫羊藿120克、肉苁蓉120克、韭子120克、蛇床子60克、附子60克、肉桂60克。

制法和服法： 研细末，炼蜜为丸。每服6克，每天2次。

5. 温胞饮（《傅青主女科》）

适应证： 治妇女宫冷不孕。

药物组成： 白术30克、巴戟30克、人参10克、杜仲10克、菟丝子10克、山药10克、芡实10克、肉桂6克、附子6克、补骨脂6克。

制法与服法： 水煎服，可连服1个月。亦可将药量按比例增大，改为丸剂，效果尤好。

6. 温土毓麟汤（《傅青主女科》）

适应证： 治脾肾虚寒不孕。

药物组成： 巴戟30克、覆盆子30克、白术15克、人参10克、山药15克、神曲3克。

制法与服法： 水煎服，可连续服1个月。

7. 清骨滋肾汤（《傅青主女科》）

适应证： 治阴虚内热不孕。

药物组成： 地骨皮30克、玄参15克、麦冬15克、五味子1.5克、沙参15克、石斛6克、牡丹皮15克、白术10克。

制法与服法： 水煎服，以2个月为1个疗程。

8. 滋肾育胎丸（经验方）

适应证： 妇女先兆流产或习惯性流产，男女肾虚不孕。

药物组成： 菟丝子200克、党参150克、吉林人参10克、熟地黄150克、续断150克、白术60克、阿胶30克、鹿角霜90克、杜仲100克、枸杞子60克、巴戟60克、制首乌150克、艾叶30克、春砂仁30克、桑寄生150克。

制法与服法： 以杜仲、制首乌、续断、桑寄生、枸杞子、党参、巴戟、熟地黄、艾叶、菟丝子反复熬成流浸膏状，去渣，加入阿胶烊化。吉林人参、白术、春砂仁、鹿角霜研成细末加入浸膏内，炼蜜为小丸。每服6克，每天2～3次，淡盐汤或蜜糖水送服。

9. 促排卵汤（自拟方）

适应证： 肾气虚损，不能按期排卵，以致月经失调，久不受孕。

药物组成： 菟丝子20克、制巴戟15克、淫羊藿10克、当归10克、党参20克、炙甘草6克、熟附子5克（先煎）、熟地黄15克、枸杞子20克。

制法和服法： 经净后连续服10剂，每天1剂，留渣再煎。

以上几张方子，是补肾法中着重处理生殖问题之剂（包括男女不孕育及胎动不安），其中大多着重温补肾阳，也有针对阴虚内热者（如清骨滋肾汤）。补肾之法，必须区别阴虚或阳虚以因证调补。不过，生殖问题是复杂的，除虚证以外，也有实证（如肝气郁结、输卵管不通等）。此外，还有多种因素的影响，诊治时必须深入了解，全面掌握病情，进行辨证论治与整体调理。用药不必拘于定方，应灵活运用，适当加减化裁。中药多取诸有机的动植物，以有机的药物对待人之有机体，其亲和力会较好，副作用亦较少，如对证投药，效果较著。临证主要在乎诊察精确，用药得当，同时配合精神心理上的调摄，坚持一定时日，是可以取得疗效的。

（见《罗元恺论医集》）

第四节　调补肾阴肾阳在妇科的应用

一、肾与女子生理的关系

中医学所论肾的功能，除与膀胱相为表里而主水以外，更重要的是主藏精系胞。《素问·金匮真言论》说："藏精于肾。"《难经》说："肾有两脏也，其左为肾，右为命门，命门者，精神之所舍也，男子以藏精，女子以系胞。"肾气的盛衰与人体的生长发育、衰老和生殖能力都有直接的关系，这在《素问·上古天真论》已有明确的论述。妇女的生理特点主要是月经与妊娠，而月经与妊娠的主要脏器是女子胞，胞脉系于肾，可见肾与妇女生理关系的重要。妇科病主要是生殖系统的病变，故与肾气的盛衰有密切的关系。肾气，包括肾阴和肾阳，根据祖国医学阴阳学说的基本理论，阴阳二气必须对立统一、相对平衡以维持正常的生理活动，若有偏盛偏虚，便会发生疾病，妇科病也是如此。肾气、天癸、冲脉、任脉，要有规律，并互相协调，促进生殖功能的产生和活动，经、孕才能正常。现代医学认为人体机能的内分泌调节，不是由单一的激素来完成，而是由激素间的相互作用与平衡来调节。例如垂体与卵巢必须处于相对平衡状态，才有正常的性周期。内分泌腺之间不仅相互作用，而且激素之间必须浓度比例适宜，出现时间和次序适宜，才能发生正常效应。如尿促卵泡素和黄体生成素，必须在上述条件下，才能引起周期排卵和正常月经。祖国医学对这些现象，主要用肾阴肾阳的充盛与相对的平衡协调，并由此而导致天癸至、冲任通盛等一系列理论来加以阐述。

二、肾与妇科病之病机

中医对妇产科病的致病机理，虽有在气、在血、属脾、属肝、属肾之分，但根据肾气的盛衰而导致天癸的至和竭与月经的有无等论述，结合临床体会，其最根本的原因还是在于肾，在于肾阴肾阳的偏盛偏虚而失却平衡协调的作用。疾病的发生和发展，整体的原因可以突出反映于局部，局部的原因可以影响及于整体。妇科疾病不论其在气、在血、属脾、属肝，但必须导致冲任损伤，才会出现经、带、胎、产诸疾。冲任二脉皆起于胞中，胞脉系于肾，可见肾的功能作用在妇科方面处于关键的地位。而气、血、肝、脾往往只是在发病过程中的一个阶段起作用，或作为一种诱发的因素，故血虚、气虚、肝虚（肝阴不足）、脾虚的妇女，不一定出现妇科病变。例如脾不统血，可出现大便下血、吐血、皮下出血等内科疾病。如果因血、气、肝、脾的虚衰而导致冲任不固，那么，就会出现月经过多或崩漏等病，故崩漏运用补脾的方法虽可取得一定的效果，但往往不能巩固，必须采取调补肾阴肾阳以固冲任之法，才能获得根本的疗效。又如子宫脱垂，虽认为中气下陷而可用补中益气汤，但从临床实践证明，于补中益气汤中加补肾之药如菟丝子、杜仲等，疗效却较为显著。因为脾土的中气，要得肾阳温养才能更好地发挥它的作用。

三、肾阴虚和肾阳虚的临床表现

对于肾阴虚、肾阳虚的病人，首先要辨证明确以指导用药，才能获得预期的效果。现简述其临床表现于下。

1. 肾阴虚

妇科特征：月经量少，月经推后，闭经（但阴虚而致阳亢者，亦可先期或崩漏，经色鲜红而质薄），更年期综合征，胎萎不长，流产，先兆子痫或子痫等。

全身症状：面颊时烘热或潮红，五心烦热，盗汗，消瘦，眩晕耳鸣，睡眠欠佳或失眠，腰酸，便燥。舌偏红少苔，脉细弱或细涩。

2. 肾阳虚

妇科特征：经色淡黯，经质稀薄，多、少、先、后不定，或崩漏，更年期综合征，带下清稀如水、量多，滑胎、流产，不孕等。

全身症状：面色苍白晦黯，眼眶黑，或面额有黯斑，精神萎靡，怕冷，四肢不温，虚眩耳鸣，腰膝酸冷无力，性欲低降，尿清长，夜尿多，或频数难忍，大便清。舌淡嫩无华，苔薄白润，脉迟弱或微细。

四、补肾法对几种常见妇科病的运用

中医治病，主要是辨证施治。致病的原因是多方面的，疾病的机理是复杂的，由于肾与妇科的生理特点关系密切，而肾阴肾阳的不协调，则常为妇科疾病的重要机理，所以不少常见病或比较严重的病，常要采用或兼用调补肾阴肾阳之法，方能取得满意的效果，这是"异病同治"的体验。现列举几种病来加以说明。

1. 月经不调

月经不调主要表现为周期先后不准或经量的过多、过少。临床辨证自有虚、实、寒、热之分，但因肝肾亏损而影响冲任失调，常为月经不调的重要因素。《景岳全书·论肾虚经乱》中认为经脉不调，病多在肾经，主张采用或兼用调补肾阴肾阳之法来治疗，如选用逍遥饮（熟地黄、当归、白芍、茯苓、陈皮、炙甘草、枣仁、远志）、保阴煎（生地黄、熟地黄、白芍、淮山、黄芩、黄柏、甘草）、左归、右归之类，随证施治。《傅青主女科》认为"经水出诸肾"，其所以或前或后，或断或续，主要是"肾郁而气必不宣，乃肾气或通或闭"所致。肝为肾之子，肝郁则肾郁，相因而至。治法宜调理肝肾，主张用定经汤（菟丝子、熟地黄、白芍、淮山、茯苓、当归、柴胡、黑荆芥）加减。这些意见和方药，在临床上具有一定的指导和实践意义。

月经过多，往往由于肾气虚失于闭藏而冲任不固所致，治法宜固涩肾气而安冲任。《医学衷中参西录》主张用安冲汤（黄芪、白术、续断、海螵蛸、茜草根、龙骨、牡蛎、白芍）加减。在说明中特别指出"海螵蛸能补益肾经而助其闭藏之用"，并谓可将它煅黄为末，用鹿角胶化水送服，疗效亦显。根据个人经验，对于月经过多反复发作者，用滋肾固气涩血之法，以二稔汤（岗稔根30～60克、地稔根30克、续断15克、制首乌30克、熟地黄24克、阿胶12克、桑寄生15克、党参24克、土炒白术15克、赤石脂20克、炙甘草9克）加减运用，往往取得满意的疗效。

经量过少，多因肾阴不足，冲任不盛，血海不充所致。治法宜补益肾阴以资其源，兼用活血补血之品以畅其流，可用左归饮（见前述）合四物汤（当归、川芎、芍药、地黄）加减化裁，如加入黄精、淮牛膝、丹参等，效果尤好。

2. 闭经

闭经一证，有虚有实。虚证之中，多由于肾阴不足，来源衰竭所致。《女科经纶》引明代医学家虞天民说："月水全赖肾水施化，肾水既乏，则经水日以干涸，……渐至闭塞不通。"《素问·邪气脏腑病形篇》又说："肾脉微涩为不月。"《女科辑要笺正》指出："血不足而月事不至，……宜滋养肝肾真阴，兼之宣络以疏达气滞，方是正本清源之治。"闭经的原因很多，现代医学认为多由于卵巢功能不足所致。临床治疗上往往需要先滋肾养血，到一定时期适当佐以活血行气通经，先补后攻，因势利导，才能收效。一般可选用集灵膏（生地黄、熟地黄、杞子、川牛膝、淫羊藿、党参、麦冬、天冬）合四物汤加减运用。至有月经周期征兆（如小腹胀，乳房胀，阴道分泌物增加等）或服20余剂后，则适当加入行气活血通经之药，如刘寄奴、凌霄花、丹参、红花、桃仁、山楂肉、香附等，连服几剂，予以利导，往往获得疗效。这种先补后攻之法一次不效，可反复三四次。

3. 更年期综合征

妇女在绝经前后，由于肾气虚衰，天癸渐竭，肾阴肾阳容易失去平衡，而出现更年期综合征。除月经不调外，伴有头晕目眩、心烦易怒、掌心发热、耳鸣心悸、口干多汗、腰膝酸软、睡眠欠佳等一系列证候，临床上以真阴亏损者较多，但亦有由于肾阳不足者。治法上肾阴虚者，可用六味地黄汤为主方加减运用；肾阴亏损累及心阴亦虚者，可用天王补心丹（生地黄、五味子、当归、天冬、麦冬、柏子仁、酸枣仁、党参、玄参、丹参、茯苓、远志、桔梗）加减化裁；肾阳不足者，以右归丸加减论治。

4. 肾虚带下病

带下病一般以湿为主，或因湿热、湿毒，或因寒湿。如果带下清稀似水，量多，日久不愈，并有腰酸，下腹冷坠等证者，多属肾阳虚衰，不能固摄所致。《素问·骨空论》说："任脉为病，女子带下瘕聚。"故带下病不能单纯以脾湿论治。肾虚带下，应以温固脾肾为主，可选用苓术菟丝丸（茯苓、白术、菟丝子、五味子、杜仲、淮山、莲子、炙甘草）加入海螵蛸、鹿角霜等。

5. 不孕症

不孕症原因很多，如排除器质性病变和男方因素外，以肾虚为主要原因。《圣济总录》指出："妇人所以无子，由于冲任不足，肾气虚寒故也。"现代医学认为女性不孕症，除了输卵管不通和子宫因素外，主要为卵巢功能失调，不能产生正常的卵子。这种情况，中医概括为"肾虚不孕"，治疗原则应补肾益气血以调冲任。临床上比较有效的方药为毓麟珠（即八珍汤加菟丝子、杜仲、鹿角霜、川椒）加减。如真阳不足的，可加入巴戟、淫羊藿、补骨脂之类。

五、结语

滋肾补肾是中医对妇科疾病的常用治疗方法之一，妇科病着重肾、脾、肝三脏，过去特别重视肝郁不舒，认为这是妇科的主要致病因素。在封建社会，妇女受到重重压迫，政权、族权、神权、夫权给妇女戴上了一个又一个沉重的枷锁，导致妇科病中"肝郁"这一因素显得特别突出。今天，妇女在政治、经济上已获得解放，发挥了"半边天"的作用，肝郁因素，随着时代的不同，已大为减少，这是从总的方面来说。但是，由于每个人的世界观、人生观有差异，思想认识、性格修养有不同，临床上对"肝郁"的因素仍不可忽视。

肾、脾为先天、后天之本，对人体的健康，关系较为密切，而肾与妇女月经、妊娠的生理有着直接的关系。现代认为补肾药的作用是多方面的，包括：①调节肾上腺皮质功能。②调整能量代谢，使糖代谢合成加强。③滋养强壮。④促进性腺机能。⑤促进生长发育。⑥增加机体抵抗力等。这些功效，无疑对妇科疾病是有很大作用的。本文仅就文献的资料，结合个人的临床体会初步加以阐述。肾与妇科疾病的关系，还有进一步深入研究的必要。

（见《罗元恺医著选》。原文发表于《新中医》1974年第1期）

第五节 补肾法的探讨和对一些常见病的运用

在中医学的理论体系中，肾的功能作用含义较广，与现代解剖学所认识的肾，其生理作用不尽相同。肾与膀胱相为表里而主水液代谢，这与泌尿系统的生理相似。但祖国医学认为肾还有更重要的作用，肾为"先天之本"，主要包括生殖系统和与生殖功能有关的神经—内分泌活动。因此，中医的补肾法成为常用的一种疗法而应用于临床。

一、肾的内容含义和对机体的作用

肾的内容含义和对机体的作用，可从下列几方面来理解。

（一）肾主人体的生长发育和生殖能力

祖国医学认为人的生长发育与生殖能力，直接和肾气的盛衰有关。《素问·上古天真论》有如下的描述："女子七岁，肾气盛，齿更发长；二七而天癸至，任脉通，太冲脉盛，月事以时下，故有子；三七肾气平均，故真牙生而长极；……七七任脉衰，太冲脉衰少，天癸竭，地道不通，故形坏而无子也。丈夫八岁，肾气实，发长齿更；二八肾气盛，天癸至，精气溢泻，阴阳和，故能有子；三八肾气平均，筋骨劲强，故真牙生而长极……七八……天癸竭，精少，肾脏衰，形体皆极；八八则齿发去……天癸尽矣……而无子耳。"此段文意是说：男女到达一定年龄，由于肾气的盛实，从而导致机体产生天癸这种物质。天癸的出现，标志着男女青春期的到来，对女子能促使月经来潮和排卵而可以妊娠，对男子能促使精子成熟和排精而可以育子。24岁以后，由于肾气的进一步充盛，身体发育渐趋成熟而进入壮年期。妇女到了49岁，男子到了64岁左右，肾气趋于虚衰，天癸这种物质逐渐减退，生殖能力一般亦渐消失而转入老年期。

天癸亦称阴精，是直接与身体发育和性机能及生殖功能有密切关系的一种物质。前人认为"天一生水，癸亦属水"。天癸，张景岳称它为"无形之水"，对于人体的生长发育十分重要。由此可见，天癸大概是指与生殖有关的内分泌液，限于当时的条件，说理较简，名词不同而已。故祖国医学所说"肾"的内容含义，包括了生殖系统和与此有关的内分泌系统的生理功能。

（二）肾藏精气

肾除主生殖之精以外，还主藏五脏六腑之精气。《素问·上古天真论》说："肾者主水，受五脏六腑之精而藏之。"所谓肾者主水，除了指机体的水液代谢外，还包括体液系统，《黄帝内经》谓"水气通于肾"，明代李中梓的《内经知要》解释说："肾水主五液，五气所化之液，悉归于肾。"上述文意是说体液系统的功能，肾均参与其中而起一定作用。《素问·六节藏象论》说："肾者主蛰，封藏之本，精之处也。""藏"字的含义，不能简单地机械地理解为贮藏，而是指有机地联系、参与，从而发挥其应有的作用。这可能也是指内分泌活动而言。

（三）肾主骨、生髓，其气上通于脑

中医学认为骨、骨髓和脑，都与肾有极其密切的关系。《素问·宣明五气篇》说："肾主骨。"《素问·六节脏象论》说："肾者……其充在骨。"《五脏生成篇》曰："肾之合骨也，其荣发也。"《素问·阴阳应象大论》说："肾生骨髓。"《灵枢·海论》说："脑为髓之海……髓海有余，则轻劲有力。"

从肾藏精，肾主骨、生髓，脑为髓海等一系列的论述，祖国医学强调肾精和骨、髓、脑有密切的关系，并认为肾具有"作强""出伎巧"、藏志等作用。肾气充盛的人，则精力充沛，思考力好，记忆力强；反之，肾精亏损，出现胫酸乏力、眩晕、耳鸣、智力衰退等"髓海不足"的临床表现。可见，大脑部分的功能，祖国医学认为都与肾精的盛衰有关。

（四）肾上开窍于耳，下开窍于二阴

《黄帝内经》提到"肾在窍为耳"，并指出"肾气通于耳，肾和则耳能闻五音矣"。《医林改错》解释说："精汁之清者，化而为髓，由脊骨上行入脑，名曰脑髓……两耳通脑，所听之声归于脑。脑气虚，脑气与耳窍之气不接，故耳虚聋。"从临床上观察，肾精充足的则听觉聪灵，肾精虚损则两耳失聪。通过对耳的听觉变化，一般可推断肾气盛衰的情况。故耳鸣、耳聋，多属肾虚的表现。肾又开窍于前阴（包括尿道和精窍）和后阴，肾一方面与膀胱互为表里而主水液代谢，一方面主生殖之精。故小便的失禁或不通，阳具的勃起或痿软，与肾气的盛衰均有密切关系。对这些方面的病理变化，往往要从治肾着手。至于大便的泄泻或秘结，与肾火虚衰或肾水不足亦有相应的关系。如五更泄泻，要温肾治疗；虚人和老年人便秘，往往要滋益肾阴。祖国医学对于人体机理的变化，往往从治法的效果上加以认识和推理。

（五）肾为水火之脏、阴阳之宅

对于肾的功能作用，历代医家不断有所发展和补充，特别对于肾阴和肾阳的解说；逐渐把机体的抗御能力和某些内分泌腺及其活动所发挥的作用概括进去，因为从治法上采取调补肾阴肾阳，临床上往往取得增强体质和调整内分泌作用的疗效。因此，祖国医学所说的肾阴和肾阳，既有一定的物质基础，也有一定的功能作用。

肾阴，又称"元阴""真阴""肾水""真水"；肾阳，又称"元阳""真阳""真火""命门之火"。其意是有别于其他脏腑的阴阳，而是指某种特定的物质和特定的功能。

肾阴所以亦称肾水，以"水气通于肾"。这里所称的"水气"，不能单纯地理解为泌尿系统的水液代谢，而是包括与性生殖有关的内分泌腺活动在内，上述的天癸是其中重要内容之一。《景岳全书·阴阳篇》说："元阴者，即无形之水，以长以立，天癸是也。"所谓"无形之水"，指与肉眼能看到的体液相对而言。因为体内产生的天癸这种体液，虽肉眼不能看到，但机体内却客观地存在这种体液物质，故称为无形之水或元阴，它对机体发挥重要作用，故亦称为真阴或真水，以别于一般水液的功能。这种内在体液的活动，概归肾所统属，称为肾阴。

肾阳，主要指命门之火。历代医家很重视命门的作用，《难经》说："命门者，诸精神之所舍，元气之所系，男子以藏精，女子以系胞。"是"立命之门"。明代赵献可的《医贯》说："命门在人身之中，对脐附脊背，自上数下为十四椎，自下数上则为七椎，经曰：'七节之旁，中有小心'，此处两肾所寄。"前人发现肾脏除泌尿以外另有一种物质与功能，名之曰"命门"，其作用对别的脏腑功能关系很大，认为各脏腑能够维持其本身的职能，"无不借命门之火以温养"。《景岳全书》指出："命门为精血之海，为元气之根，五脏之阴气，非此不能滋，五脏之阳气，非此不能发。"《医贯》更通俗地用走马灯的转动不停，主要靠其中灯火的推动来比喻机体的生理活动不息，主要靠命门之火参与机体的作用，故又称为"肾间动气"。认为命门之火是生命之源，因此，今人对命门的研究，认为与现代医学肾上腺皮质分泌素的功能相似。这种意见，值得进一步用现代科学方法加以探讨。

肾阴和肾阳，必须相对地平衡协调，在对立统一的基础上相互作用，以推进机体的正常活动。如果出现肾阴虚、肾阳虚或肾阴肾阳俱虚，均可发生病变。故治法上滋补肾阴或温补肾阳，或阴阳双补，均属补肾法范畴。此法在临床上应用颇广，对多种疾病都能发生良好的效应。

二、肾虚的致病机理和临床表现

（一）肾虚的致病机理

如上所述，祖国医学认为肾是机体极其重要的脏器，是脏腑间调节的中心。它除了泌尿功能以外，还包括免疫能力、生殖系统的功能和某些重要内分泌腺的活动和作用，它对各个脏器都有一定的影响。因肾受藏了五脏六腑的精气，又反馈于其他脏腑并起平衡调节作用。这种过程，与现代医学所述内分泌活动的相互作用及其与神经系统的相互关系和不可分割的调节过程相似。

肾阴和肾阳，两者具有相互拮抗和调节的关系。肾阴不足，可致肾阳偏亢；肾阳虚衰，可致阴寒弥漫，功能下降；肾阴肾阳俱虚，彼此失却互相依存作用，机体便呈现一派衰退现象，不能维持对立统一动态的平衡。如进一步恶化，就可能导致"阴阳离决，精气乃绝"（《素问·生气通天论》）的严重后果。

导致肾虚的原因，可由于体质、重病、久病、房劳过度等造成。《景岳全书》指出："五脏之伤，穷必及肾。"因为肾是"元气之所系"的重要脏器，而且"五脏之真，惟肾为根"（《医贯》）。造成肾亏很主要的原因是纵欲伤精，肾精亏损，从而导致神经衰弱、体力疲惫、未老先衰，丧失了机体的抗御能力而致诱发各种疾病。故前人很重视节欲以防病，认为保持肾精充足，是身体健康重要的一环。

（二）肾虚的临床表现

1. 肾阴虚

腰膝酸疼，疲乏无力，头晕耳鸣，梦遗早泄，五心烦热，盗汗多汗，身体消瘦、睡眠欠佳，甚或失眠，记忆力差，口燥，便秘，脸颊潮红，或有低热。妇女可出现崩漏，闭经，更年期综合征，流产等等。舌色偏红，少苔或无苔，脉沉细略数，尺脉无力等。肾阴虚的患者尿中17-羟皮质类固醇含量多数高于正常值，但表现较为波动。

2. 肾阳虚

肢体寒，怕冷，腰、膝、脊酸冷无力，面色苍白晦黯，或有黑斑，小便清长或失禁，夜尿频多，精神萎靡，身体虚弱或浮肿，头目虚眩，耳鸣耳聋，喘促短气，性欲低降，或阳痿滑精，大便溏薄，或晨早泄泻。妇女可出现崩漏，更年期综合征，带下清稀如水而量多，习惯性流产，不孕等等。舌色淡嫩无华，苔白润，脉沉迟微弱。尿中17-羟皮质类固醇含量平均值比正常人为低，或仅及三分之一，激素代谢调节机制明显低降。

3. 肾阴阳两虚

上述肾阴虚和肾阳虚的一些症状，可掺杂出现。这一类型患者，无论在神经、体液系统均表现过高的反应，但不持久，容易疲劳衰退，呈现更明显的调节机制降低。

三、补肾法的运用及其代表性的常用方药

上述肾虚的临床表现，很多种疾病均可出现。按照既辨病又辨证的原则，凡有上述肾阴虚或肾阳虚等部分证候并居于主导地位者，均可运用补肾法来调治。这是祖国医学"异病同治"的基本精神。在疾病发展变化的过程中，如出现以肾虚为特征者，同样可用补肾法来处理。

补肾法主要区分为滋养肾阴和温补肾阳两大类。祖国医学这类方药很多，现

列举这两方面较常用而有效的基本代表方剂，临证时可按不同疾病的特征，适当加减运用。

1. 滋养肾阴

（1）**左归饮**：熟地黄，山茱萸，淮山药，枸杞子，炙甘草，白茯苓。

（2）**左归丸**：熟地黄，山茱萸，淮山药，枸杞子，淮牛膝，龟胶，鹿角胶。

2. 温补肾阳

（1）**右归饮**：熟地黄，山茱萸，淮山药，枸杞子，杜仲，炙甘草，熟附子，肉桂心。

（2）**右归丸**：熟地黄，山茱萸，淮山药，枸杞子，菟丝子，杜仲，鹿角胶，熟附子，肉桂心，当归。

肾阴虚与肾阳虚，往往不是绝对的。根据阴阳互根，即阴阳互相依存，互相制约的机理，阴损可以及阳，阳损可以及阴，故滋养肾阴方中，有时可适当配伍补阳之品；温补肾阳方中，往往适当配伍滋阴之药，这是根据《素问·阴阳应象大论》"阳生阴长"之义，使能互相滋生，以达到调整和增进肾的功能。

四、补肾法对几种常见病的运用

补肾法的应用，范围很广，内、外、妇、儿各科多种疾病均可应用。兹列几种常见病，在其发展到某一阶段或某一类型时，要着重用补肾法来治疗者，阐述如下。

（一）神经衰弱症

神经衰弱症，祖国医学属于健忘、不寐、心悸、征仲、眩晕、耳鸣、耳聋等，属心、肝、肾三经的病变。其中主要由于肾阴亏损，肾水不能上达，以致水火不济，心肾不交；肾阴不足，水不涵木，以致肝阳偏亢。肾虚为致病之本。除出现上述症状外，往往兼有腰膝疲软、疲乏无力等。《灵枢·海论》说："髓海不足，则脑转、耳鸣、胫酸、眩冒、目无所见、懈怠安卧。"神经衰弱症的表现虽在于脑，其根源却在于肾，因肾精与脑具有密切关系，前面已有谈及。肾精亏损，往往影响到髓海不足，而出现一系列脑神经衰弱症状。治法上要以补肾为主，特别以滋养肾阴较为常用。可选用左归饮或左归丸作为基本处方，但应根据其不同的突出证候适当加减。例如失眠严重者可加入酸枣仁、柏子仁、五味子、夜交藤之类；心悸怔忡者加入龙骨、牡蛎、龙眼肉、磁石之类等。

（二）冠状动脉粥样硬化性心脏病

冠心病在临床上可分为隐性冠状动脉性心脏病、心绞痛、心肌梗死等几种类型。属于中医学之胸痹、胸痛、血痹、心痛、真心痛等范畴。其发病机理主要由于里虚，阳气不运，以致寒邪乘虚而入，气滞不通，痰浊壅阻或血脉瘀塞，因而引起心区翳痛等证候。

冠心病多发生于年龄在40以上或长期脑力劳动者。因年高肾气渐虚，若加上用脑过度，则心气耗损；或不节房事，甚或醉以入房，肾精亏竭；或过食肥甘，以致脂肪积聚，均为致病之源。《金匮要略》认为血痹的成因是"尊荣人骨弱肌肤盛，重因疲劳汗出，卧不时动摇"（纵欲无度之意），以致"阴阳俱微"，故与虚劳同类，胸痹、心痛的根本原因。《金匮要略》也认为是"虚极得之"。《诸病源候论》谓："寒气客于五脏六腑，因虚而发，上冲胸间，则为胸痹。"按《黄帝内经》病机十九条认为"诸寒收引，皆属于肾"的规律，则胸痹实为下焦肾气虚寒，上冲于心胸，以致血脉收引，不能畅运所致。《素问·调经论》指出："厥气上逆，寒气积于胸中而不泻，不泻则温气去，寒独留，则血凝泣（同涩），凝则脉不通其脉盛大以涩，故中寒。"这与冠状动脉硬化，供血不足，致心脏缺血的机理相同。本病的临床表现，除有不同程度的心绞痛和心区闷痛外，常可伴有头晕、头痛、心悸、气促、睡眠欠佳、腰酸、疲乏、多汗，间有性欲突然衰退的。舌色淡黯或黯红；痰浊盛者，可有白微黄腻苔。脉象多弦细或兼数或兼缓或兼促、结、代等。原有高血压病史者，更多如此。

冠心病就其发展过程和个人体质情况，可分为不同阶段和不同类型，根据辨证施治的原则，按其类型、阶段和发病的缓急，采用"同病异治"的方法加以处理。但是，治法上不能千篇一律。如痰浊壅滞而致心区翳痛者，宜化痰浊以通阳，先用温胆汤（法半夏、橘红、茯苓、炙甘草）合栝蒌薤白白酒汤（栝蒌、薤白、白酒）。瘀血阻塞而致心绞痛者，宜活血行瘀以止痛，可用膈下逐瘀汤（乌药、积壳、香附、延胡、当归、川芎、赤芍、桃仁、红花、灵脂、牡丹皮、甘草）加减或加田七末以治标；出现休克者，可兼用独参汤或参附汤以救休克。上述症状改善或消退后，应补益心肾以治本。因该病总以里虚为致病之源，故治本之法，为临床治疗过程中的关键。根据一些报道和个人的体会，应辨别是属心肾阳虚还是心肾阴虚。心肾阳虚的，可用右归饮加人参；心肾阴虚的，可用左归饮合生脉散（人参、麦冬、五味子）加何首乌、白芍之类，疗效比较满意。此外，也有报道用淫羊藿治疗本病者，淫羊藿是温肾阳药，可见补肾法对本病的作用。

（三）糖尿病

糖尿病是由于胰岛功能减退引起碳水化合物代谢紊乱。其特征为血糖过高和出现尿糖。根据临床表现，主要为多食、多饮、多尿的"三多"症，属于祖国医学消渴病范畴的"下消"。本病多发生于40~60岁，主要由于素体肾虚（故亦称"肾消"），加以嗜好饮酒和肥甘饮食，从而形成阴虚和燥热的病理变化，两者互为因果，消灼肺胃津液及肾的阴精。如病延日久，阴损及阳，往往导致肾阴阳两虚。

本病的病理主要是阴虚、燥热，阴虚的重点在肾，燥热的本质属虚，故治法当以滋养肾阴为主，兼润燥清热。处方可用左归饮为主适当加减化裁。如胃燥热盛，以渴饮较为突出者，可加天花粉、玉竹、沙参、石斛等；肾气不固而以尿多为甚者，加黄芪、覆盆子、益智仁、桑螵蛸、五味子等；阴损及阳，肾阳虚损者，可用右归丸以温补肾阳，兼滋养肾阴，以收阴阳双补之效。

（四）生殖机能减退症

本症虽不属常见病，但男性因阳痿或不育，妇女因不孕而求诊者，亦不鲜见。不育和不孕原因虽然很多，尤其是妇女，往往由于生殖器炎症、输卵管不通等而致不孕。但亦有不少经妇科检查无发现任何异常者，这类不孕妇女，多属于肾虚不孕，治疗原则必须采取补肾法为主，兼理气血以调经。临床上可根据体质情况选用左归、右归合八珍汤（党参、白术、茯苓、炙甘草、熟地黄、白芍、当归、川芎）加减化裁。

男性的阳痿和不育，主要由于生殖腺机能衰退，祖国医学多认为"命门火衰，精气清冷"所致。此类病者，精液稀少，检查结果往往发现精子活动率低，精子数量减少。治疗原则均应补肾，特别须要温补肾阳。临床上可用右归丸加淫羊藿、巴戟、人参、黄芪、仙茅之类，多能取效。

（五）功能性子宫出血

此属祖国医学崩漏范畴，与脾肾气血都有关系，但以肾虚为致病之源，根本的治疗必须以滋肾或温肾为主。

（六）先兆流产和习惯性流产

本病的原因虽多，但总以肾虚不能维系胎元为根本。补肾以安胎，乃为治法之要着。

（七）更年期综合征

妇女在绝经期前由于肾气渐衰，天癸渐竭，少数妇女往往出现以月经不调为主症（常见的为月经过频、过多），而伴有头晕目眩、心烦易怒、五心烦热、耳鸣、心悸、口干、多汗、脸颊烘热、腰膝酸疼、睡眠欠佳等一系列症状。病机主要由于肾阴肾阳失去平衡。临床上以肾阴不足的较为多见，亦有阴损及阳而呈阴阳两虚或偏于肾阳虚者。本病治法主要是调补肾阴肾阳，使偏盛偏虚的不平衡状态恢复为相对地平衡，而相互协调。偏于肾阴虚者，可选用左归饮、左归丸加减，适当加入龟板、龙骨等潜阳之品；偏于肾阳虚者，可选用右归饮、右归丸加减化裁。

（八）颈椎和腰椎退行性变化

颈椎和腰椎肥大，多见于中年以上的患者，一般无明显的外伤史。因年龄渐长或其他某种原因，颈椎或腰椎增生、肥大，以致该处的神经受压迫而出现以腰、颈椎疾痛为主征或伴有其他症状的一种疾病。其中颈椎肥大，可出现眩晕头痛等的颈椎综合征。

祖国医学认为肾主骨、生髓，而腰又为肾之外府，随着年龄渐老和体质衰弱，肾虚则骨弱髓虚，血气不充，故易发生本病。治疗除可用物理疗法外（包括按摩、针灸、热熨、电疗等），内服中药往往取得满意的效果。治疗原则，必须通过补肾而壮筋骨。处方可用左归丸加菟丝子、杜仲、续断、骨碎补、金狗脊、鸡血藤、桑寄生之类。这是一种慢性病，服药时间需要较长，方能显效。

（九）小儿发育不全

小儿发育不全，属于中医之五软（即头软、项软、手足软、肌肉软、口软）、五迟（即立迟、行迟、发迟、齿迟、语迟）、侏儒等范畴。主要由于先天不足，肾气不充所致。本病除体质因素外，与饮食营养、疾病后遗症等因素有关，根据肾主生长发育和"五脏之阴气，非此（指肾与命门）不能滋，五脏之阳气，非此不能发"（《景岳全书·命门余义》）的机理，小儿发育不全，与先天肾气不足，不能维持机体的正常生长发育有关。处理方法，除注意饮食营养及适当的活动锻炼外，药物治疗，应以补肾为主。钱乙《小儿药证直诀》制订六味地黄丸，主要是为滋肾益阴而设。对于小儿发育不全，重点在于肾阴不足或阴阳俱虚，亦应按辨证施治的原则，进行灵活运用，只要立法对头，不一定泥于某一古方。

（见《罗元恺医著选》，原文发表于《广东医药资料》1975年第1期）

第六节　脾胃学说与妇科疾病

一、脾胃功能对女性生理的影响

中医学特别重视整体的协调作用。五脏六腑、四肢百骸需要互相支持、协调活动，以维持其生理常态。但脏腑各有其分工和表里相配，相辅相成，构成各自的体系，以完成其所负担的主要任务。人体水谷的供应和代谢，主要由肺、脾（胃）、肾（膀胱）来完成，而脾胃则为其中的枢纽。《素问·经脉别论》说："饮入于胃，游溢精气，上输于脾，脾气散精，上归于肺，通调水道，下输膀胱，水精四布，五经并行。"这是对营养与水液代谢过程系由几个脏腑相互配合而完成的描述。又《素问·灵兰秘典论》说："脾胃者，仓廪之官，五味出焉。"《素问·五藏别论》又说："胃者，水谷之海，六腑之大源也，五味入口，藏于胃，以养五脏气。"肺、脾、肾分主上焦、中焦、下焦，分别发挥其应有的作用。故《灵枢·决气》篇说："上焦开发，宣五谷味，熏肤、充肌、泽毛，若雾露之溉，是谓气。"肺主气、主皮毛，但气要从水谷之精所生化。《灵枢·营卫生会》指出："中焦亦并胃中，出上焦之后，此所受气者，泌糟粕，蒸津液，化其精微，上注于肺脉，乃化为血，以奉生身，莫贵于此。"又说："下焦者，别回肠，注于膀胱而渗入焉。故水谷者，常居于胃中，成糟粕而俱下于大肠而成下焦，渗而俱下，济泌别汁，循下焦而渗入膀胱焉。"概括地说："上焦如雾，中焦如沤，下焦如渎。"脾胃在肺、肾之间，居于中州，为上下之枢纽。胃是饮食首先进入之所在，为腐熟水谷之器官，脾则将消化后饮食之精微输送于各有关脏腑，并将糟粕传导于大肠、膀胱。脾主升而胃主降，升清降浊的作用十分重要。因人的气血，倚赖水谷之精微以资生，脾胃为水谷之海，气血生化之源，为后天之本。人自出生以后，必赖水谷以滋养，而水谷之精微，又靠脾胃来供应，故曰："有胃则生，无胃则死。"《医学启源·脾之经》指出："脾者……消磨五谷，寄在胸中，养于四旁。"又《胃之经》云："胃者，脾之腑也，又名水谷之海，与脾为表里。胃者，人之根本，胃气壮，则五脏六腑皆壮。"脾胃不仅能生化气血，脾又能统血，与妇科关系密切，经、孕、产、乳，都是以血为用。若脾土虚衰，不能生血统血，则经、孕、产、乳诸疾，均可发生。古人的妇科专著都很重视脾胃，《景岳全书·妇人规·经脉之本》说："故月经之本，所重在冲脉，所重在胃气，所重在心脾生化之源耳。"又脾有统摄血脉之作用，使其能循经运行，"常营无已，终而复始"，维持营血不会溢出于脉道之外。若脾虚失统，往往发生血证。《校注妇人良方·暴崩下血不止方论》云："暴崩下血不止，……大法当调补脾胃为主。"无论从生理、病理或治法上，脾胃学说的理论与妇科都有密切的关系。

二、脾胃病变对妇科病的影响

导致脾胃病变的因素很多，如饮食不节、劳逸过度、七情所伤、体质因素及其他疾病等等，均足以损伤脾胃，脾胃受伤，可以发生多种疾病。李东垣在《脾胃论·脾胃胜衰论》云："百病皆由脾胃衰而生也。"又说："夫脾胃不足，皆为血病。"盖脾胃为血气生化之源，为统血之脏，具运化之功。妇女以血为主，并以血为用，因经、孕、产、乳，都是以血为用。月经的主要成分是血，血海满溢，则月经按期来潮，血海空虚，无余可下，则月经稀少或闭止。妊娠以后，赖血下聚以养胎。分娩时又需赖津血以助其娩出，故产时耗损一定之阴血，产后又必有一段时间的恶露排出。哺乳期的乳汁由血所生化。若脾胃虚弱，气血生化之源不足，或统血提摄无权，或运化失职，则月经病之月经过少、过多、先期、后期、闭经、崩漏；经前泄泻等；带下病之带下不止；妊娠病之恶阻、胎漏、胎动不安、胎萎不长、妊娠水肿甚或堕胎小产等；产后病之恶露不绝、产后发热、缺乳、乳汁自出等；杂病之子宫脱垂、不孕症等等，均可发生。

然脾胃之功能，需赖其他脏腑之支持与协调。如脾之所以能健运，要得到肾阳之温养，若肾阳不足，命门火衰，足以使脾阳不振。"脾胃为灌注之本，得后天之气也；命门为生化之源，得先天之气也，命门之阳气在下，正为脾胃之母。"（见《景岳全书·传忠录·命门余义》）且妇科"病之启端，则或由思虑，或由郁怒，或以积劳，或以六淫饮食，多起于心、肺、肝、脾四脏，及其甚也，则四脏相移，必归脾肾。"（见《景岳全书·妇人规·经脉诸病因》）说明脾、肾二脏，在妇科病机上，具有重要的密切的关系。

《素问·阴阳别论》说："二阳之病发心脾，有不得隐曲，女子不月。"心脾是母子关系，《景岳全书·传忠录·命门余义》说："脾胃以中州之土，非火不能生。"《脾胃论》说："脾胃不足，是火不能生土。"火，包括心君之火和命门之火。二阳，阳明胃也，胃与脾相表里。月经病与心、脾都有关系，《素问·评热病论》云："月事不来者，胞脉闭也。胞脉者，属心而络于胞中，今气上迫肺，心气不得下通，故月事不来也。"脾胃为气血生化之源，阳明多气多血之府，心又主血脉，故心、脾、胃的病变，往往影响及气血，而气血之盛衰，与妇科关系密切。《校注妇人良方·产宝方论序》云："妇人以血为基本，苟能谨于调护，则气血宣行，其神自清，月水如期，血凝成孕。"如上所述，心脾与气血有密切的关系，故心脾为病，势必导致妇科疾患。

肝藏血而脾统血。但肝脾有相克的关系，肝木每易克脾土。《金匮要略》云："夫治未病者，见肝之病，知肝传脾，当先实脾。"肝为将军之官，喜条达而恶抑郁，肝郁则气横逆而易克土，肝强脾弱必致饮食少思，影响气血之生化，在妇科病中，往往出现肝脾不和或肝胃不和之病机。

三、调理脾胃的几种治则

人是一个整体，每个脏腑有其本身之功能，但又必然与其他脏腑有相应的联系，根据脾胃的生理、病理特点和与其他脏腑密切的关系，调理之法有多种，兹分述如下。

（一）补脾摄血法

妇科血证，有月经过多、崩漏、胎动不安、产后血崩、恶露不绝等。这些血证的原因很多：有因热迫血妄行者；有因瘀血不去，新血不得归经者；有因肝气失调，藏血不固者；有因中气虚衰，失于统摄者。血证有虚有实，但妇科病虚证较多而实证较少，故临床上以血失统摄者为多见。若因热而出血，但"去血过多，则热随血去，当以补为主"（见《医宗金鉴·妇科心法要诀》）。即使瘀血或肝气盛之实证出血，若出血过多、过久，也成实中有虚，除实方中，也要兼顾其虚。《景岳全书·妇人规·崩淋经漏不止》引先贤之言曰："凡下血证，须用四君子辈以收功。……故凡见血脱等证，必当用甘药，先补脾胃以益生化之气，盖甘能生血，甘能养营，但使脾胃气强，则阳生阴长，而血自归经矣，故曰脾统血。"大凡妇科下血证，在出血期间，大法以补脾摄血为主。兼热、兼瘀者，当配以清热化瘀之品，以求标本并治。《沈氏女科辑要笺正·血崩》云："阳虚元气下陷，不能摄血者，则宜大补脾气，重用参、芪，而佐以升清之法。"综上所述，可见妇科下血证宜重视运用健脾补气以摄血之法。常用方如四君子汤、独参汤、举元煎（《景岳全书·新方八阵》方：人参、黄芪、白术、炙甘草、升麻）等。在出血期间，不宜用当归、川芎。《沈氏女科辑要笺正·血崩》指出："当归一药，其气最雄，走而不守，苟其阴不涵阳而为失血，则辛温助劫，实为大禁。"川芎也是辛温走窜活血之品，故均不宜用，否则往往反致出血增多。盖辛温之药，能行血动血也，故以不用为宜。若拟于健脾补气剂中，加入养血之品，则以阿胶、何首乌、桑寄生、熟地黄、黄精、黑豆衣、岗稔果、桑椹子等为佳。

（二）升举脾阳法

脾气主升，脾阳升才能健运，方可使水谷之精微敷布而周流于全身。若脾气不升或反下陷，则津血、胞宫亦可随而泄陷，如久崩久漏、久滞、阴挺下脱等证便可发生。治法须补气以升阳，方剂如大剂补中益气汤或调中汤（《脾胃论》方：人参、黄芪、苍术、甘草、橘皮、木香、升麻）等，以升举脾阳，健运中气，使元阳得温补而气陷可举矣。

（三）健脾燥湿法

脾喜燥而恶湿，脾得温燥，则气机健运。湿性重浊濡滞，阻遏阳气，障碍运化功能。若水湿之邪留聚于中，则脘闷腹胀，食呆纳差，肢体倦怠。流注于下，则大便溏泄，带下增多，或经行泄水、经行泄泻、经前浮肿，或妊娠水肿、胎水肿满等。治疗原则，应以健脾燥湿为主，或佐以渗利，常用方如参苓白术散、完带汤、全生白术散、升阳除湿汤（《脾胃论》方：苍术、白术、茯苓、防风、白芍）、正脾散（《产宝百问》方：苍术、香附、陈皮、小茴香、甘草）等加减化裁，以健脾燥湿。

（四）理脾和胃法

脾胃分主升降出入，以完成其饮食—消化—吸收—营养等一系列新陈代谢的功能。水谷之清者（精微）上输于心肺而生化血气，水谷之浊者（渣滓）下降于大肠、膀胱而成为粪溺。若胃气不降而上逆，则呕吐、呃逆频作，脾气不升而下降则飧泄、血脱之证出现。脾胃不和则脘腹胀满或嗳气吞酸，如妊娠呕吐、经前泄泻、子悬等证均可发生。关于脾失健运及脾阳下陷之病机及治法，已见前述。至于胃气不和，则应和胃降逆止呕，可选用《金匮要略》之干姜人参半夏丸、小半夏加茯苓汤、橘皮竹茹汤、平胃散或《名医方论》之橘皮竹茹汤（党参、白术、茯苓、甘草、法半夏、陈皮、木香、砂仁、生姜、大枣）等，以调和脾胃，宽胸降逆止呕。

（五）温补脾肾法

脾阳需得下焦命门之火以温煦。命门属肾，《类经附翼·求正录》指出："命门原属于肾，非别为一腑也。"《景岳全书·传忠录·命门余义》说："脾胃以中州之土，非火不能生，然必春气始于下，则三阳从地起，而后万物得以生化，岂非命门之阳气在下，正为脾胃之母乎。……命门有火候，即元阳之谓也，即生物之火也。"脾阳不足，往往由于命门火衰、肾阳不足，故妇科临床上脾肾阳虚者颇为常见，如月经不调、闭经、崩漏、不孕、滑胎、带下不止等。常用方如茯苓菟丝丸（《景岳全书·新方八阵》方：茯苓、菟丝子、白术、莲子、山药、炙甘草、杜仲、五味子）、保元汤（《博爱心鉴》方：人参、黄芪、甘草、肉桂、生姜）等加减化裁，以温补脾肾。

（六）补益心脾法

心主神明、神明失守则伤心；忧思过度则伤脾。心脾受损，可影响胞脉的运行而出现月经失调、闭经、崩漏等疾患，同时可伴有怔忡、惊悸、健忘、失眠、盗汗、纳呆等证候。常用方如归脾汤、人参养荣汤等，以补益心脾。

（七）舒肝实脾法

肝郁气盛，易克脾土。临床上往往出现月经失调。调治之法，应舒肝而实脾。《金匮要略》指出肝病当先实脾，以免肝病传脾，这既是治疗的方法，也是一种预防传变的措施。常用方如逍遥散是此法典型的组方，方中柴胡、白芍、当归、薄荷以舒肝和血，白术、茯苓、甘草、煨姜以健脾。此方广泛应用于妇科，特别是月经先后无定期，经前乳胀，经行情志异常，胸胁胀满，头痛目眩等。若肝郁化火者，可加入牡丹皮、栀子，名丹栀逍遥散；若肝郁血虚者，加入地黄，名黑逍遥散（见《医略六书·女科指要》）。此外，还有张景岳的柴胡疏肝散（柴胡、炙甘草、白芍、香附、川芎、枳壳）也属调和肝脾之剂，可适当加减化裁。

（八）清利湿热法

湿邪为害，主要责之于脾之运化失常，故曰脾主湿。湿属阴邪而性重浊濡滞，但湿郁日久，可以化热，则成湿热。湿热蕴郁于下，可致湿热带下，治法宜清利湿热。常用方如樗树根丸（《摄生众妙方》方：樗树根皮、黄柏、芍药、良姜）、止带方（《世补斋医书·不谢方》方：茵陈、黄柏、牡丹皮、栀子、车前子、猪苓、泽泻、茯苓、牛膝）、二妙散等加减运用，以清热利湿上带。

四、结语

脾胃之理论，首见于《黄帝内经》，以后不断补充完善，至金元朝代，李东垣著有《脾胃论》等书，提出"胃气为本"，认为"内伤脾胃，百病由生"，力主调补脾胃，成为补土派，初步形成了脾胃学说。他谓"大抵脾胃虚弱，阳气不能生长"，又谓"元气之充足，皆由脾胃之气无所伤，而后滋养元气"（均见于《脾胃论》）。其立法着重补气升阳，健脾燥湿。至清代叶天士、吴鞠通等又提出益养脾阴胃阴，以补李东垣之不足，使这一学说更为完善。盖每一脏腑均有阴阳二气，脾阳损伤固可致病，而脾阴胃阴不足也是一种病机，临床上也不乏此例。

仲景谓："四季脾旺不受邪。"据现代科学的研究，证明脾虚患者的免疫能力下降，抵抗疾病的能力较差，这说明中医所说的脾旺不受邪是有科学内容的。

妇科重视肾、脾、肝的生理，病理。肾主先天，脾主后天，肾主生殖，脾主营养，先天后天相互支持，营养与生殖得以协调，则生长发育便可正常，经、带、胎、产、乳之病自少发生。正确而灵活地运用脾胃学说以指导妇科临床实践，是治法上重要的一环。

（见《罗元恺论医集》）

第七节 妇科诊法首重望诊

中医之四诊以望诊为首。《难经》有"望而知之谓之神，闻而知之谓之圣，问而知之谓之工，切而知之谓之巧"之说。而望诊在妇科至为重要，包括了对神、色、形态的观察和对经、带、恶露的辨析，是第一手的客观资料。根据中医的整体观念，"有诸内必形诸外"，故能视外而知内。有经验的医家，通过望诊可以大致了解病情。

1. 望神

望诊首先望神，主要观察病人的神志、眼神和精神状态。对危急重症的诊断有较大意义。如神志淡漠，反应迟钝者，常为大量失血之征，可见于崩漏、堕胎（不全流产）或宫外孕破裂等，救治不及则可迅速陷入厥脱之危象。如双目无神，眼眶下陷，神志淡漠，肌肤甲错，则为气阴两亏之征，妊娠剧吐或产后发热、盆腔炎热入营血之重症皆可有此表现。若非危重症而见表情淡漠，不欲言语者，多属阳虚，可见于绝经前后或月经前后诸症。

2. 望面色

望面色是望诊中较主要的部分。面部的色泽反映了脏腑气血的盛衰。面色苍白是白而带青之色者，主气血虚，常兼肝血不足或有肝风；面色白而虚浮者，主肺气虚或气虚血脱；面色萎黄者，主脾虚、血虚；晦黄为黄而晦暗者，主脾肾两虚，尤以肾虚为主；面色红赤者，则为实热之象；颧红者，主虚热，尤以午后为甚；面色晦暗或黧斑者，主肾虚或脾肾两虚。面颊、眼眶或额部晦暗和黧斑者，常见于妇科肾虚证。面色晦暗是黑褐而无华之色，属肾之本色。肾主生殖，面色晦暗者多有生殖功能低下之痼疾。对面色晦暗或黧斑的辨析，则以眼眶黧黑主肾虚，面颊黧斑主脾肾虚，下眼睑浮而晦暗者以脾虚为主。面色晦暗或黧斑的程度与病情相关，证候重则晦暗或黧斑加深，病情好转则晦暗与黧斑渐消。这种征象多见于崩漏、闭经、不孕、滑胎等病程长而缠绵难愈的患者。此外，环口黧黑则为肾虚冲任亏损。因任脉与督脉交会于唇口，肾之精气不足，则唇口不荣，而艰于生育。但唇色暗又主寒凝、血瘀和心阳不振，应结合全身脉证予以鉴别。同时，面部黧斑还需与长期日晒形成的晒斑和使用化妆品不当造成的皮肤损害相鉴别。

3. 望舌

望舌为望诊中最重要的内容。"舌为心之苗窍"，脏腑以经络连于舌本，故脏腑的寒热虚实亦可通过舌象反映出来。曹炳章《辨舌指南》云："辨舌质可辨脏腑之虚实，视舌苔可察六淫之浅深。"妇科舌诊亦有其规律。如舌体瘦小者，是温病伤阴之象，而妇科久病血虚也可见舌体瘦，瘦薄而偏红为阴虚内热，瘦薄而偏淡为气血两虚；舌淡而胖主脾虚、气虚，胖而湿润如水泡猪肝样则主脾虚湿盛；舌红主热，舌尖红为心火盛，舌边红为肝胆热，舌绛红而干为热盛伤阴；舌暗红为血瘀，甚可有瘀点、瘀斑；而舌淡黧不荣润者，则主肾虚，为肾气不足，精血不能上荣之故，其特征是黧滞而淡，无润泽之色，与血瘀之紫暗不同。苔白主寒，苔黄主热，苔腻主湿，苔黑而干主热炽伤阴，灰黑而湿润为寒水上泛，剥苔或无苔则主伤阴，也为胃气虚衰之象。

4. 望形态

望形态在妇科有特殊的意义。妇科病常与体质禀赋有关，大抵形体消瘦者，阳有余而阴不足，不受温燥；形体肥胖者，有余于形而不足于气，脾气虚则易生痰湿，且不任寒凉。女子年逾18岁仍矮小、瘦削，乳房不丰者，为先天肾气不足，可见于闭经或月经不调。毛发之荣枯，关乎肾精与气血，毛发枯槁、脱落，主肾虚；女子体毛浓密，有如须眉之象，为冲任当泄不泄，常因痰湿壅滞胞脉，可致闭经、不孕。

5. 望经带

望经带是妇科特有的内容。观察月经，带下，恶露的量、色、质，以辨寒热虚实。如经色鲜红而质黏，为虚热；深红而质稠，为实热；经色淡红而质稀，属气血虚；暗红而质稠，或有血块，为血瘀；若淡黯而质稀如水，则属肾虚。带下以量少津津常润为善。如量多清稀如水，为脾肾阳虚；量多色白而黏，为脾虚湿盛；带下色黄或赤白相间，多为湿热；黏腐如豆渣或青黄如泡沫，为湿浊下注；带下如脓样或五色杂见，为湿毒或热毒，常因肿瘤继发感染所致；带下色赤而量少，可因瘀热；淡黯而稀，则属肾虚。

望诊为四诊之一，随着科学技术的进步，现在可通过超声波、X线透视、CT、MR等手段诊察体内的病变，是中医望诊的进一步发展。但医生对病人的整体形态与神态进行观察，并诊视局部与分泌物的情况，仍是临证的第一要务。结合问诊、闻诊与切诊，参考其他辅助检查，均有助于对患者做出正确的诊断。

（见《罗元恺妇科经验集》）

第八节　妇科病不外虚实

古云"万病不外虚实两端，万方不离补泻二法"。这是中医辨证论治的高度概括，对妇科病也不例外。

妇科有月经病、带下病、妊娠病、产褥病、产后病及与生殖系统有关的杂病，但从辨证分类而言，若非虚证，便是实证，或虚实夹杂之证。常见的妇科虚证有肾阴虚、肾阳虚、脾肾阳虚、肝肾阴虚、肝阴亏损、脾气虚陷、气虚、血虚等；实证则有血瘀、气滞、痰湿壅阻等。而寒往往与虚并见，热则多与实并存，故妇科病的寒、热，也可归属于虚、实两类。从具体病症而言，如月经病之崩漏，可因气虚失摄、脾虚不统、肾不闭藏等因素所致，亦可由瘀血内阻、血不归经，或血内蕴热、迫血妄行而成。闭经可因血虚或肾虚以致无源可下，也可由瘀血阻滞、痰湿壅阻或肝气郁结不疏而致。又如杂病中之不孕症，可因肾虚精血亏损以致不能按期排卵或黄体不健，亦可由气滞血瘀使胞宫、胞络阻滞，输卵管阻塞、盆腔炎腹痛之类是也。朱丹溪云："女不可以为母，得阴道之塞者也。"阴道之塞，可理解为月经不畅顺、输卵管不通等情况，其中有实证，也有虚证。可见同一病者，由于致病机理不同，多有虚实之别，治法方药，则应有补泻之分。补不足、泻有余，这是常法。

张景岳《妇人规》论妇科病认为"虚者极多，实者极少"，用药多偏于温补。但纵观临证之际所遇之妇科病症，则往往是虚证与实证参半。这种情况，可能关乎时代、地域的不同，患者体质之差异。如痛经、经行乳胀、乳痛、乳癖、癥瘕等病证（包括盆腔炎、子宫内膜异位症、子宫肌瘤、卵巢囊肿、输卵管阻塞、乳腺增生等），均以实证居多，其中尤以血瘀和气滞为多见。治宜行气活血、化瘀散结、疏肝解郁、清利湿热等。古人有谓"产后多虚、多瘀"，其实妇科疾病均属多虚、多瘀，不独产后为然。

经、带、胎、产、杂病何以血瘀为患较多？由于妇女以血为主，经、孕、产、乳皆以血为用。血脉通畅，周流不息，营运全身，则脏腑安和，经脉调畅，健康无病，月经、胎孕均可正常。倘血液出现浓、黏、凝、聚，甚或溢出脉道之外，则血行不畅或缓慢壅阻，均属血瘀范畴。现在通过微循环、血液流变学等检查方法进行观察，可发现红细胞聚集性增强、变形能力减弱、血流缓慢等，这是血流瘀滞的一种表现，从而对脏腑经络产生不良影响，引起病变。血与气是相辅而行的，血脉瘀滞，气亦随之，故血瘀气滞，往往同时并见。气行则血行，气滞则血滞，故活血行气成为治疗血瘀气滞之大法。

《金匮要略》妇人病三篇中，共列有药方33首（另有阳旦汤未列药物，有一条只云"当以附子汤温其脏"而未列方名），包括外用方3首，内服方30首。其中补虚方8首，泻实方10首，余为和解或补泻兼用者。10首泻实方中，活血化瘀者占7首，计有桂枝茯苓丸、下瘀血汤、抵当汤、红蓝花酒、旋覆花汤、大黄甘遂汤、土瓜根散等。此外，在《虚劳篇》尚有用大黄䗪虫丸治疗房室伤而内有干血者，可见血瘀在妇科是常见的病机，活血化瘀法具有重要的临床意义。张仲景首先录载了活血化瘀的方药，后世不断有所发展。清代王清任的《医林改错》可说是活血化瘀治法的专书，其中血府逐瘀汤、膈下逐瘀汤、少腹逐瘀汤等，至今仍广泛应用于妇科临床，与张仲景的下瘀血汤、抵当汤、桂枝茯苓丸、红蓝花酒等，可说是交相辉映。妇科之实证，总以瘀血壅阻为主。近年来对于瘀血的病机和活血化瘀法的研究，有了进一步的认识，这对治疗妇科病的实证，有很大的帮助和启发，应进一步深入加以研究。

虚与实是不同的病理变化。《黄帝内经》云："邪气盛则实，精气夺则虚。""实者泻之，虚者补之。"这是总的治疗原则。泻，是去其有余，攻其邪气；补，是补其不足，益其精血。两种治法虽然相反，目的都是补偏救弊，恢复机体的平衡。如何适当运用这两种方法，必须随证、随人，辨明邪正的虚实，才能灵活施治，而不应有所固执。

（见《罗元恺女科述要》）

第九节　妇科用药特点

妇科病的诊治，离不开脏腑、阴阳、血气，尤其着重血气。故妇科病有"在气""在血"之分，其中当然还有寒、热、虚、实之别；治法则有理气、理血、温、凉、补、泻的不同；用药还有配伍的宜忌、分量的轻重、归经的选择。这些都是临证时须注意的问题。

一、调经用药原则

月经周期中阴阳气血的变化有一定的规律性。肾主封藏，肝主疏泄，在脏腑、天癸、冲任的调节下，子宫具有定期藏泻的功能，因而形成有规律的月经。在月经期，血海蓄极而溢，故阴血偏盛；经后血海已泄，阴血偏虚。经过半月左右的调整补充，阴血渐复，阴极则阳生，此阴阳转化之机，正是孕育之"真机""的候"。其后阳气渐长，阳极而阴生，阴血盛，血海满，如已受孕则聚血以养胎，若未受胎则血海溢而行经。根据月经周期的阴阳消长转化的节律，应按阴阳血气变化分期调治：经后阴血偏虚，宜滋肾养血，以充养冲任，使用左归饮加减；待阴血渐复，则在滋阴之中稍佐温阳益气之品，以促进阴阳的转化，可用右归饮加减；排卵后阳气渐长，宜阴阳双补，使阴阳气血俱旺，可选用归肾丸平补阴阳；经前阳气偏盛，肝气易于郁结，血海满盈，阴血易于瘀滞，则当行气疏肝，活血调经，采用逍遥散、定经汤加减。这是按月经周期调理阴阳气血的一般规律。还要根据患者的证候，因人、因病、因时制宜，才能取得最佳疗效。

二、处方用药原则

大凡治病，既要强调治法的精专，又须讲究药物配伍之阴阳相济，君臣佐使，性味归经。通过方药的选用和药量的轻重体现这种原则。

由于阴阳气血具有相互依存的关系，在遣方用药时应该阴阳相济，气血兼顾。对于虚证，应循张景岳所谓"阴中求阳，阳中求阴"之法。温阳者，不可一味用温药，以免耗竭其阴，孤阳无根，应当在滋阴的基础上温补阳气，如金匮肾气丸、右归丸皆是典型的例子。滋阴养血者，若单用阴柔之品，则缺乏活泼流动之生机，故当兼用阳药以推动其生发之气。如当归补血汤倍黄芪以补气，配当归以养血，就是"有形之血不能速生，无形之气务须急固"之理。对于实证，活血常佐以行气，是"气行则血行，气滞则血滞"故也。清热常兼养阴，是因热灼则阴伤，应予以维护。

在选用药物时，要区别药性的温凉润燥。如补血药中，有温燥之当归、川芎，其特点是走而不守，血虚而兼寒滞者可用之，阴虚而有内热，迫血妄行者则不宜用；性凉或微温，阴柔之生熟地黄、黄精、首乌等补血药则有守而不走的特点，阴虚血燥者宜用，血虚而兼寒湿或痰湿壅滞者则不宜。一般来说，崩漏、月经过多或经期延长者，应选守而不走的药物；闭经、月经过少者则应选用走而不守之品。活血药中桃仁、红花、三棱、莪术破血通经，而益母草、三七、蒲黄则祛瘀止血。行气药中有温性的陈皮、青皮、木香等，也有凉性的川楝子、郁金、枳壳等，应根据证候的寒热而选用。清热药中，虽药性同属寒凉，亦有苦寒燥湿与甘寒生津之别。黄芩、黄连、黄柏苦寒，有清热燥湿之功，但用之不当，也可化燥伤阴；石膏、天花粉、芦根甘寒，能清热泻火而生津，暑热用之，有清热护阴之效，但湿热证则不宜。

中药既有性味的分别，又有归经之异同。根据病位所在，可选择归经于该脏腑的药物。如胎漏下血属肾虚不固者，应使用入肾经的菟丝子、杜仲、桑寄生等补益肾气，固涩止血。而月经过多属脾虚不摄者，则宜选用入脾经的党参、黄芪、白术等健脾益气，固摄止血。

　　药物的用量轻重也直接影响其效果。如柴胡重用（12～15克）可解表退热，宜配黄芩等，大、小柴胡汤是也；中等量（6～9克）可疏肝解郁，常配白芍，逍遥散、柴胡疏肝散是也；轻用（2～5克）则升举阳气，配伍人参、白术，补中益气汤、完带汤均属此列。防风重用可发汗解表，如防风通圣散、荆防败毒散；轻用则固表止汗，如玉屏风散。白芷轻用则上行而治头风眩痛，重用却下行而祛风止带。此类例子，不胜枚举，正是中药配伍精妙之处。

（见《罗元恺妇科经验集》）

第十节　活血化瘀法在妇产科的应用

女性的生理特点是经、带、胎、产、乳，这些生理功能都与血密切相关，故言"女子以血为主"。血分的不足或血脉的凝涩瘀滞，均可导致妇产科疾病。

一、瘀血的含义和成因

瘀字的释义，《说文》认为："积血也。"瘀是由于积血所致的疾病。

血由饮食所生化，在机体的脉道中运行，循环不休，以营养全身。《灵枢·痈疽》说："夫血脉营卫，周流不休。"《灵枢·邪客》又说："营气者，泌其津液，注之于脉，化以为血，以荣四末，内注五脏六腑。"血的正常状态，应在脉管内有规律地流畅运行为顺，反之为逆。《三国志·华佗传》指出："血脉流通，病不得生。"若流动阻滞，或渗溢出脉管之外而成为离经之血，则属病理变化的血瘀。《素问·调经论》："五脏之道，皆出于经隧，以行血气，血气不和，百病乃变化而生。"血瘀是血气不和之一。导致血瘀的原因，可有下列几种。

1. 气滞血瘀

血为有形体液之一，血脉由心所主，赖心之搏动和血管中之功能——"气"以推动其运行，故曰"气为血帅"。《寿世保元》说："盖气者，血之帅也，气行则血行，气止则血止，气有一息之不运，则血有一息之不行。"气血既相互依存，又相互影响。《沈氏尊生书》讲得更清楚："气运乎血，血本随气以周流，气凝则血亦凝矣。夫气滞血凝，则作痛作肿，诸变百出。"气滞血瘀的形证，属于实证的类型。

2. 气虚血瘀

气虚则机体的功能减弱（包括心脏和血管的功能），血行缓慢，脉络不充，血流不畅，日久则成瘀滞。《医林改错》指出："元气既虚，必不能达于血管，血管无气，必停留而瘀，以致气虚血瘀之症。"这属于虚中有实的类型。

3. 寒凝血瘀

血得温则行，得寒则凝。因寒为阴邪，性主收引、凝滞，脉管遇寒则容易收缩，血液遇寒则易凝涩，这是一般的现象。《灵枢·经脉》说："寒邪客于经脉之中，则血泣而不通。"《素问·调经论》指出："气血者，喜温而恶寒，寒则泣而不流，温则消而去之。"这说明了血液运行和凝滞的机理。寒凝致瘀，这属于寒实证的类型。

4. 热灼血瘀

热为阳邪，能煎熬津液，耗液伤阴。邪热过甚，血受灼烁，可使其浓浊黏稠，流通不畅而致瘀。《医林改错·积块》说："血受热则煎熬成块。"《伤寒杂病论》有瘀热在里之症，也是这一机理。此属于实证、热证的类型。

5. 出血成瘀

《灵枢·百病始生》说："阳络伤则血外溢，阴络伤则血内溢"。体外、体内出血的原因甚多，可由于外伤，亦可由于内伤。皮外之出血，虽可耗去一定的血量，出血量过多者甚或引起休克，但因此而积瘀成患者却少；皮肌内或胸腹腔内之出血和脏腑中的出血，是体内离经之血，这种内出血往往成为瘀血的重要成因。《灵枢·赋风》说："若有所堕坠，恶血内留而不去。"这种体内溢血的血瘀证，在内科、外科、妇科、儿科均可发生。

6. 情志失调致瘀

五志七情等精神因素刺激过强、过久或失调，使中枢神经处于过度抑制状态，气机不畅，血行滞碍，亦可成瘀。《灵枢·百病始生》说："若内伤于忧怒，则气上逆，气上逆则六输不通，温气不行，凝血蕴里而不散，津液濇渗，著而不去，而积皆成矣。"这是由于七情郁结，气病及血之故。基本属于实证的类型。

7. 久病致瘀

中医学认为久病入络可以致瘀，各种怪异之病亦多起于瘀，用通络活血之法治疗，每能收效。

二、瘀血与妇产科疾病的关系

女性以血为主，血占很重要的位置。因为妇女的经、孕、产、乳等生理特点，无不与血的盛衰或畅滞有密切关系。任脉通，太冲脉盛，血海充盈，由满而溢，则月事以时下；任脉虚，太冲脉衰少，血海空虚，来源不足，则月经闭止。瘀血内留，则痛经、闭经、崩漏、月经不调、癥瘕包块等病，均可发生。又妇人血旺才能摄精成孕，妊娠以后需要血以养胎直至正常分娩；产时血气旺盛，则胎儿容易娩出，也不致耗血过多，产后恶露亦正常排出而自止；哺乳期血气旺盛则乳汁充沛而分泌正常。如孕产期内有瘀阻，则可致胎漏，或产时大量出血；产后腹痛、恶露不绝等，哺乳期血气壅阻，可成乳痛。

妇产科疾病主要是与妇女生殖系统有关的病变。生殖系统功能的正常与否，同人体的血液循环系统、神经体液系统及内分泌等有密切联系。它们之间又是互相影响的，故血的瘀滞可以从各方面影响到生殖系统的病理变化。而妇女由于月经与产褥的关系，形成血瘀的病理变化机会较多，故血瘀成为妇产科常见的病因之一。由于血液流动缓慢甚或停滞，或血液离经而成瘀积，使血液自动态而变为静态，在病机上可表现为血液循环障碍和受累组织的损害、组织细胞的炎症、水肿、糜烂、坏死、硬化、增生等继发性改变。从妇产科的范围来说，即可发生上述经、孕、产、乳诸疾。

三、血瘀的症候和诊断

血瘀在妇产科的主要症状，可有下列几种。

1. 疼痛

中医学认为"通则不痛，痛则不通"。血瘀可使血流滞碍、组织发炎肿胀等，其病机是脉道不够通畅，甚或闭塞不通，因而出现疼痛。其特征多为部位固定，痛处拒按，或按之有块，痛较顽固、剧烈或胀痛等。最常见的病如痛经、癥瘕疼痛或产后腹痛等。

2. 癥瘕肿块

瘀血壅聚于经络脏腑，日久可成癥瘕肿块。清代医家唐容川的《血证论》说："瘀血在经络脏腑之间，则结为癥瘕。"又说："气为血滞，则聚而成形。"妇产科的癥瘕肿块是比较多见的，如子宫肌瘤、卵巢囊肿、子宫内膜异位症、盆腔炎症包块、阴道闭锁的月经潴留、内生殖器的畸胎瘤或某些癌症等，都属于这一范畴。《灵枢·水胀》有石瘕、肠覃的描述："石瘕生于胞中，寒气客于子门，子门闭塞，气不得通，恶血当泻不泻，衃以留止，日以益大，状如怀子，月事不以时下，皆生于女子，可导而下。"这可能是指先天性处女膜闭锁的经血潴留症。"肠覃者，寒气客于肠外，与卫气相搏，气不得营，因有所系，癖而内著，恶气乃起，息肉乃生，其始生也，大如鸡卵，稍以益大，至其成，如怀子之状，久者离岁，按之则坚，推之则移，月事以时下，此其候也。"这可能是对卵巢囊肿的描述，因其在子宫之外，而且往往占据肠位，故曰肠覃。可见我国在2000多年前对于血瘀所致的妇科癥瘕包块等病，已有了一定的认识。

3. 出血

"瘀血不去，新血不得归经"，这是妇科出血机理之一。又经行不畅，可致血不循经而妄行，成为离经之血。故妇产科的各种出血症，可由血瘀所引起。如胞宫积瘀，可致崩中漏下；产后胞衣不下或胞衣不净，可致产后大量出血或长期淋沥出血；血气郁逆，血不循经而妄行，可致经行吐衄、输卵管妊娠（亦由于气血滞碍不通所致）使脉道损伤而内部出血。这些出血因素，都是由于血瘀造成。

4. 发热

机体内有瘀阻，一方面可由积瘀化热，另一方面又可降低体内的抗御能力而容易引起感染发热。产后发热中的一个类型即由于瘀血壅阻。例如产褥感染，祖国医学认为这是内有瘀积继感热毒之邪所致。

5. 精神神经症状

血瘀症可引起精神抑郁，哭笑无常，有些出现顽固性头痛等神经系统症，如热入血室、经前紧张症等，血瘀往往是构成这些疾病因素之一。

6. 月经不调和闭经

血瘀不仅可致痛经、崩漏等月经疾病，也可致月经不调和闭经。月经以通畅为顺，这反映身体血行畅利，若气滞血瘀，则血行滞碍，可出现月经先后多少不定，或是淋沥状、小腹胀痛、经色紫黯而有血块等；或月经由量少而渐至闭止，此多因经、产期间，血室正开，外为寒凝，以致经脉阻滞，血不畅行，月经量少；若瘀血内停，积于血海，冲任受阻，则可由少而闭。多种月经疾病，均可由血瘀而产生，其表现症状有或多或少的不同，而其病机则一，贵乎临床时进行具体的辨证。

至于血瘀的诊断，除上述几种见证可供参考外，在望诊、切诊、触诊等方面还有其特点：①面色多紫黯甚或黧黑。②唇舌黯红青紫或有瘀斑（一般多见于久病血瘀或瘀积较明显的患者，但无此种表现不一定非血瘀）。③如属月经异常者，经色多紫黑、经质多稠浓或有较明显的血块。④皮肤干燥而色紫无华，甚或肌肤甲错。⑤腹部按之可触及硬实的痞块，且疼痛拒按。⑥脉象沉弦或沉涩。

四、活血化瘀法的作用

瘀血是一种有形之邪，多属实证。《素问·阴阳应象大论》说："血实者宜决之。"决之，即驱除化逐之意，亦即我们常说的活血祛瘀法或称活血化瘀法。《素问·至真要大论》指出："疏其血气，令其调达，以致和平。"此即理气活血，使瘀滞的血脉恢复其原有的活动流通，以达到治疗之目的。根据国内临床观察和实验研究资料，活血化瘀法有如下的作用。

1. 改善微循环

有瘀血症候表现的患者，经过活血化瘀治疗后，发现其毛细血管脆性明显改善，间接提示能增加循环毛细血管的张力和降低血管壁通透性的作用，不同程度地解除微循环障碍，从而改善微循环的功能。

2. 改善血液流变学性质

用活血化瘀法治疗后，可使血液的浓、黏、凝、聚程度减轻或恢复正常，从而改善血液流变学的性质。

3. 调节血流分布和改善心脏功能

中药活血化瘀的药物，分别有选择性地扩张血管，开放某一局部的血管网，加速这个部位血液流动的作用，从而调节全身血液和改善心脏功能。"心主血脉"，妇女以血为主，故心的功能与妇产科疾病具有一定的关系。《素问·阴阳别论》说："二阳之病发心脾，有不得隐曲，女子不月。"《素问·评热病论》指出："月事不来者，胞脉闭也。胞脉者属心而络于胞中，今气上迫肺，心气不得下通，故月事不来也。"心主血，脾统血，二脏与血均有密切关系。活血化瘀法能调节血流分布和改善心脏功能，这对于某些月经病是有调整作用的。

4. 促进组织的修复与再生

这是由于使用活血化瘀法后，血液流变性改善。血流加快，红细胞解聚，毛细血管网开放增多，在局部血流增加的基础上，加快了坏死组织的吸收，以及血液的供给和营养的改善，从而促进组织的修复和再生，因对妇产科各种炎症具有一定的效果。

5. 促进增生性病变的转化和吸收

活血化瘀法能减轻组织增殖和组织粘连，对于肿瘤细胞的生长也具有一定的抑制作用。因此，活血化瘀法对于妇产科此类病变某一阶段，具有一定疗效。

6. 对代谢、免疫、抗凝和纤溶的影响

实践证明，不少活血化瘀药物对体内物质代谢起一定作用。有些活血化瘀药物对排卵型功能性子宫出血症的病人，服药以后可使尿中所含17羟升高，这说明它对肾上腺皮质功能也有一定的影响。此外，活血化瘀法对免疫功能的影响，值得今后深入研究。又某些活血化瘀药物能纠正出血时间和凝血时间明显延长，故对某些月经过多或出血不止的病人，可以达到减少出血及止血之目的。

以上几点，是近年来国内研究活血化瘀作用原理的初步认识，这些可喜的探索，值得我们今后进一步从各方面继续加以研究。

五、妇产科常用的活血化瘀方药

导致血瘀的原因不同，由此而产生的疾病甚多，故活血化瘀法应用范围很广，但运用起来其中亦有差异，现仅就妇产科所常用者概述如下。

1. 行气活血

适用于气滞血瘀之证。如肝气郁结的痛经、经前紧张症、慢性盆腔炎等，常用方药如膈下逐瘀汤（《医林改错》方：乌药、延胡索、枳壳、香附、当归、川芎、赤芍、桃仁、红花、牡丹皮、五灵脂、甘草），香棱丸（《济生方》方：丁香、木香、小茴香、三棱、莪术、青皮、枳壳、川楝子），丹栀逍遥散（《古今医统》方：牡丹皮、栀子、柴胡、当归、芍药、茯苓、甘草、薄荷、煨姜）等。

2. 活血止痛

瘀血内阻的特征往往出现疼痛，在妇产科中更为常见。常用方药如失笑散

（《太平惠民和剂局方》方：蒲黄、灵脂）、金铃子散（《太平圣惠方》方：川楝子、延胡索）、活络效灵丹（《医学衷中参西录》方：丹参、当归、没药、乳香）等。

3. 祛瘀散寒

寒凝则血瘀，根据《黄帝内经》"温则消而去之"之理，治宜温经散寒以祛瘀或通阳逐瘀，常用方药如少腹逐瘀汤（《医林改错》方：干姜、桂枝、小茴香、没药、川芎、当归、芍药、五灵脂、延胡索、蒲黄），金匮温经汤（《金匮要略》方：吴茱萸、桂枝、生姜、川芎、当归、人参、法半夏、阿胶、牡丹皮、麦冬、芍药、炙甘草），生化汤（《傅青主女科》方：川芎、当归、煨姜、桃仁、炙甘草），桂枝茯苓丸（《金匮要略》方：桂枝、茯苓、桃仁、牡丹皮、赤芍）等。

4. 攻逐瘀血

血瘀明显而形成瘀积，同时体质尚壮盛者，可采用攻逐瘀血之法。常用方药如桃红四物汤（《医宗金鉴》方：桃仁、红花、当归、川芎、芍药、地黄），桃仁承气汤（《伤寒论》方：桃仁、大黄、桂枝、芒硝、甘草），下瘀血汤（《金匮要略》方：土鳖虫、桃仁、大黄），抵当汤、丸（《伤寒论》方：水蛭、虻虫、桃仁、大黄）等。

5. 清热化瘀

血内蕴热，煎熬津液，使血液浓、稠、黏、聚，成为瘀热在里的病机，治宜清热化瘀。常用方药如解毒活血汤（《医林改错》方：连翘、葛根、柴胡、生地黄、赤芍、当归、桃仁、红花、枳壳、甘草），消乳汤（《医学衷中参西录》方：丹参、乳香、没药、穿山甲、金银花、连翘、知母、瓜蒌），血府逐瘀汤

（《医林改错》方：生地黄、赤芍、归尾、川芎、桃仁、红花、柴胡、牛膝、甘草、桔梗、枳壳）等。

六、活血化瘀法对妇产科常见病的运用

妇产科疾病需用活血化瘀法治疗的，最常见者有如下几种。

1. 痛经

引致痛经的主要原因，多为寒凝或瘀阻。如痛经反复发作，日久不愈，且疼痛剧烈拒按，或按之有包块，且血块较多，血块排出后则疼痛暂为缓减者，多由瘀滞所致。从现代医学观点来看，这种痛经不少属于子宫内膜异位症，治则必须以化瘀止痛为主，并结合寒热辨证治疗。可用失笑散为主方，或选用桃仁四物汤、金匮温经汤、少腹逐瘀汤、膈下逐瘀汤等，随症加减化裁。

2. 闭经

闭经可分为虚证和实证两大类。虚证之闭经多因血虚或肾虚，实证之闭经不外痰湿或血瘀。一般来说，久闭多虚，突闭多瘀（注意与早孕相鉴别），虚证宜以补为通，或先补后攻，因势利导；实证可攻或兼温化。去瘀通经的方药，常用的如桃红四物汤、瘀血汤、《良方》温经汤（《妇人大全良方》方：当归、川芎、白芍、肉桂、莪术、牡丹皮、牛膝、人参、甘草）等。

3. 崩漏

崩漏的原因，以肝肾阴虚或脾肾阳虚为主，但亦往往兼有血瘀者。特别是久漏不止的病人，多属瘀滞所致，必须以中医的辨证原则为依据。如漏下日久，经色紫黑，兼有下腹胀痛、唇舌有瘀斑者，每属瘀血为患。据近年文献报道，对功

能性子宫出血采取活血化瘀法治疗，可取得中药刮宫止血的效果。常用方药可用失笑散重加益母草。

4. 月经不调

月经先后无定期、量多少不定，或行而不畅，呈淋沥状，兼有下腹胀痛者，往往与气滞血瘀有关。常用方药可选丹栀逍遥散加丹参、香附、凌霄花、益母草、郁金等，以行气解郁，活血化瘀，多能取效。

5. 经行吐衄

往往由于冲脉瘀热，阻滞不通。月经不调畅，因而挟肝气上逆，犯肺、胃而吐血衄血。治则应以凉血降逆、理气通经为主。方药可用丹栀逍遥散（栀子用黑栀子）加丹参、牛膝、茅根、郁金之类，以凉血化瘀降逆。

6. 经前紧张症

有些妇女每次月经前烦躁不安、头痛失眠、易怒喜哭、乳房胀痛、月经不畅利等。此症多属气血郁滞于里所致。治宜舒肝解郁，行气活血，可用丹栀逍遥散加丹参、桃仁、郁金、香附、青皮之类，使月经调畅，则诸证可除。

7. 盆腔炎

盆腔炎主要由于瘀热壅滞小腹，气机受阻，因而引起炎症所致。证候以下腹疼痛，或形成癥瘕包块、带下增多，或有不同程度的发热等。治宜清热化瘀、行气止痛，可用解毒活血汤合金铃子散加减，或用活血化瘀汤（北京首都医院方：生地黄、赤芍、桃仁、红花、生牡蛎、生鳖甲、昆布、海藻、夏枯草、桑寄生、续断），或用急盆清解汤（广州中医药大学附属第一医院方：金银花、连翘、败酱草、牡丹皮、栀子、赤芍、桃仁、蒲公英、没药、乳香、甘草）、慢盆消结汤（丹参、三棱、莪术、生薏苡仁、苍术、茯苓、柴胡、青皮），以活血化瘀散结。

8. 胎衣不下

本症往往造成产后大出血的危险证候。接生时除用手术处理外，中医可采用活血逐瘀法以助其排出。气虚者则于活血逐瘀方中，重加黄芪等益气之品，加强子宫的收缩功能，将胎盘排出。

9. 产后恶露不绝

本症有虚、有实。虚证由于气虚不摄实证则因瘀血未净（往往是胎盘残留），以致新血难安，因而淋沥不止。血色多紫黑而夹有小血块，且有腹痛。治宜活血化瘀，方用生化汤重加益母草，以助瘀血排出。

10. 产后腹痛

本症也是有虚、有实。虚证由于血虚或兼内寒；实证则由于瘀血内留，俗称儿枕痛。痛有定处和呈刺痛状，恶露不多而色黯黑。治宜活血止痛，可用生化汤合失笑散加广木香、乌药之类。

11. 产褥感染

产后瘀血内留兼感热毒邪气，故突发高热，腹部胀痛，恶露臭秽，甚或全身发斑，神志昏迷等。治宜清热解毒兼活血化瘀，方药可用犀角清络饮（《通俗伤寒论》方：犀角、生地黄、牡丹皮、赤芍、桃仁、连翘、茅根、竹沥、灯心花、菖蒲）加减。高热昏迷者，兼服紫雪丹（《太平惠民和剂局方》）。

12. 癥瘕肿块

妇科病的癥瘕肿块，范围较广，有属于炎症者，有属于生殖器官肿瘤等实质性组织增生者，不论其属于哪种类型，总由于血瘀结聚。治则应于散结化瘀法中结合辨证施治。一般可选用桂枝茯苓丸，大黄䗪虫丸（《金匮要略》方：大黄、䗪虫、桃仁、虻虫、水蛭、蛴螬、干地黄、干漆、芍药、杏仁、黄芩、甘草），化癥回生丹（《温病条辨》方：人参、肉桂、两头尖、麝香、姜黄、丁香、川椒炭、虻虫、三棱、蒲黄炭、红花、苏木、桃仁、苏子霜、五灵脂、降香、干漆、归尾、没药、白芍、杏仁、香附、吴茱萸、延胡索、水蛭、阿魏、小茴香炭、川芎、乳香、高良姜、艾炭、益母膏、地黄、鳖甲胶、大黄），香棱丸等内服。外用双柏散（广州中医药大学院方：大黄、黄柏、侧柏、泽兰），调成膏状局部外敷。

13. 异位妊娠

异位妊娠俗称宫外孕，多发生于输卵管。不论在输卵管破裂前或破裂期出血或后遗包块，均属于气滞血瘀或少腹蓄瘀。治宜活血化瘀消炎散结（休克型除外）。少腹蓄瘀者可用宫外孕一号方（山西医学院方：赤芍、牡丹皮、桃仁），以促进腹腔内离经之血的吸收；盆腔包块形成者，可用宫外孕二号方（上方加以三棱、莪术），以化瘀消癥。

七、体会

活血化瘀法是祖国医学中一种重要的也是特有的治法，它与祖国医学中的气血学说有紧密联系。《黄帝内经》首先提出"血凝泣，脉不通"的病机。张仲景《伤寒杂病论》论述有蓄血证、瘀血、干血、血痹、癥病、经水不利下、产后腹痛等与血瘀有关的疾病,并载有十多首活血化瘀的方剂。以后历代对瘀血的论述不断有所补充,并创制了不少活血化瘀的方剂,尤其是清代王清任的《医林改错》和近世唐容川的《血证论》等著述,对瘀血症的理论和治法方药,有了较大的发展。近年来,此治法经中西医结合进行了大量的临床观察和实验研究,取得了可喜的成绩,其应用范围不断扩大到内科、外科、妇科、儿科、五官科、眼科等的多种疾病,用之均收到较满意的效果,因而引起人们对它的重视。在中医妇产科领域,对瘀血这种致病因素,向来极重视,活血化瘀法应用于妇产科疾病也较广泛,方药尤多。如王清任认为有些不孕症可用少腹逐瘀汤治疗而有效。输卵管不通患者,用活血化瘀法治疗,也可收到一定效果。宫外孕过去认为非手术治疗不可,但近年用活血化瘀法的非手术治疗,取得较好的疗效,成为突出的科研成果。用复方莪术注射液治疗妇科癌症,亦有一定的作用。今后应进一步研究,以突破现有的水平,前途是大有希望的。

(见《罗元恺医著选》)

第十一节 温病保津养阴的重要意义

温热病的治法，可概括为清热解毒和保津养阴两大原则。清热解毒是为了祛邪，保津养阴是为了扶正，但两者却有密切关系。清热解毒间接可以保津养阴，保津养阴在一定阶段和一定程度上可以加强清热解毒，这是祖国医学"邪去正安"和"扶正祛邪"的机理。但温热病无论哪一个阶段，治疗时必须时时处处注意保津养阴这一重要原则，以防津亏液竭，变生不测，而导致不良后果。现从清代著名医学家吴鞠通《温病条辨》的基本精神和叶天士《外感温热篇》的论点并结合个人体会，加以阐述。

一、温病治法的基本精神

吴鞠通在《温病条辨·汗论》说："本论始终以救阴精为主。"下焦篇《寒湿》中说："春温、夏热、秋燥，所伤皆阴液也，学者苟能时时预护，处处提防，岂复有精竭人亡之虑？"又《银翘散方论》说："温病最善伤阴。"益胃汤条说："温热本伤阴之病。"温邪属阳，其性热而易化火，能灼烁津液，耗损真阴。叶天士在《外感温热篇》指出："热邪不燥胃津，必耗肾液。"因此，诊治温病应掌握其病理特性和注意其病情变化规律，及早防范其耗损津液，以免影响机体的抗御能力。

二、津液的作用

什么是津液？津液是机体中的一种体液，它需要保持一定的量和质，以维持正常的新陈代谢，从而保证人体的健康。它具有营养、润泽机体各个组织器官和调节整体阴阳动态平衡的作用。可见，津液是人体不可缺少的营养物质之一。

温热病由于发热（高热或久热）、汗出，或兼呕吐、泄泻，或误汗、误吐、误下，误用辛燥温热药物等等的关系，均可消耗体液，损伤阴分，而导致体内水分和电解质的损失，使水电解质平衡失调，体液循环和营养状况均受影响，以致抵抗力低下，脏腑功能失常。津、液、精、血均是人体中的基本物质，属阴。温热之邪属阳。热邪与阴津，从病机上来说，两者是一种对抗性的矛盾。热邪炽盛，固然可以灼烁阴津，或迫令水分从汗、吐、下等途径大量消耗；阴液不足，阴虚则阳胜，又可招致邪热炽盛而更耗损阴津。这样恶性循环，每致体力迅速下降，甚或导致亡阴，形成阴竭阳脱的危候。温热病在邪正交争的病机上，津液是人体正气的物质基础，必须从各方面予以卫护和保存。所以，治法上及时清热解毒，固然为了祛邪，间接亦可以护阴；生津养阴，主要是为了扶正，间接亦可以抑邪。这两种治法虽然运用于不同的情况和不同的阶段，却具有相辅相成的作用。《温病条辨》特别提出"本论始终以救阴精为主"，可见保津养阴在温热病中的重要意义。

三、护阴的几种方法

护阴的含义较广，它具有预为卫护、生津增液、抢救真阴等几方面，现概括为下列几种方法。

（一）间接护阴法

温热病在邪热尚盛时应以祛邪为主，但要有意识地加以护阴，避免损害阴津，也就是叶天士所谓"务在先安未受邪之地"之意。例如，方药不宜用辛温燥热等劫津之品，及时清解温热之邪，不使其过多地出汗；控制其病理上的呕吐、泄泻等；温邪在表时，用辛凉解表，而不用辛温发汗；邪热内炽时，用甘凉清热，而不用苦寒化燥；邪热内结时，可"急下存阴"，但不能妄行泻下（误下）。这都是间接护阴的原则。以风温为例，《温病条辨·杂说篇·本论起于银翘散论》指出："本论方法之始，实始于银翘散。"银翘散为辛凉平剂，它用鲜苇根汤煎，具有清热生津之妙，于解表之中寓有护阴之意。温邪初盛，即注意到护阴，这可充分体现其"时时预护"的具体运用，这是间接护阴法的例子。又如辛凉轻剂桑菊饮之用苇根以治风温咳嗽，其意相同。两方俱属辛凉解表，是上焦卫分证的主方。如果邪热炽盛，热逼津液而大汗，津已伤而渴甚，壮热脉洪苔黄，病情较为深重，则用辛凉重剂白虎汤，以其既能"退热而又能保津液"。如果津气进一步耗损，以致汗大出，微喘鼻扇者，则用白虎加人参汤，借人参以固气益津，救其化源欲绝。这几个方子，符合《素问·至真要大论》"风淫于内，治以辛凉，佐以苦甘"的原则。这类辛凉之剂，主要为解表、清热，间接也能保津护阴。

《温病条辨》既云"本论方法之始，实始于银翘散"，但第一个方却列了桂枝汤，实有点自相矛盾。这是吴鞠通尚缺乏大胆反潮流精神的表现，因为历代把张仲景奉为医中的"圣人"，《伤寒论》的第一张方子，《温病条辨》也把它列为首方，体例形式上存有一些崇古之意。该书凡例中的第一条说："是书仿仲景伤寒论作法。"但第二条又说："……若真能识得温病，断不致以辛温治伤寒之法治温病。"桂枝汤是辛温解表之剂，实不适宜用于温热病的初起，这点吴鞠通并不是不知道的，所以《银翘散方论》指出："……温病最善伤阴，用药又复伤阴，岂非为贼立帜乎？此古来用伤寒法治温病之大错也。"吴鞠通本来也认为风温、温热、温疫、冬温等初起是不适宜用桂枝汤的，故把桂枝汤与银翘散并在同一条文之内，并指出："本论方法之始，实始于银翘散。"可见列桂枝汤于首，只是一个幌子而已。吴鞠通"慨然弃举子业，专事方术"（见自序），是具有一定的反潮流精神的，但因受当时崇古的习惯势力所宥，未敢表里如一地彻底冲破此藩篱。这里不是说《伤寒论》的精华不应继承，更不是说桂枝汤没有作用，我们只是批判那种崇古思想而已。

温病既忌辛温，也忌发汗。发热是温病的主证，汗法本是退热方法之一，但不适宜于温病的退热，因为发汗可以伤阴，叶天士提出"温邪忌散"，《温病条辨》指出"温病忌汗"。汗为五液（汗、涕、泪、涎、唾等五种分泌液的合称）之一，发汗过多，足以耗损体液，劫夺阴津。故风温表证，只"当用薄荷、前胡、杏仁、桔梗、桑叶、川贝之属，凉解表邪"（见陈平伯《外感温病篇》），忌用辛温发汗，其着眼点主要是避免用温药伤阴，因温病最善伤阴，因此，自始至终均需加以卫护。

温病固然不能误下，但如果邪已入里，热盛灼津，以致大便闭，口燥渴，舌苔黄老，甚则干黑而有芒刺，脉沉数有力的，则可采取"急下存津"之法，用承气汤泻下热结。《温病条辨·中焦篇》说："温病伤人身之阴，故喜辛凉、甘寒、甘咸以救其阴。"承气汤都是咸寒、甘寒、甘咸之剂，如大承气汤（大黄、芒硝、厚朴、枳实），小承气汤（大黄、厚朴、枳实），调胃承气汤（大黄、芒硝、甘草），护胃承气汤（大黄、牡丹皮、知母、玄参、麦冬、生地黄），宣白承气汤（大黄、芒硝、生地黄、赤芍、黄连、黄柏），增液承气汤（生地黄、玄参、麦冬、大黄、芒硝），牛黄承气汤（安宫牛黄丸加大黄末），导赤承气汤（赤芍、生地黄、大黄、黄连、黄柏、芒硝），桃仁承气汤（大黄、芒硝、桃仁、当归、白芍、牡丹皮）。《温病条辨》共有九条承气汤，用以泻下热结，使不致继续灼烁阴津，这是"邪去正安"之义，间接可以保存阴津。

此外，尚有一种"辟秽清热"之法，方如牛黄丸、紫雪丹、至宝丹之类，这些方剂除具有芳香化浊通窍的作用外，尚有抑火保津之功。

以上几种方法，都间接具有保津护阴的作用。

（二）直接护阴法

在温热病发展过程中，因邪热炽盛，久热不退，汗、吐、下过多等等，以致出现阴液受损时，则应用甘寒生津或甘咸养阴法，直接生津养阴，以增强机体的物质基础和抗御能力。

温病养阴，主要是用甘药，叶天士所谓"令甘守津还之意"。《温病条辨》这方面的方剂很多，如《温病条辨·上焦篇》的雪梨浆方、五汁饮（梨汁、藕汁、荸荠汁、麦冬汁、苇根汁）等，"皆甘寒救液法也"。又如玉女煎去牛膝、熟地黄，加生地黄、玄参方（石膏、知母、玄参、生地黄、麦冬），用以"壮水制火"；生脉散（人参、五味子、麦冬）则为"酸甘化阴，守阴所以留阳"；加减生脉散（北沙参、麦冬、五味子、牡丹皮、生地黄）、沙参麦冬汤（北沙参、麦冬、玉竹、甘草、桑叶、花粉、扁豆）以治燥伤肺胃阴分等均是。

《温病条辨·中焦篇》用增液汤（生地黄、玄参、麦冬）以治"阴虚不大便"，为增水行舟法，乃"务存津液"之剂；益胃汤（沙参、麦冬、生地黄、玉竹、冰糖）、玉竹麦门冬汤（玉竹、麦冬、沙参、甘草）用以增益胃阴而润燥；牛乳饮则为饮食疗法，以津血填补津血，以治胃液干燥等，均属直接养阴之类。

《温病条辨·下焦篇》则以加减复脉汤（炙甘草、生地黄、芍药、麦冬、阿胶、麻子仁）为主要方剂，"盖复其津液，阴复则阳留"。《温病条辨》有"复脉法""复脉辈"之称，这包括加减复脉汤、救逆汤（加减复脉汤去麻子仁加生龙骨、生牡蛎）、一甲复脉汤（加减复脉汤去麻子仁加生牡蛎）、二甲复脉汤（加减复脉汤加生牡蛎、生鳖甲）、三甲复脉汤（加减复脉汤加生牡蛎、生鳖甲、生龟板）、大定风珠（加减复脉汤加五味子、鸡子黄）等，以治温邪久羁，津液被劫，阴精耗伤，肝肾亏损，形成"邪热少而虚多"之证。临床表现如"口干舌燥，齿黑唇裂，脉虚大，手足心热"，甚则"舌强神昏，神疲瘛疭（即抽搐），舌绛苔少，时时欲脱"等一系列津亏阴竭之象。

上述上、中、下三焦所用生津养阴的方药虽有不同，但其直接增益体液之目的则一，只是针对不同的脏腑组织和不同的病变阶段，而随证选用更适当的生津养阴等方药而已。

（三）综合养阴法

阴分已伤，邪热尚盛，必须清热与养阴并用，但以哪方面为主？则应根据病情而定。

邪热较盛，阴虚不甚者，则以清热为主，兼以益阴。如《温病条辨·上焦篇》银翘散加减法指出："热渐入里，加细生地黄、麦冬保津液，再不解，或小便短者，加知母、黄芩、栀子之苦寒，与麦、地之甘寒，合化阴气，而治热淫所胜。"又桑菊饮的加减法说："舌绛，暮热，甚躁，邪初入营，加玄参二钱、犀角一钱，在血分者，去薄荷、苇根，加麦冬、细生地黄、玉竹、牡丹皮各二钱。"又《温病条辨·中焦篇》的银翘汤（金银花、连翘、竹叶、甘草、麦冬、生地黄）说："是以麦、地增液为作汗之具，仍以银花、连翘解毒而轻宣表气，盖亦辛凉合甘寒轻剂法也。"这都是以辛凉清热为主，兼用甘寒以养阴之剂。

津液既伤，病邪尚盛者，则养阴祛邪并重，前人有所谓"泻南补北"，意即泻火滋水。如《温病条辨·中焦篇》的增液承气汤之治液干热结，一方面用增液汤以增水行舟；另一方面用大黄、芒硝之苦、咸以泻其热结。又如《温病条辨·下焦篇》的黄连阿胶汤之治"真阴欲竭，壮火复炽，心中烦不得卧"，以本方"外泻相火而内坚真阴，内护真阴而外托亢阳"。又如《温病条辨·下焦篇》用青蒿鳖甲汤（青蒿、鳖甲、生地黄、知母、牡丹皮）。《温病条辨》有两条青蒿鳖甲汤药方，另一条在《温病条辨·中焦篇》湿温疟疾门，药物有青蒿、鳖甲、知母、牡丹皮、花粉、桑叶，以治热邪深伏阴分而见夜热早凉。热伏阴分，阴伤可知，一方面清热养阴，另一方面透热外出，这都是养阴清热并重之例。

真阴亏损，余热未尽者，可考虑直接养阴法和综合养阴法酌情运用。《温病条辨·下焦篇十六条》说："壮火尚盛者，不得用定风珠、复脉；邪少虚多者，不得用黄连阿胶汤（黄连、阿胶、黄芩、芍药、鸡子黄）；阴虚欲痉者不得用青蒿鳖甲汤。"为什么呢？因为这些方药，"虽皆为存阴退热而设，其中有以补阴之品为退热之用者；有一面补阴，一面搜邪者；有一面填阴，一面护阳者"，应适当掌握运用。

四、体会

（一）温热病最易耗损体液，伤阴劫津

津液是人体重要物质之一，属"正气"范畴，具有抗御外邪的作用。根据祖国医学阴阳学说，津液属阴分，温热为阳邪，在病理上的阴阳矛盾、邪正斗争过程中，阴液容易为阳邪所消耗，因此，在温热病的病变过程，必须密切注意阴分是否受损及其耗损程度。即使在发病初期，也要注意卫护，如果在中、后期，更应诊察阴分受损的情况而采用生津养阴或滋液救阴。这与现代医学重视机体的失水而采取补液措施，有其相似之处。

一般来说，对病人进行胃肠道外输液，仅在其不能进食或必须快速纠正体液耗损和酸碱不平衡状态时，才考虑使用，但对于心肾功能不佳者，输液更须慎重考虑。输液要有一定的条件和设备，故无论是补充水分、电解质、热量或营养，口服仍是最自然、最方便的途径，这是现代医学所公认的。祖国医学的保津养阴法如果运用得宜，可防止体液的损失，通过机体的调节功能以维持电解质的平衡，从而避免胃肠道外输液。这对于农村和边远地区及在战争环境下，尤具有重要意义。因此，如何掌握和进一步发展这一治疗方法，更值得中西医团结合作来

共同研究而加以提高。

（二）邪热深浅，用药各异

外邪未退，或邪热尚盛，应以凉解表邪或凉泄里热为主，但可适当用甘淡、甘凉之品，予以护阴；邪热炽盛入里，或温邪久羁，以致阴津耗损者，必须用甘润或甘寒之品以养阴；脏腑津液被劫，肝肾阴精耗伤者，必须用甘咸滋润或酸甘化阴之品以救阴。三者要运用适宜，才能收到预期的效果，否则可能产生不良的效应。因为滋腻养阴可以滞邪，如果邪热尚盛，尤其是湿热或痰热壅盛者，如不恰当地投以滋阴之药，可使邪热不能透达外泄，拖延病程，甚或变生他患。另外，清热亦不宜恣用苦寒，以免苦寒化燥。有表证者，只宜凉解表邪，肺胃热盛者则宜凉泄里热。《温病条辨》提出"于应用芩、连方中，必大队甘寒以监之，但令清热化阴，不令化燥"，所谓甘寒以监之，亦即寓护阴于清热之中的意思。

（三）温热病是否已伤阴及损伤至何等程度，除注意临床表现外，必须验之于舌

《温病条辨》论述证、脉者较多，论述舌诊者较少，这应参考叶天士的《外感温热篇》以互相印证补充。一般来说，舌苔老黄或焦黑而干燥者，是邪热盛而津液受伤；如果苔少或无苔，舌红绛而干，甚或舌卷缩瘦薄者，则伤阴情况较为严重。这对于指导用药，极为重要。

（四）温病本属热性流行病，但亦可夹寒、夹湿

在寒、湿未完全化热之前，结合其病人体质，却可以伤阳，正如叶天士指出的"湿胜则阳微也"。至于《温病条辨》在中、下焦篇列有"寒湿"门，其中引用了不少温燥和温热之剂，如理中汤（人参、白术、干姜、炙甘草）、四逆

汤（附子、干姜、炙甘草）、苓姜术桂汤（茯苓、干姜、白术、桂枝）、鹿附汤（鹿茸、附子、草果、菟丝子、茯苓）、安肾汤（鹿茸、胡芦巴、补骨脂、韭子、大茴香、附子、白术、茯苓、菟丝子）等，俱属脾肾虚寒的证治，这与温热病及其养阴法却有矛盾。其实这只是作为温热病的一种鉴别诊治方法，使人知所区别而进行辨证施治。正如《下焦篇》的"寒湿"中说："本论原以温热为主，而类及于四时杂感。"故寒湿是属于"类及"（即旁及之意）之病，以便作为互相鉴别而已。又感病以后，由于体质的不同，兼夹之各异，其病情变化，固可以伤阴，亦可以伤阳，故《温病条辨》说："湿之入中焦，……伤脾胃之阳者，十常八九；伤脾胃之阴者，十居一二。彼此混淆，治不中窍，遗患无穷。临证细推，不可泛论。"又说："临证者知何者当护阳，何者当救阴；何者当先护阳，何者当先救阴，因端竟委，可备知始终。"总之，医生应该根据病情的变化而辨证施治，决不能固执一法而陷于片面，贻误患者。

祖国医学通过内服中药为主的保津养阴法来保存体液，以调治温热病的体液耗损，同时与清热解毒法相辅相成地运用，具有抑邪固本的效果。这种治疗原则具有深远的意义，值得我们深入地研究并进一步加以发扬。

（见《罗元恺医著选》）

第三章 世家秘传

第一节　月经病治验

一、月经周期的调节及常用调经方药

月经，是女子青春发育至绝经期每月从子宫排出的血性液体，它是子宫一种特殊新陈代谢的表征，一生维持35年左右（除妊娠、哺乳期外）。月经是否正常，可反映妇女这一时期的健康情况，为诊视妇女疾病所必须了解的一个重要环节，故古人有"妇女首先问经期"之言。李时珍在《本草纲目·妇人月水》条说："月经，经者常也，有常轨也。……女人之经，一月一行，其常也；或先或后，或通或塞，其病也。"所谓常，应包括期、量、色、质、痛觉等。月经虽然是从子宫排出，但与整体的脏腑、经络、气血、阴阳有密切的关系，其中尤与肾、肝、脾、冲、任更为密切，可用图式表示如下。

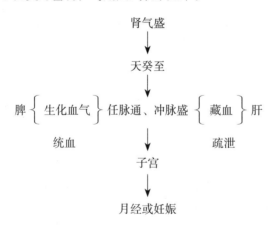

月经与肾、肝、脾、冲、任的关系

肾主藏精系胞、主生殖，女子肾气盛，至14岁左右便促使天癸产生，从而导致任脉通，冲脉盛，则月经以时下。肾气—天癸—冲任—子宫，这是性生殖轴，肾是其中主要的脏器组织，月经是性生殖轴通过子宫所排出的代谢物，其源在于肾，故《傅青主女科》谓"经水出诸肾"。肾以封藏为本，子宫内膜之充血增厚，目的是准备受精卵的着床孕育，在这一过程中，脾主生化血气和统摄血液，肝主藏血以维持滋养之功能，使子宫之血蓄积以备养胎。若未有孕育，而血海已满盈，则通过肝气的疏泄，宣通血脉，使月经来潮。脏腑之间互相协调，共同调节子宫的定期藏泻功能。子宫这种特殊的新陈代谢过程具有显著的节律性，信而有期。《素问·六微旨大论》指出："故非出入则无以生长壮老已，非升降则无以生长化收藏，是以升降出入，无器不有，……化有大小，期有远近。"月经以一月为一周期；妊娠以十个月为一周期，这是子宫依据机体的具体情况所特定的升降出入之期，期有远近之别。脏腑气血按生理节律定期藏泻则为常，否则为病。子宫之主月经、主孕育功能也是如此。

月经的周期变化与人体阴阳二气的转化也有密切关系。阴极则阳生，阳极则阴生；阴消阳长，阳消阴长；由满而溢，藏泻有期。月经周期的变化，亦即子宫的一种阴阳转化。调经之法，要顺应其周期性的阴阳消长，调补肾之阴阳，协调气血之盛衰，助其顺利转化。月经周期中阴阳转化的规律可用以下示意图加以说明。

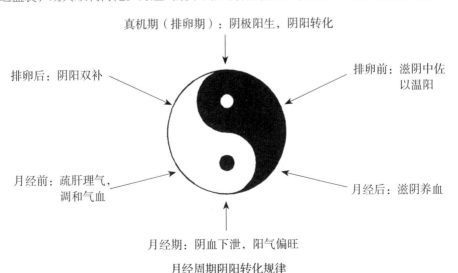

真机期（排卵期）：阴极阳生，阴阳转化

排卵后：阴阳双补　　　排卵前：滋阴中佐以温阳

月经前：疏肝理气，调和气血　　　月经后：滋阴养血

月经期：阴血下泄，阳气偏旺

月经周期阴阳转化规律

月经的周期、经期、经量发生异常则为月经不调，可表现为先期、后期、先后不定期、过多、过少等，甚则发展为闭经、崩漏。月经不调原因复杂，脏腑气血的寒热虚实，影响到冲任胞宫的藏泻，均可致之。调经的治法，应结合辨证的寒热虚实和月经周期中阴阳定期转化与血气运行之规律，因人、因证、因时用药，则较易取效。兹列举一些调经常用方药，并简介其用法。

（一）左归饮（《景岳全书》）

熟地黄6～60克，山茱萸6克，茯苓4.5克，枸杞子6克，炙甘草3克，淮山药6克（分量按原方换算为克，下同）。

原加减法： 肺热而燥者加麦冬6克，血滞者加牡丹皮6克，骨热骨蒸多汗者加地骨皮6克，血热妄动者加生地黄9克，阴虚而燥者加当归6克。

按： 本方原非妇科专用，根据"异病同治"的原则，凡需滋养肝肾者均可用之。月经后血海相对空虚，阴精开始滋长，宜滋阴养血为主，可于原方加当归、白芍，使胞脉逐渐充盛。此期卵泡渐长，子宫内膜渐次充血增生，本方可助长之。至排卵期阴极阳生，宜适当加入温阳之品，如淫羊藿、紫河车或少量附子，以助排卵。亦有人主张稍佐活血化瘀之桃仁以促进卵子顺利排出，特别是多囊性卵巢患者较为适宜。方药之运用与加减化裁，应根据其病、证、体质以决定。

（二）右归饮（《景岳全书》）

熟地黄6～60克，附子3～9克，山茱萸6克，枸杞子6克，炙甘草3克，炒山药6克，杜仲6克，肉桂3～6克。

原加减法： 如气虚血脱，或厥，或昏，或汗，或晕，或虚狂，或短气者，必大加人参、白术，随宜用之。如火衰不能生土，为呕哕吞酸者，加炮干姜6～9克。如阳衰中寒泄泻腹痛者，加人参、肉豆蔻，随宜用之。如小腹多痛者，加吴茱萸1.5～2克。如淋带不止者，加补骨脂3克。如血少、血滞腰膝软痛者，加当归6~9克。

按：右归饮即在左归饮之基础上加入温阳之附子、桂枝，作为阴阳双补之剂。如肾气虚、肾阳不振而无排卵者，可于排卵前期用本方促其排卵。现代药理研究资料显示，附子6~9克、熟地黄20克合用，具有促排卵之功效。对于肾阳虚衰者，右归饮促排卵作用较好。药物加减和用量，应按体质情况随宜运用。

（三）归肾丸（《景岳全书》）

熟地黄250克，山茱萸125克，茯苓125克，枸杞子125克，淮山药125克，当归95克，炒杜仲125克，菟丝子125克。

制法和服法：炼蜜同熟地黄膏为小丸，每服百丸，饥时开水或淡盐水送下。

按：此为平补阴阳之剂。张景岳谓本方为"左归、右归二丸之次者也"。排卵期后，宜阴阳气血俱补，本方加入党参190克则更佳。排卵后，黄体形成，其分泌正常，则受精卵易于着床。菟丝子、枸杞子、淮山药等均有促进黄体的作用，辅之以当归、党参补益气血之品，若已受孕，即可巩固胎元，否则亦可促使月经按期来潮，对滋益月经之源，大有裨益，却无催经犯胎之弊。

（四）定经汤（《傅青主女科》）

菟丝子30克（炒），当归30克（酒洗），白芍30克（炒），熟地黄15克（九蒸），淮山药15克（炒），茯苓9克，柴胡1.5克，荆芥穗6克（炒黑）。

按：本方以滋养肝肾为主，佐以扶脾，以治肝、肾、脾失调之月经先后无定期者。方中重用菟丝子、当归、白芍、熟地黄以滋肾养血和肝，佐以淮山药、茯苓扶脾，少用柴胡、荆芥穗以宣泄肝气。傅氏在方后指出："此方舒肝肾之气，非通经之药也；补肝肾之气，非利水之品也。肝肾之气舒而精通，肝肾之精旺而水利，不治之治，正妙于治也。"余曾以此方制成丸剂，用治肝肾亏损之月经失调，眼眶黯黑，面部有黑斑，舌淡少苔，脉沉细之月经后期、先后无定期、量少者，效果尤显。因精血充足，自然水到渠成，经水则可及时来潮。

（五）温经汤（《金匮要略》）

吴茱萸9克，当归6克，芍药6克，川芎6克，人参6克，桂枝6克，阿胶6克，牡丹皮6克，生姜6克，甘草6克，法半夏10克，麦冬20克。

按：本方为温经散寒、养血调经之祖方，适用于血虚内寒之月经不调、痛经等。方中以吴茱萸、桂枝温经散寒，当归、芍药、川芎、阿胶、麦冬养血，牡丹皮活血，人参、甘草、生姜、法半夏益气和胃。血得温则行，阳生则阴长，合用具有温经散寒、养血调经之效。常用于月经不调之偏于冲任虚寒者。

（六）四物汤（《太平惠民和剂局方》）

当归（酒浸炒）、川芎、白芍、熟地黄（酒洒蒸）各等分。

制法和服法：为粗末，每服9克，水煎，食前服。

按：本方补血调经，用治冲任虚损，血虚血滞之月经不调、脐腹疼痛及产后虚损等。《妇人大全良方》列为通用方。盖妇女以血为主，经、孕、产、乳均以血为用，《黄帝内经》谓"妇人之生，有余于气，不足于血，以其数脱血也"。这是相对比较而言，因妇女有月经、妊娠、分娩，均可耗血（妊娠期母血下注胞宫以养胎），故每感血之不足，并非妇女无气虚证候。方中熟地黄滋肾养血益阴，当归补血调经而作用于胞宫，白芍和血调肝，川芎温经活血，并可制熟地黄之滋腻，四物配合，补而不滞，温而不燥，使营血充沛旺盛，周流畅利，虚损可复。尤以月经过少、行而不畅，延期不来者为佳。后世医生以此方化裁者甚多，如用治瘀阻之痛经或闭经的桃红四物汤，治气血虚损之圣愈汤，治血虚崩漏的胶艾四物汤，治宫寒不孕和月经不调的艾附暖宫丸。类此者不胜枚举，故为妇科最常用之基础方。

（七）逍遥散（《太平惠民和剂局方》）

柴胡、白芍、当归、白术、茯苓各30克，炙甘草15克。

制法和服法： 研为粗末，每服6克。加煨姜1块，薄荷少许，水煎，不拘时服。

按： 本方以疏肝解郁养血为主，兼以健脾，为妇科常用之调经方，用治经前乳房作胀，月经先后不定及胁腹胀痛等。若肝郁化火，烦躁易怒，口苦唇燥，舌边红赤，舌苔薄黄者，加牡丹皮、栀子，名丹栀逍遥散，以清热调经，引导三焦之火下行，治肝气横逆、上行以致经行吐衄或经行头痛等疾。若因血热而致月经过多者，宜去当归，栀子改用栀子炭，再加茜根、地榆等以凉血止血。若经前乳房胀痛明显者，于原方加郁金、青皮、橘核以加强行气解郁；若兼有乳核者，再加牡蛎、海藻、薏苡仁、海浮石等以软坚散结；若经行腹痛而血块较多者，原方加桃仁、乌药、五灵脂、蒲黄、延胡索等以活血化瘀止痛。本方加地黄，名黑逍遥散，治肝气郁结而肾阴虚者，以增强养血之功。

（八）举元煎（《景岳全书》）

人参、炙黄芪各9～15克，炙甘草3～6克，炒白术3～6克，炒升麻1.5～2克。

原服法及加减： 水一盅半，煎七八分，温服。如兼阳气虚寒者，桂枝、附子、干姜随宜佐用；如兼滑脱者，加乌梅2个或文蛤粉2～2.5克。

本方原文谓"治气虚下陷、血崩、血脱、亡阳垂危等证，有不利于归、熟（地）等剂，但宜补气者，以此主之"。

按： 血崩及月经过多，当归、川芎之辛温是不宜的，熟地黄则稍嫌滋腻。阳气虚陷者，则恐其更滞碍阳气，均非所宜。本方分量，除人参以外，均可增大用量，若用党参，亦可用至30～45克，否则会感药力不足。

妇女月经之调与不调，反映其身体是否健康。月经失调，与下丘脑、垂体、卵巢功能有直接关系，不仅限于子宫之功能也。月经不正常者，往往是不能按期排卵的反映，因而与不孕症也有密切关系，所以古人有"经调然后子嗣"之言。上列各方，是调经之常用者，若能熟练掌握，灵活化裁，对月经不调的治疗，思过半矣。

二、崩漏治验

崩漏，乃经血非时暴下不止或淋漓不尽，是妇科较常见的血证。对崩漏的认识始于《黄帝内经》，后世的论述及方药甚多，其中不乏精华，但亦有含混之处。临证之时，辨析须详，施治之法，当因人、因证、因时、因地制宜，结合体质与证候的特点用药。

对崩漏的记载，最早见于《素问·阴阳别论》中"阴虚阳搏谓之崩"的论述，只言其病机，未言其证治。后世有将各种妇科下血症统称为崩漏者，在诊治上含混不清，若误诊、误治，贻害匪浅。故治病之前，当以辨病、辨证为先。崩漏的辨析，应首先认定为月经病，《景岳全书·妇人规》云："崩漏不止，经乱之甚者也。盖乱则或前或后，漏则不时妄行。"指出崩漏属于月经病的范畴。因此，必须排除了妊娠、癥瘕、外伤等引起的阴道下血，才能做出正确的诊断和有效的治疗。

崩漏的病机，后世多偏重于"阳搏"，阳搏则血内蕴热，血热则迫血妄行，因而认为血热是崩漏的主要机理。其实，阴虚阳搏，阴虚是本，阴不维阳则阳亢，虚是本，亢是标，这是阴阳二气失去平衡之机理。由于阴损及阳，或体虚、久病而导致肾阳虚，肾火不足以温煦脾阳，脾不统血是崩漏的另一病机。肾阴虚、脾气虚是致病之本，血热、血瘀为诱发的因素。崩漏的病程往往较长，血热或血瘀只是其中某一阶段的症候，阴虚或气虚、阳虚才是起主导作用的因素。对崩漏的止血以固气为先，兼顾血热或血瘀。因下血量多，则热随血去，气随血泄，即使有热，也是虚火居多，且一般都有不同程度的气虚表现，故止血必先固气。止血之后，重在固肾以治本，并需调整月经周期，则以调补脾肾，益气养血为主。

明代方约之对崩漏的治疗提出"塞流、澄源、复旧"的三步治法。暴崩久漏之际，塞流止血是关键。可用二稔汤、滋阴固气汤（罗氏经验方）以固崩止漏。二稔汤以广东草药岗稔、地稔根止血固崩，党参、白术、炙甘草健脾益气以固摄，熟地黄、桑寄生、何首乌养肝肾益精血，续断固肾止血，棕榈炭、赤石脂收敛止血。全方固摄止血之力较强，并兼顾气血和肾、肝、脾三脏。滋阴固气汤则以菟丝子、山茱萸滋养肝肾，党参、黄芪、白术、炙甘草健脾补气，阿胶、鹿角霜固涩止血，何首乌、白芍养血和肝，续断固肾。既滋阴，又补气，亦兼顾了肾、肝、脾三脏，具有较好的止血效果，适用于崩漏之势稍缓者。如挟热者，加墨旱莲、黑栀子、炒黄芩；挟瘀者，加益母草、蒲黄炭；阴阳两虚而暴崩不止者，加炮姜炭、棕榈炭、赤石脂。还可艾灸隐白、大敦和三阴交等穴以温经止血。

岭南地区温暖潮湿，其人体质以阴虚或气虚、湿热多见，在治法上要注意顾及气阴。选择药物时，由于阴虚相火易动，不宜用芎、归之类辛燥走窜之品，以免动血，反增加其出血量。应选何首乌、桑寄生等守而不走的药物，以滋养并止血。而补气之药，亦以平为期，使血海宁静，不宜过于升散。如人参能固本止血，随阳药则入阳分，随阴药则入阴分，固气以摄血。尤以野生人参和东北红参为佳，可救危固脱。如非危重症，则可重用党参以代之。而气阴两虚者，则可用西洋参，或配太子参、淮山药之类以益气养阴。

在止血药中，有凉血止血者，如牡丹皮、焦栀子、藕节；有温经止血者，如艾叶、炮姜、鹿角霜；有养血止血者，如阿胶、岗稔、地稔；有养阴止血者，如墨旱莲、龟板胶、女贞子；有祛瘀止血者，如益母草、蒲黄、田七、大黄炭；有固涩止血者，如赤石脂、乌梅、五倍子。均可根据证候的寒、热、虚、实而选用。唯炭类止血药过用可致血脉凝涩而留瘀，故不宜过多、过久使用。

崩漏之下血缓解后，应根据其证候以澄源、复旧。澄源重在辨证论治，复旧旨在调补脾肾。因脾主统摄，肾主闭藏，冲任之本在肾，脾肾功能失常，冲任不固，血脉失于统摄和闭藏，则经血妄行而成崩漏。故复旧固本之法，是在去除血热、血瘀等标证后，着重补肾健脾，调理阴阳，促使月经周期恢复正常。自拟的补肾调经汤用于此期的治疗，方中以菟丝子、桑寄生、续断平补肾阴阳，辅以补气养血之品，兼顾脾肾气血以调经。

纵横比较南北古今论治崩漏的文献，北方多因阳气不足，而以寒证为主，自张仲景之温经汤至傅青主之固本止崩汤，均善用温药；南方则常因气阴不足，故多热证，岭南医家往往忌用辛燥动血的芎、归之类，而善用滋阴固气之品。这是地域与体质的差异所致。古代医家对崩漏主要着眼于止血，对复旧调经的论述较少；现代医家则注意了病症的鉴别，并强调要补脾肾调经以固本。这是历史的进步。

三、无排卵型功能性子宫出血治验

无排卵型功能性子宫出血属于中医学崩漏的范畴，是妇科常见病之一。崩漏与月经过多不同，其区别主要在于月经周期的有无。月经周期基本正常而经量增多者为月经过多，周期紊乱而出血如崩或延续不断者为崩漏。

祖国医学从整体观念出发，认为肾气的盛衰与其他脏腑的物质、功能具有一定的联系，尤其是与气血和肝脾关系更为密切。月经的定期蓄溢，须要肾、肝、脾相互协调，才能使气血和调，冲任通盛，以建立正常的周期，这是祖国医学对月经生理概括的认识。

（一）崩漏的病机

构成崩漏的原因，主要是机体内在起了变化。《素问·阴阳别论》说："阴虚阳搏谓之崩。"李东垣解释说："妇人血崩是肾水阴虚不能镇守胞络相火，故血走而崩也。"所谓阴虚阳搏，应理解为肾阴虚损，阴不维阳，从而导致肝火、心火偏亢的阴阳不平衡。其矛盾主要方面在于阴虚，阳亢是其表面现象。《沈氏女科辑要笺正》说："崩中一证，因火者多，因寒者少，然即使是火，亦是虚火，非实火可比。"虚火，由真阴亏损引起，即阴虚阳亢之意。

无排卵型功能性子宫出血的发病机理，肾虚是致病之本。若肾阴不足，则水不涵木，以致肝阴不足，肝阳偏亢，因而导致肝不藏血；肾阴不足，则水不济火，心火亢盛以致血热妄行。在肾阴不足而波及肝、心两经的类型中，都可使冲任不固而致崩漏。但阴损可以及阳，或者由于体质或久病亦可以导致肾阳虚，肾火不足则不能温煦脾阳，致使脾虚不能统血而成崩漏。

根据个人临床体会，无排卵型功能性子宫出血主要为肾虚，其中以肾阴不足为多见。根据上述机理，本症临床上虽会出现某些热象，但往往只是一种虚热，由于肾、肝、脾不足，从而导致冲任亏损的病变。这与一般由生殖器炎症或子宫肌瘤等所导致的月经过多，其发病机理有所不同。

（二）中医治疗

无排卵型功能性子宫出血往往反复发作。在发病过程中，崩与漏往往是互相转化，其机理是相同的。由于出血迁延日久，周期往往陷于紊乱，加以反复交替发作，必然耗损气血，故从辨证上来说，"虚"是病变的本质，"热"或"瘀"是病变过程的一种兼见现象，故治法上应以补虚为主。《医宗金鉴·妇科心法要诀》说"若去血过多，则热随血去，当以补为主"，《傅青主女科》也指出"必须于补阴之中，行止崩之法"，这是治疗本病的基本原则。但由于各人的体质不同，病变也比较复杂，虚中夹实是常有的。在治疗过程中，本质的问题固然要重点解决，但兼见的现象也不能忽略。当其大出血时，则应以止血为急务。古人提出"塞流、澄源、复旧"分阶段的几种治法，是符合本病治疗规律的。塞流，即针对病因予以止血；澄源，即根据辨证原则从病理上控制其继续出血；复旧，即从根本上调整月经周期，以恢复其按期排卵的生理常态。这几个步骤，是治疗功能性子宫出血所必须掌握的，否则不可能达到治愈之目的。但在临床运用时，几种方法又往往互相联系，如塞流与澄源结合，澄源与复旧结合，才能收到更好的效果。兹将个人常用的几个基本处方列下。

1. 二稔汤

本方有补气摄血作用，适用于出血较多的阶段。

岗稔（桃金娘科桃金娘属植物桃金娘的果或根）30～50克，地稔根（野牡丹科野牡丹属植物的根）30克，续断15克，制首乌30克，党参20～30克，白术15～20克，熟地黄15～20克，棕榈炭10～15克，炙甘草9～15克，桑寄主15～31克，赤石脂20克。

加减法： 血块多者，加益母草15～30克；血色鲜红者，加墨旱莲20～25克、紫珠草30克；血色淡红者，加艾叶15克，或以姜炭易棕榈炭；血量特多者，加五倍子10克，阿胶12克，并给高丽参咬嚼吞服或炖服。

除服药外，同时艾灸（悬灸15～20分钟或直接灸7～11壮）隐白或大敦（均双穴，可交替使用）和三阴交等穴，以收止血之效。

上方有补气摄血和补血止血之功。岗稔、地稔均为华南地区常用的草药，性味均属甘、涩、平，具有补血摄血的作用。制首乌养肝肾而益精血，药性温敛，滋而不腻，补而不燥，是妇科出血症补血的理想药物。桑寄生补肝肾而益血，续断补肝肾而止崩，兼有壮筋骨的功效，故能兼治腰膝酸疼。熟地黄补血滋肾。党参、白术、炙甘草均能补气健脾，取其补气以摄血；炙甘草含甘草次酸，具有肾上腺皮质激素样作用，对月经病、阿狄森氏病、尿崩病等均有疗效。唯用量要稍重，但大量、长期使用，可引起水钠潴留、血钾降低，以致下肢浮肿、血压升高等副作用，与应用去氢皮质酮者相似。棕榈炭、赤石脂均能敛涩止血，以收塞流之效。

2. 滋阴固气汤

适用于阴道出血已减缓，仍有漏下现象者。

熟地黄20克，续断15克，菟丝子20克，制首乌30克，党参20克，黄芪20克，白术15克，岗稔子30克，阿胶12克，牡蛎30克，山茱萸15克，炙甘草10克。

加减法： 出血仍稍多者，可适当加入炭类药以涩血，或其他固摄之品如海螵蛸、鹿角霜、赤石脂之类。有虚热证候者，去黄芪加女贞子。

出血缓减后，应着重对因治疗，即所谓"澄源"。根据本症发病的主要原因为肝肾阴虚、脾肾不固的机理，应以滋养肝肾为主，兼以固气益血。本方用熟地黄、续断、菟丝子、山茱萸以滋养肝肾；党参、黄芪、白术、炙甘草以补气健脾；制首乌、岗稔子、阿胶以养血涩血；牡蛎以镇摄收敛。全方兼顾肾、肝、脾、气、血，以恢复整体之机能，巩固疗效。

3. 补肾调经汤

适用于出血已止，身体未复，需要建立月经周期，以防反复发作。

熟地黄25克，菟丝子25克，续断15克，党参20～25克，炙甘草10克，白术15克，制首乌30克，枸杞子15克，金樱子20克，桑寄生25克，黄精25克，鹿角霜15克。

加减法： 预计将排卵期间，可加入温补肾阳之品如淫羊藿、破故纸、仙茅、巴戟之类以促其排卵；腰酸痛明显者，可加入金狗脊、杜仲、乌药之类；月经逾期一周以上不潮而非妊娠者，可加入牛膝、当归之类，以助其及早来潮。

出血停止后，应协助机体恢复生理机能以建立月经周期，促使按期排卵。治疗原则应以补肾为主，兼理气血。本方以熟地黄、菟丝子、金樱子、续断、鹿角霜滋肾补肾，枸杞子、黄精、制首乌、桑寄生养血，党参、白术补气健脾。使肾气充盛，血气和调，冲任得固。经过两三个周期的调理，身体逐渐强健，正常周期可冀恢复。

（三）体会

（1）崩漏的治法。自金元以后，中医着重"脾统血"的机理，多采取补脾摄血之法治疗。此法在出血期间，虽可取效于一时，但往往未能促进排卵，恢复正常月经周期，因而容易反复发作，不能根治，这是没有从肾为冲任之本这一机理来考虑。肾主先天，五脏之阴气，靠肾阴来滋养，五脏之阳气，赖肾阳来生发；月经的正常出现与停止，更取决于肾气的盛衰。从临床实践体验，对本病的治法，补脾必须补肾。在出血期间，可先以补气健脾为主，而收固气摄血之效；出血缓止后，则应着重补肾，兼理肝脾气血，以巩固疗效而调整周期，这才是固本之治。

（2）祛瘀止血法。对于有瘀阻以致"瘀结占据血室，而致血不归经"（《千金要方》）的崩漏患者，在一定阶段虽可适当采用，但不是本病的根本治法，更不能长期采用。本病在辨证上虽或有瘀，往往是虚中有实，瘀去以后，亦须补虚，或者寓攻（祛瘀）于补，以求虚实兼顾。因此，祛瘀止血只属于塞流或澄源的范畴，决非复旧固本的原则。

（3）清热止血法。多适用于炎症所致的月经过多。功能性子宫出血虽或有热，往往属于虚热，即阴虚生内热。因此，对本病不宜使用凉血清热，而以寓清热于养阴之中较为稳妥。因大量出血的病人，往往热随血泄，使用凉血清热之剂，便成无的之矢，且犯"虚虚"之禁。

（4）出血期间，一般都不宜用当归、川芎。当归虽说是妇科调经补血"圣药"，但实践上却不宜用于功能性子宫出血的出血期间，否则反而增加其出血。张山雷在《沈氏女科辑要笺正》中指出："当归一药，富有脂液，气味俱厚，向来视为补血要剂，固亦未可厚非，在阳气不足之体，血行不及。得此温和流动之品，助其宣行，未尝非活血益血之良药，唯其气最雄，走而不守，苟其阴不涵阳而为失血，则辛温助阳，实为大禁。"《景岳全书》说，当归"气辛而动，故欲其静者当避之"，这是临床经验之谈。据现代药理研究，当归含挥发油、水溶性不挥发性生物碱、蔗糖等。当归对子宫有兴奋和抑制两种作用，兴奋子宫的作用是非挥发性成分所致，抑制子宫的作用是挥发性成分所致，但以兴奋子宫的成分为主。川芎亦是性味辛温、活血行气之药，《景岳全书》说："芎、归俱属血药，而芎之散动，尤甚于归。"故在功能性子宫出血之出血期，用之往往增加出血，故亦属忌用之药。不能以为四物汤是补血剂，胶艾汤是止血剂而随便应用于功能性子宫出血之出血期，这些方剂中虽有地黄、白芍、阿胶、艾叶、炙甘草等滋阴或止血药，但因有川芎、当归之行血活血，却会得不偿失的。

功能性子宫出血是妇科中较常见而复杂的病，现代医学每用激素类药以调整机体的内分泌，亦能达到控制出血作用，但疗效也不够理想。如通过中西医结合，真能达到取长补短，是值得我们进一步深入研究的。

四、闭经治验

闭经，《黄帝内经》称为"月事不来"，亦称"不月"。其机理认为是"胞脉闭也"。指出子宫内之脉络没有按期剥落出血呈闭锁的现象。闭经是指连续3个月或3个月以上（现已改为6个月以上。编者注）不来潮者，有闭经时间长达数年之久者。若2~3个月内不定期来潮者，属月经稀发；基本按2个月一潮者称为"并月"；按3个月一潮者称为"居经"，俗称"季经"，尚未属闭经范畴。闭经有虚有实，或虚实杂见，其致病原因复杂，为月经病之顽难证，故为医生所重视研究。

闭经有原发性和继发性两类，女子超过18周岁从未来过月经者为原发性闭经，多因肾阴肾阳不足，生殖系统发育不良，以至天癸不至，冲任亏损而不通盛，内分泌失调；亦有因青春期前曾患过全身消耗性疾病，如肺结核病等，因而影响脏腑气血之功能失调所致者。继发性闭经者，本已有过月经来潮，由于各种原因的影响，尤其是产后（包括人工流产、中晚期引产）失调、崩漏之后、环境突变、精神刺激、各种急慢性全身疾病，或盆腔内，或脑髓之局部器质性病变，均可引致闭经。总之，本病原因复杂，矫正也不易，临证时必须详审病因病史，细为诊辨，治法或补或攻应先后有序，才能收效。

原发性闭经患者，多伴有全身发育不良体征，第二性征不明显，除肛检或B超可发现发育不好的幼稚子宫外，乳房也不隆起而平坦。此类患者，宜适当加强营养，药物治疗须调补肾阴肾阳为主，以促使天癸至而任脉通冲脉盛，子宫、卵巢得以发育增长，且需及早治疗，以在21岁前调治，收效较好。补肾之中，宜辨别肾阴虚或肾阳虚或肾阴肾阳两虚，而取滋肾、温肾或阴阳并补之法。临床所见，以偏于肾阴虚或肾阴肾阳两虚者为多。经血是阴液之一，卵子是一种物质，属于阴精，须得到营养物质的滋养，也要得到阳气的支持，阴生则阳长，阳生则阴长，阴阳互为其根而互相协调，故调治原发性闭经患者，宜先滋养肾阴，然后适当温补肾阳，以达到阳生阴长，这是治法的程序和原则。

余曾治一姓杜的患者，22周岁仍未有月经来潮，观其整体发育不良，身躯矮小，望之如14～15岁的女孩，第二性征不明显，乳部平坦，乳头乳晕呈紫黑色。性情抑郁，烦躁口干，大便干结，食欲不振，掌心灼热，唇鲜红如涂脂，舌红无苔，脉弦细数。此乃肝肾阴亏，阴虚内热、瘀热壅阻之证。治宜滋阴清内热以培其本，佐以活血化瘀以治其标。先用增液汤合二至丸加知母、黄柏、太子参、山茱萸、山药等，以滋养肝肾阴。继选加菟丝子、肉苁蓉、淫羊藿等稍助肾阳，随后又选加丹参、桃仁、牡丹皮、赤芍、山楂以活血化瘀通经。经过3个多月的依次调治，阴虚内热的症候渐减，唇舌不如来诊时的鲜红，胃纳陡增，体重增加5千克，身高也增长6厘米，月经开始来潮。通经以后，性情活泼开朗，乳房渐见隆起，乳头乳晕由紫黑色转为淡红色。继续调治半年，月经基本自行来潮。

继发性闭经，临床上亦以虚证或虚实夹杂者为多，纯实者较少。故治法上往往宜先补后攻，俟阴血冲脉盈满后，随证利导，才易收效。补肾养营之剂，一般可用张景岳之归肾丸，丸剂可改为汤剂合四物汤（处方为菟丝子20克、枸杞子15克、山茱萸15克、杜仲20克、淮山药25克、茯苓20克、当归15克、川芎12克、熟地黄20克、白芍15克）加减调治。俟肾气营血充盛后，再用调经汤（本人经验方：丹参30克、淮牛膝20克、当归15克、桃仁15克、乌药15克、鸡血藤50克、川芎12克、茺蔚子20克）加减予以利导。但亦不能固执不变，必须随证随人，以定出治疗方案。如阴阳两虚者，可用附地汤（熟附子9克、熟地黄20克）为主，适当予以配伍。该方一阴一阳，具有促排卵的作用，因而可导致月经来潮。若偏于阳虚寒凝者，可加入桂枝15克、干姜6克、淫羊藿12克、当归15克等温而通之，效果亦好。如有一姓陈的患者，36岁，继发闭经5个月，曾孕2、产1、人流1。觉神疲体倦、腰酸口淡，面色苍黄，舌淡红、苔白润，脉沉细缓弱，一派虚寒、阳气不振之象，乃用八珍汤加附子、桂枝、干姜、菟丝子，补而通之，服药14剂后，精神体力好转，月经复潮。

产后大出血后可致闭经，中医辨证属血枯经闭的虚证，西医称为席汉氏综合征，属垂体前叶功能减退。患者除闭经外，全身虚羸，生殖器官萎缩，毛发脱落，肌体消瘦或虚浮，面色苍黄，神疲体倦，舌淡瘦、少苔或白薄苔，一派肾阳虚而阴血亏损之象，治宜温补肾阳和大补气血。余对此等患者，每用人参、淫羊藿、仙茅、炙甘草、熟附子、当归、川芎、熟地黄等配伍成方，连续治疗几个月，每可收效。

至于内分泌检查见催乳素（PRL）增高，月经闭止，同时又有乳汁分泌者，称溢乳性闭经，病情比较顽固，疗效亦不很理想。临床上中医大概可分为两个类型：一为脾肾阳虚型，一为肝脾郁结型。脾肾阳虚型体型可见虚浮，面色较苍白、月经闭止，乳房不胀，挤压有乳汁溢出，多少浓淡不定，易觉疲倦或头晕，舌淡胖、苔白润，脉沉细。宜温补肾脾阳气，可用肾气丸加白术、炒麦芽（可用至100克左右），经几个月之治疗可以取效。肝脾郁结型平素肝气郁结，脾气不运，形体不胖或消瘦，除闭经和有乳汁分泌外，若病程延长，亦可见生殖器官萎缩，卵巢功能低落，伴精神忧郁、食欲不振，睡眠欠佳、梦多等，脉沉弦，舌黯红。治宜舒肝解郁健脾，可用逍遥散加郁金、素馨花、鸡内金、生麦芽（用量100克左右）、生薏仁等，经数月的调治，亦有一定的效果。

宫腔结核也是导致闭经的原因之一，须查询有无肺部及其他部位结核病史，同时应检查盆腔有无肿块。患者除闭经外，体形多消瘦，或五心烦热，甚或低烧、潮热，口干咽燥。脉细数，舌红、少苔或无苔。属阴虚血少之证。治宜益阴养血，并选配有抗结核作用之药物，可用生地黄、黄精、丹参、玉竹、穿破石（桑科、葨芝属，葨芝的根，地方草药）、铁包金（鼠李科，勾儿茶属，勾儿茶的根，地方草药）、百部、鸡血藤、鸡内金等配伍成方。黄精具有养阴补血，有抑制结核杆菌作用，对结核病具有疗效；丹参活血祛瘀、清热除烦，也能抑制结核杆菌；百部、穿破石、铁包金均对结核病有一定作用，穿破石更有通经之功。全方共奏益阴养血、抗结核、通经之效。

上述几种闭经，基本属于虚证，治宜滋养温补为主。至于实证之闭经，多因瘀血壅阻，其中又有气滞血瘀、热灼血瘀之不同，应分别以行气化瘀、温经行瘀、凉血散瘀之法为治。瘀阻之证，除闭经外，多有腹部胀痛拒按，按之或有肿块，面色紫黯、唇舌有瘀斑点、脉弦涩等象。兼气滞者，可用膈下逐瘀汤加减，行而通之；寒凝致瘀者，用少腹逐瘀汤加减，温而通之；瘀热者，用血府逐瘀汤加减，凉而通之，多可收效。至于痰湿阻滞之闭经，多为实中有虚之证，痰湿为有形之邪，属实，但所以致痰湿壅聚，多因脾气不运，乃属脾虚。故治宜益气运脾以化痰湿，可用当归补血汤合苍附导痰丸加减化裁以缓图，亦可收效。

此外，精神因素，脑部外伤、脑部肿瘤等，亦可致闭经，这须与内科、外科联合予以调治，才易收效。

闭经一证，原因复杂，病多顽固，属慢性疾患。病虽有虚实，但以虚证为多。主证是经血闭而不通，易误为实证，而妄加攻伐，是不完全符合病理情况和辨证原则的。除瘀滞和肿瘤所致的闭经外，多属肾脾气血虚弱，冲任失调所致，故多宜先补后攻，先使气血充盈、性生殖功能旺盛，然后加以引导，引血下行，适当攻逐通利，以顺乎月经生理蓄满而溢之机，较易收效。可采用中药人工周期之法，先根据辨证补益21天左右，继而攻逐6~7天，以建立人工周期。一个周期未效，仍可进行第二、第三个周期的治疗，多能奏效。

五、痛经治验

瘀，积血也。血贵周流，倘有浓、黏、凝、聚，则壅滞不通，可成为瘀。内、外、妇、儿各科的病种中，均可由此病机而致。故中医特别注意这一病理现象，立有活血化瘀的治疗方法，这是中医特点之一。近年来，对于这一病机和治则，引起了中西医学界的重视，纷纷加以研究。经过血液学、血液流变学、微循环等的实验研究，证明活血化瘀这一疗法，应用于心、脑血管病、脉管炎、肿瘤等疾病，均有一定的疗效。至于妇产科，因有月经病、产后病等与血液有密切的关系，故应用活血化瘀的范围就更广了。

妇女以血为主，经、孕、产、乳，均以血为用，故因瘀而致病者较多。其中月经病之痛经、闭经、崩漏的某一证型，可由于瘀而致病，尤其是痛经，多由于瘀阻不通。月经以按期宣泄为顺，若瘀血壅滞胞中，经血不得畅下，不通则通，因而下腹疼痛。痛经一证，有原发性和继发性，前者多见于青年女性，后者多见于育龄期妇女。其西医病症，有子宫内膜异位症、盆腔炎等；中医辨证，以瘀血内阻为主。瘀为有形之邪，本属实证，但由于体质关系，也有虚中夹实者。瘀滞之痛经，腹痛多在经前或经初，但亦有在两次月经之间的排卵期而痛者，常因卵巢增大或有包块，卵子排出困难或有阻滞之故。又瘀阻之痛经，除腹痛外，往往伴有肛门坠胀，里急后重之感，此因瘀块附着在直肠窝所致。瘀滞痛经，往往伴有较多之血块，血块排出后则腹痛可暂时缓减，俟瘀块排清后，腹痛才消失。痛经之严重者，可至晕厥。

血之与气，相辅而行。血壅滞而成瘀，则气亦必运不畅，气滞血瘀，往往互相结搏。故化瘀方中，多须行气，瘀化气行，其痛便止。瘀之形成，除气滞之外，亦有由于寒凝或热灼者。体质有虚者，亦有壮盛者，故痛经一证，有纯实者，有虚实夹杂者，临证时须加详辨。寒者应温经散寒以行瘀，热者宜凉血清热以化瘀。体虚者应在理气益血之基础上以缓图，体质壮盛者可峻攻而祛瘀。寒热虚实之不同，处方命药便有所差异。瘀既属有形之邪，容易结成肿块癥瘕，故于化瘀方中，常须兼用软坚散结之品，并要坚持一段时间，才能根治。

痛经的几种常见证型及治法方药分述如下。

1. 寒凝血瘀证

经色多淡红而质稀，夹有小血块，小腹冷痛，口淡，或形寒肢冷，面色苍白，神疲不振。舌淡黯，苔白润，脉沉弦迟缓。治宜温经散寒行瘀。可用少腹逐瘀加减。

少腹逐瘀汤（《医林改错》）：干姜6克、桂枝15克、川芎10克、当归12克、没药10克、小茴香6克、五灵脂10克、赤芍15克、延胡索12克、蒲黄6克。

加减运用：经量多或延期不止者，加益母草30克、艾叶12克、续断15克；血块多者，加桃仁15克、鳖甲30克；疼痛剧烈者，加田七末3克（冲服）或血竭末0.5克（冲服）。

2. 瘀热壅阻证

经色深红或紫红，质稠浓，血块较多，伴烦躁、潮热或五心烦热，口干，唇焦红，大便干结，舌红苔黄，脉弦滑数。治宜凉血清热化瘀。可用血府逐瘀汤加减。

血府逐瘀汤（《医林改错》）：生地黄20克、赤芍15克、红花10克、桃仁15

克、当归尾9克、川芎6克、甘草6克、牛膝15克、柴胡9克、桔梗10克、枳壳12克。

加减运用： 经量少者，加丹参20克；经量多者，加益母草30克、蒲黄9克；有癥瘕包块者，加三棱10克、莪术10克；烦热者，加牡丹皮12克、栀子12克；血块多而痛剧者，加水蛭6克、延胡15克。

3. 气滞血瘀证

经色黯滞，排出不畅，或淋沥延期，血块多，下腹胀痛，痛连胁肋，经前乳房胀痛明显，喜太息，烦躁易怒，纳呆，舌黯红，脉弦涩。治宜行气活血化瘀。可用膈下逐瘀汤加减。

膈下逐瘀汤（《医林改错》）： 延胡索12克、香附10克、乌药15克、枳壳12克、川芎10克、当归10克、桃仁15克、五灵脂10克、牡丹皮12克、赤芍15克、红花10克、甘草6克。

加减运用： 经量淋沥量少者，加丹参20克；喜太息者，加郁金15克；有癥瘕包块者，加三棱10克、莪术10克、穿山甲12克。

4. 气虚血瘀证

素体气虚，而有痛经者，亦多有瘀滞，乃虚中有实，治宜攻补兼施。临床所见为身体羸弱，行经期则腹痛，经色淡红而有血块，量多或延期不止，伴短气疲乏。面色苍黄，腰酸无力等全身证候。舌淡黯，脉弦弱。治宜补气化瘀。可用桃红四物汤去地黄加黄芪、炙甘草。

桃红四物汤（《医宗金鉴》）： 生熟地黄15克、当归10克、川芎10克、芍药25克、桃仁15克、红花6克。

至于经后小腹绵绵而痛，是气血虚弱，冲任失养之证，乃纯虚无实者。治宜气血双补，益养冲任。

上述四个证型，前三者较多见，均属瘀血实证范畴，在化瘀的基础上兼用温经散寒或凉血清热或行气破气。至于排卵期疼痛，仍可按三个证型进行辨治。

痛经患者，往往疼痛时急需止痛，故活血止痛之单方、成药亦不可少。

（1）田七痛经胶囊（本人经验方：田七、五灵脂、蒲黄、延胡索、川芎、小茴香、冰片等）适用于气滞血瘀或寒凝血瘀痛经，痛时每次服5粒，每天3次，平时可每次服3粒。如能长期服用，收效较好，无副作用。

（2）田七末开水冲服，每次3克，每天2～3次。能活血去瘀止痛。

（3）血竭末开水冲服，每次服1.5克，每天2次。化瘀止痛较好。

（4）用祛风类药油涂擦下腹部，再用热水袋或热毛巾敷上，可收到暂时止痛之效。

（5）用"坎离砂"或热敷散敷在下腹部，可收到止痛效果。

六、经行吐衄治验

每逢月经来潮之际则吐血、鼻衄或牙龈出血，量或多或少，而月经量则减少，甚或经血全无，连续几个月均如此者，称为经行吐衄，亦称倒经或逆行，俗称"妄行"。西医称为代偿性月经。其原因为火热上扰，伤及肺胃之血络。可分肝胃热盛、肝肾阴虚两类。

临证时应掌握其诊断要点，并注意鉴别诊断。本病的主症为每值经期便出现口、鼻出血，或吐血、咯血，经期过后便自然停止。这是诊断本病唯一的根据。亦有少数以牙龈出血为主者，亦属本病范畴。本病由于经量减少或无月经，因此，有认为是月经倒行上逆之故。

本病要与肺结核、支气管扩张之咯血，或胃病之吐血，或鼻咽部病变之衄血相鉴别。可通过X线透视或X线照片等检查和五官科之检查，以排除肺、胃和鼻咽部之病变。

辨证治疗以凉血降逆为大法，实证宜清热凉血，引血下行；虚证宜滋养肝肾，益阴镇潜。

1. 肝胃热盛证

冲为血海，血海又为肝经所司，而冲脉附丽于阳明。若肝胃热盛，则血海沸腾，冲气上逆，故每值行经之际，血海之血，随火热之气上冲，因而出现吐血或出鼻血。血量之多少，视火热之盛衰和体质的情况而异。与此同时，伴有心烦易怒，烦躁不宁，脘胁胀满，口苦咽干，溲黄便结，夜睡多梦等全身证候。舌红或尖边红绛，苔黄，脉弦滑数等。治宜清热凉血，引血下行。可选犀角地黄汤（《备急千金要方》）加牛膝、茜根、茅根、黑栀子。

处方： 水牛角45克或羚羊角9克（先煎）用以代犀角。生地黄20克、牡丹皮12克、赤芍15克、牛膝20克、茜根15克、茅根30克、黑栀子12克。水煎，宜冷服。

2. 肝肾阴虚证

平素阴虚，形体消瘦，阴虚生内热，阴虚是病本，内热是病标。每逢月经周期，便出现吐血或鼻出血，血色鲜红，而月经量减少，甚或不潮。伴有五心烦热，下午颧部潮红，或身有潮热，口干不欲饮，腰膝酸疼，睡梦不宁等全身证候。舌红绛少苔，或无苔，或花剥苔，脉细略数。治宜滋养肝肾，佐以凉血镇潜，引血下行。可选用顺经汤（《傅青主女科》）去当归，加牛膝、生龙骨、生牡蛎。

处方： 熟地黄20克、北沙参20克、白芍20克、牡丹皮12克、黑荆芥10克、茯苓20克、牛膝20克、生龙骨25克、生牡蛎25克。

本方所以去当归，以当归气味辛温，走而不守，阴虚之体不甚适宜，虑其辛燥动血，反会增加出血之故。牛膝入肾经引血下行，生龙骨、生牡蛎镇潜敛血，有沉降止血之效。

余曾治一严重经行吐衄病例。蔡某，女，25岁，工人，未婚。13岁月经初潮，有痛经史，初时周期尚基本正常，其后先后不定。23岁起曾有几次经前鼻衄，但量少，不以为意。上次月经期间，适逢夜班，下班午睡后，突然大量血液从口鼻涌出，色鲜红，夹有血块。即到某西医院急诊，经注射止血药及填塞鼻腔等处理，未能止血，转入五官科住院治疗。检查只见鼻中隔左侧前下方有糜烂面，血液从该处涌出，经内科会诊及各种检查，排除内科疾患。住院6天，共出血达2 000毫升，输血600毫升，住院18天衄血暂止而出院，出院诊断为代偿性月经，建议到妇科调治。主诉谓自大量鼻衄后感到疲倦头晕，本次月经期又有少量鼻血，喉头感到有血腥气味，经量点滴量少，经色深红而黏，伴有腹痛，胃纳欠佳，神疲倦怠，面色晦黄，唇色晦黯。舌面色黯而尖边紫红，有瘀斑点，苔白微黄略厚，脉弦滑。此为肝郁化火，火气上逆，兼有脾虚郁湿之象。治以凉血化瘀，引血下行，佐以健脾化湿。处方：丹参15克、淮牛膝15克、牡丹皮10克、赤芍10克、生地黄15克、佛手10克、山楂15克、黑栀子10克、藿香9克、绵茵陈15克。服药3剂后，经量稍增，胃纳好转，衄血仍有少量，其后仍坚持益阴清热，引血下行之法，始终以丹参、牡丹皮、赤芍、牛膝、黑栀子、生地黄等药为主，并用桑寄生、桃仁、女贞子、墨旱莲、茯苓、淮山、郁金等出入其间。经3个周期的调治，经行吐衄的症候已基本控制。后经过一年之追踪观察，未见复发，月经亦较正常。这是一宗比较严重经行吐衄的案例，全用中药调治，得到满意的效果。

七、经前期紧张综合征治验

经前期紧张综合征以每次月经前期出现烦躁、易怒、情绪异常、失眠、头痛、乳房胀痛、腹胀或肢体浮肿、泄泻等一系列症状为特征。可出现一种或数种，情况有轻有重，证候可在经前7～14天开始出现，但多以经前三四天出现为明显，行经后这些症状便减轻或消失。以生育年龄妇女为多见，但亦有青春期后之未婚女子罹患者。本病的发生与体质因素或生活环境有关，以性格内向及情绪抑郁者较多。中医以其主症名之，如经行头痛、经行口糜、经行乳胀、经行泄泻、经行肿胀、经行情志异常等，统称为月经前后诸症。其病机及证型大致可分为肝郁气滞、阴虚肝旺、脾肾阳虚等，临床上以前两种为多见。证候不同，治法各异。

妇女以血为本，经、孕、产、乳都以血为用。相对来说，妇女有余于气，不足于血。月经将届，阴血下聚于血海，偏于阴血不足之体，此际其他部分之阴血更感虚衰，阴血虚则阳易亢，以致阴阳气血平衡失调，生理机能容易逆乱，其所以出现上述前两种证型者，即是此故。但亦有素体阳虚，当经血蓄聚于血海而将外泄之际，则脾肾之阳气虚衰，因而证见浮肿、泄泻等。体质证候虽各不相同，皆由于脏腑阴阳气血失调所致。西医认为本病与内分泌素不平衡和精神因素有关，其理可以互通。

经前期紧张综合征的诊断并不困难，主要详询病史，了解其症状是否伴随每次经前期而出现，月经来潮后或经净后症状便自然消失。同时也要与乳腺增生、乳房肿瘤、心脏病，肾病之水肿、胃肠病之泄泻相鉴别。乳腺增生及乳房肿瘤的结节，其肿块及疼痛，不是经期前后也仍然存在，且不一定双侧均有。而本病之乳房胀痛或结块仅在月经前期才见，平时却无，且多双侧均有，甚或弥漫性多个出现，行经之后便消失。心性或肾性水肿与月经周期无关，或仅在经前稍加重。胃肠病之泄泻多与饮食不节或不洁有关，同时会引起呕吐或腹痛，甚或发热，与月经周期并无联系。详细查询发病原因及病史，则不难鉴别。

本病的辨证施治重在平衡脏腑之气血阴阳，尤以和肝解郁，调和气机为常用治法。宜于经前7～14天开始用药，连续调理3～6个周期。

1. 肝郁气滞

这是临床上最常见的一种类型。肝之经脉贯膈，布胁肋，过乳头，循少腹，绕阴器。肝气郁结，则失其条达冲和之性，故经前烦躁不安、易怒，或精神忧郁，甚或悲伤欲哭，乳房、乳头胀痛，甚至不能触衣，或乳房有硬结，胸胁、下腹胀满，或头痛，睡眠欠佳，或多梦。面色黯滞，舌色黯，苔薄而微黄，脉弦或弦滑。治宜疏肝理气。可用逍遥散酌加郁金、素馨花、青皮、橘核、丹参等。若郁而化火，偏于肝热而见口苦口干，舌边红、脉弦滑数者，宜用牡丹栀逍遥散去煨姜、白术，加郁金、丹参、花粉、石决明等以清热平肝。头痛明显者，在上述两方加减的基础上再加钩藤、白蒺藜、地龙、珍珠母等以平肝镇痛。若眠差梦多者，可选加柏子仁、夜交藤、酸枣仁、夜香牛（菊科、斑鸠菊属，地方草药。有清肝热安神镇静作用）、生龙齿等以宁心安神。本证型严重影响情志者，与《金匮要略》所论之"妇人脏躁"相似，但脏躁不一定发于经前及经来后便消失，也可发于经后、孕期或产后，以此为别。脏躁的治法着重甘润宁心，以甘麦大枣汤，或百合地黄汤加龙骨、牡蛎，效果较好。机理不同，治法与方药各异。

2. 阴虚肝旺

平素体质肝肾阴不足者，经前期容易出现阴血虚而肝阳旺这一类型。肝阴虚则阴不维阳而阳气易亢，肾阳虚则水不涵木而肝气偏盛，其病机肝肾阴虚是致病之本，肝阳偏亢乃病发之标，但亦有肝郁化火伤阴而成者。证见心烦易怒，头晕目眩、面色潮红，手足心烦热，乳房及胸胁胀满，或午后有低烧，或口腔溃疡，或健忘失眠，纳差便结。舌红或舌边红，苔少或无苔，脉细或弦细。治宜育阴平肝潜阳。可用二至丸合杞菊地黄丸加减化裁，改用汤剂，同时加入潜阳之品，如珍珠母、龙骨、牡蛎之属。火盛者，可再选加龙胆草、栀子等以泻肝火，或重用白芍以平肝，但以养育肝阴为主，兼以清热抑肝为辅，不宜过用苦寒之品，以免化燥耗阴。

3. 脾肾阳虚

患者平素形体多虚胖，面色苍白，经前期每出现便溏或泄泻，或四肢面目浮肿，头晕，疲乏无力，口淡思睡，胃纳呆滞，脘腹胀满，腰酸腿软，情绪低沉。舌淡胖、边有齿印，苔白润，脉沉细缓弱。治宜温运脾肾以升发阳气，佐以燥湿。可用《傅青主女科》之健固汤加减，该方的药物组成为：人参、茯苓、白术、巴戟、薏苡仁。可加苍术、黄芪、淫羊藿等以加强温阳补气燥湿之功。严重者可用真武汤加减化裁。

本病除药物治疗外，精神心理的调治和生活的调摄也很重要。医生应向患者多做解释劝导，解除其顾虑，树立可以治愈的信心，以免担忧病情引起条件反射，影响疗效。同时要参加力所能及的工作，多在户外活动，或参加有益的消遣，使心情舒畅。不宜观看太刺激或悲哀的电视、书刊；不食辛辣刺激的食品，尤其是肝郁气滞及阴虚肝旺类型之患者，辛温燥补之品更不宜服食；脾肾阳虚者则忌食寒凉冰冷之物。不同类型及不同体质的患者，除治法不同外，饮食方面也应加以配合，才会收到事半功倍之效，宜加注意。

八、更年期综合征治验

更年期指生理上一个特定转变的过渡时期，男女皆有，但以妇女较为明显，出现证候也以妇女为多，这与男女不同生理特征有关。妇女更年期，主要是指其生殖功能逐渐衰退而至消失的一段时期。《素问·上古天真论》指出，女子"七七，任脉虚，太冲脉衰少，天癸竭，地道不通，故形坏而无子也"。妇女一般到49岁左右，肾气渐虚，体内天癸这种物质趋于衰竭，月经也渐次断绝，且缺乏生殖能力。《景岳全书·妇人规》云："妇人于四旬外经期将断之年，……当此之际，最宜防察。"此期最值得注意的是月经过多、崩漏，张仲景谓此时"渐见阻隔经期不至者，若气血和平，素无他疾，此固渐止而然，无足虑也。若素多忧郁不调之患，而见过期阻隔，便有崩决之兆"。妇女更年期月经失调，最怕是出现崩漏，由于出血过多，容易导致贫血，严重影响健康，故《傅青主女科》立有"年老血崩"专节。此外，多数会出现头面烘热、多汗、怕冷、烦躁、头晕、失眠、头痛、肢麻、体痛、心神不宁、血压增高、心悸等，往往与内科病混合出现，因到达这个年龄，各种内科慢性病也容易发生。中医运用辨证施治之法，根据寒、热、虚、实、脏、腑、阴、阳来整体辨治，可一起收到疗效。中医古籍中，对此并无专病论述，新中国成立以后，为了突出妇科这一特定时期所出现的常见症候，定出了"经断前后诸证"的病名来加以研究，这是中医妇科学的进展。

妇女更年期综合征中医可分为肾阴虚和肾阴阳两虚，其病机除以肾虚为主外，可兼见肝阴不足、肝气郁结、脾经虚损、心气虚弱、心阴不足等等，见证颇为复杂。由于各人体质不同，症状可三三两两出现。妇女生长发育的各个阶段，以肾气的盛衰为主导，女子七岁肾气盛；二七天癸至，任脉通，冲脉盛，月事以时下；三七肾气平均；七七肾气衰，冲、任脉衰少，天癸竭，月事断绝。"胞络者系于肾""经水出诸肾"，肾主生殖，性功能为肾所主，49岁左右，月经从定期来潮过渡到断绝不来；从有生殖能力过渡到没有生殖能力，肾气、天癸、冲脉、任脉从盛过渡到衰，这是很大的变化。机体如不能很好地自行调节以适应这种生理上的重大变化，便会出现一些症状，其中轻、重、繁、简可各不同，病机主要在于肾阴阳之失调。因此，调补肾阴阳使之恢复相对的平衡，是治法用药的关键。

罗氏妇科曾开设妇女更年期专病门诊，根据过去临床的体验，定出了两张基本处方进行病例观察，总结了200多例，收到了较满意的效果。

1. 肾阴虚型

这是临床上较常见的类型。由于经、产的损耗，妇女往往阴血偏虚，"有余于气，不足于血"。年届七七，肾气渐衰，精血不足，冲任俱虚，故肾阴之亏损较早出现，也较多见。其典型表现为烘热汗出，头晕眼花，心烦失眠，或伴有面红、头痛、耳鸣，心悸怔忡，肢麻，皮肤瘙痒，阴道干涩，小便频数，舌红或黯红，苔少，脉细或细弦。治宜滋肾养肝，调和阴阳。

基本方：生地黄、枸杞子、女贞子各15克，淮山药、珍珠母各20克，山茱萸12克，淫羊藿9克，鸡血藤、何首乌各30克。

加减运用：未绝经而经血多者，加益母草30～40克、阿胶12克，或艾叶10克、鹿角霜15克；肝郁情况明显者，加郁金10～15克、白芍15克、合欢皮12克；睡眠欠佳者，加酸枣仁15～20克、夜交藤20克；汗多者，加浮小麦30克、生牡蛎20克；夜尿多者，加覆盆子15～20克、益智仁15克、柏子仁15克；有潮热及口干者，加地骨皮15～20克、太子参20克；面额黯斑明显或眼眶黯黑者，加菟丝子20克、玉竹15克；血压增高者，加丹参、淮牛膝、杜仲、桑寄生各20克；大便干结者，加火麻仁30克、枳实12克；大便溏泄者，生地黄宜减量，加茯苓20克、白术12克。

2. 阴阳两虚型

此型多为阴损及阳，或素体气虚、阳虚，绝经期阳损及阴，出现肾阴阳俱虚之证。以绝经后妇女较多见。症见畏寒肢冷，面浮肢肿，神疲乏力，甚则精神萎靡，悲伤欲哭，时而潮热汗出，烦躁不安，或伴口淡，纳差，胸闷如堵，或大便溏薄，或夜尿频多，甚或尿失禁。舌淡黯，苔白或微黄厚腻，脉沉细。治宜温阳壮水，调补脾肾。

基本方：熟地黄、枸杞子、补骨脂各15克，鸡血藤、制首乌各30克，珍珠母、淮山药各20克，淫羊藿、山茱萸各12克。

加减运用：可参考肾阴虚型。

妇女以血为主，以血为用，血属阴。天癸是一种重要的阴精，促进人体的生长、发育与生殖。任脉主一身之阴，冲脉为血海，阴精衰少，从而导致月经断绝。更年期患者多见脉细而弦，舌质黯红少苔。我们从228例本病患者证型分析中，属阴虚者占75%，阴阳两虚者占25%，可见肾阴不足为主要病机。两类型的处方为何均使用补阳药淫羊藿，而用量轻重有异？根据中医"阳生阴长"之理，对于肾阴虚患者，在大队养阴药中少佐助阳之品，是取《景岳全书》所谓"善补阴者，必于阳中求阴，则阴得阳升而源泉不竭"之意。又淫羊藿配伍甘咸寒之珍珠母以镇摄浮阳，因更年期患者均有头面烘热、烦躁等证，这是阴不维阳以致虚阳上浮之表现，而珍珠母亦可抑制淫羊藿温热升浮之气，这是药物配伍上的妙用。根据现代药理研究，淫羊藿具有激素样作用。更年期妇女体内的性激素水平下降，使用补肾药物可起到调整内分泌的作用。

本病的治疗原则均以补肾为主，因妇女七七之年，任脉虚、太冲脉衰少，冲任之本在肾，补肾即所以调补冲任也。那时月经虽不再来潮，但二脉在体内仍须维持一定的作用，以保持机体的平衡，这对人体的健康还是很重要的。

更年期综合征与精神情绪颇有关系，宜多参加室外运动和社会活动，心情要舒畅，精神要有所寄托，不要闲闷在家，过多忧虑自己的病。与药物治疗的同时，要向患者多作思想开导工作，以配合调治，可收到事半功倍之效。此外，不要食温燥辛辣刺激之品及戒绝烟、酒，这也是很重要的。

（见《罗元恺女科述要》。原文发表于《新中医》"女科述要"专栏）

第二节　带下病治验

一、带下与阴痒

带下病是指妇女阴道分泌物增多，渗出阴户之外，甚则需用纸垫者。带色或白或黄或赤，甚或杂见几色。带质或稠或稀，或如涕如水，或如豆渣样，或有腥臭、恶臭气者，均属病态。若仅有少量分泌物滋润阴户内，特别青春期或早孕期会稍为增多，但不会流出阴户之外，且无其他证候者，这是正常生理现象，不属病证。

带下病多因内外生殖器有炎症，如阴道炎、宫颈炎、盆腔炎及肿瘤等。致病因素有外来感染或内在病变之分，外来因素如滴虫、霉菌、淋菌或其他细菌、病毒的感染，内在因素如身体虚弱及肿瘤等。外来因素也是通过内在的变化而起作用。中医将其病机分为湿热、湿毒、痰湿、脾虚、肾虚等，病有虚实、深浅之不同，治法各异。

带下病是妇科中之常见病，除影响身体健康外，往往妨碍生育，导致不孕症。

由于病因、病机不同，带下的色、质、量也各异。中医除根据带下的情况，也结合全身症状及舌、脉等不同表征，作为辨证的依据。

带下病由于分泌物增多，特别有滴虫、霉菌感染者，造成刺激外阴，故往往引起不同程度之外阴痒，甚或导致溃疡。治疗方法多须内外合治，才易收效。

西医所称之炎症，不一定是中医所称的热或热毒，可以用寒凉之药奏效。有些炎症从中医辨证来说，可能属于虚寒、寒湿或痰湿，要减少过多分泌物之渗出，治法上须用祛寒、燥湿、祛痰、杀虫、抑菌以恢复其固有功能，也属于西医所称之消炎范畴。

带下病的辨证主要根据带下的色、质、气味，结合全身或局部症状，以分辨寒、热、虚、实。

1. 湿热证

临床表现为带下量多、色黄、质稠，或黄白相兼，或黄赤杂见，或有臭秽气。小腹或下阴有灼热感，或外阴瘙痒。可伴有月经先期，量多，或经期延长，经色鲜红或深红。小便热疼涩少，大便溏臭，甚或身发低热，口干，舌红，苔黄腻，脉滑数或弦滑。治宜清热利湿止带为主，佐以健脾。可用茵陈败酱汤（自拟方）。

绵茵陈25克、败酱草30克、冬瓜仁30克、薏苡仁30克、淮山药30克、金樱子30克、银花藤20克、云茯苓20克、麦冬15克、黑栀子15克。

加减运用：带下黄稠且有臭秽气者，加蒲公英30克、苦参15克；舌苔白黄厚腻者，加藿香12克；舌苔黄干者，加黄柏12克、花粉15克；下腹热痛者，加川楝子10克、延胡索15克；有全身发热者，加青蒿12克（后下）、黄芩15克；舌质红绛者，加紫地丁20克、牡丹皮12克；热邪炽盛，口苦咽干，苔厚黄者，加黄芩15克、连翘15克。

有外阴瘙痒者，兼用下方熏洗：防风20克、白矾（冲）20克、蛇床子30克、荆芥30克、黄柏30克、海桐皮30克、蒲公英30克、大飞扬（地方草药，大戟科、大戟属）30克、仙鹤草30克。

2. 脾肾阳虚证

临床表现为带下量多而质清稀、色白，甚或清稀如水，无臭秽气，下腹或阴部有冷感，神疲体倦，面色苍黄无华，口淡乏味，胃纳不佳，怕冷腰酸、四肢不温，夜尿频多，舌质淡胖、苔白润或白厚，脉沉细濡弱。治宜健脾益气、温肾固涩。可用《傅青主女科》之完带汤加白芷、巴戟、茯苓。

白术15克、车前子15克、白芍15克、苍术10克、党参20克、茯苓20克、淮山20克、巴戟20克、黑荆芥9克、白芷9克、柴胡6克、甘草6克。

上方所以加白芷，取其辛温止带，适用于虚性之带下病。《神农本草经》谓其能治"女人漏下赤白"，《医学集成》谓其治"妇人带下"。余常用于虚寒之带下病，多能奏效，不止用治头风脑痛也。茯苓与木通、滑石等直接利水去湿者不同，乃甘平之品，功能健脾补中，其所以能渗利水湿者，主要通过健脾之运化作用，并有增强人体之免疫功能，故四君子汤用之。巴戟为温肾化寒湿之品，有强壮机体的作用，温而不燥，守而不走，具有温涩之功。三药合用，有加强止带之能力。

外洗可选《疡医大全》之蛇床子洗方：蛇床子45克、花椒15克、白矾20克（冲），煎水熏洗阴部。本方对滴虫性阴道炎之带下疗效显著。

3. 湿毒证

临床表现为带下量多，色黄质稠，或黄绿如脓样或黄中带赤，有臭秽气，阴部瘙痒，甚或阴疮肿痛。全身症状可有发热恶寒、小腹疼痛，大便溏秽，小便黄赤涩痛。舌质红，苔黄腻，脉滑数或洪数。治宜清热、解毒、除湿。用《世补斋·不谢方》之止带方加减。

绵茵陈30克、败酱草30克、山栀子15克、黄柏15克、赤芍15克、泽泻15克、车前子15克、猪苓20克、牛膝20克、黄芩20克、土茯苓20克、牡丹皮12克。

亦可选用《疡医大全》之塌痒汤熏洗外阴，处方：鹤虱草30克、苦参30克、蛇床子30克、威灵仙30克、当归尾25克、狼毒（先煎）15克、猪胆汁2个（与煎好之药液和匀）。本方用于霉菌性阴道炎之带下较为有效。

4. 肝肾阴虚证

多见于老年而体质瘦弱之妇女。临床表现为带下色黄而质黏，或带中有血丝；自觉阴中灼热感及瘙痒。全身症状可见烦躁，五心烦热，口干不欲饮。舌偏红而干、少苔或无苔或花剥苔，脉沉弦细。治宜滋肾养肝。可用知柏地黄丸合二至丸加减，改用汤剂效果较捷。

生地黄20克、泽泻15克、女贞子15克、墨旱莲15克、黄柏12克、知母12克、山茱萸12克、淮山药20克、茯苓20克，牡丹皮10克。

外用熏洗方：野菊花30克、墨旱莲30克、黄柏30克、蛇床子30克、金银花30克、丹参30克、甘草15克、白矾（冲）15克。

对性病之淋浊带下异常及肿瘤所致之带下增多，确诊后应由性病及癌肿专科予以处理，以免延误病情。

二、盆腔炎治验

盆腔炎为妇科的常见病。中医过去无此病名，归在带下病及经病疼痛范畴。本病以下腹疼痛和带下增多为主症。《济阴纲目·论经病疼痛》引戴氏之言曰："经水来而腹痛者，经水不来而腹亦痛者，皆血之不调故也。……痛之因众，尤宜详审。"这说明与月经来时才腹痛之痛经有别。盆腔炎之特点是非行经期下腹部经常疼痛，但与月经亦有一定的联系，故古人称为"经病疼痛"。

盆腔炎指女性盆腔内的生殖器官及其周围的结缔组织、盆腔腹膜发生炎症，包括子宫内膜炎、子宫肌炎、输卵管炎、卵巢炎、盆腔结缔组织炎及盆腔腹膜炎等。其原因主要由于月经期、产褥期、流产后（包括人工流产）、手术后细菌感染。可分为急性和慢性两种类型。由于内生殖器官互相贯通，密切关联，感染后不仅局限于某一组织局部，往往波及其相邻的组织器官。临床表现可因炎症的轻重及范围大小而有所不同，急性或亚急性盆腔炎之重症除下腹部疼痛、腹胀及伴有腰酸外，可发生高热、寒战、头痛、食欲不振、恶心呕吐、腹泻、尿频尿痛、排尿困难、带下增多、带色黄而质稠，甚或如脓样或赤带，口干口苦，舌红苔黄厚腻，脉弦滑数等一派湿热蕴郁的严重证候。炎症迁延日久，未能彻底治愈，可转为慢性，那时仅觉下腹长期隐痛或胀痛，经前及行经期腹痛加剧，经色紫黯有血块，与痛经病相似，经净后下腹部仍隐痛胀痛不已，或影响月经失调、带下不绝、不孕等。若遇诱发因素，如邻近器官的炎症蔓延，便可引起慢性盆腔炎急性发作，因而又出现上述急性炎症的症候。关于急、慢性盆腔炎的证治，分别阐述如下。

（一）急性盆腔炎

经期不节房事、产褥期或手术后感染等因素所致，主要是生殖道的上行性感染。往往突然发病，证见发热，中等热或高热，恶寒或寒战，头重痛，下腹胀痛而拒按，按之有反跳痛，压痛点多在耻骨联合上缘两侧为明显，肠鸣音减弱或消失，腰酸坠痛，带下量增多，色黄、质稠，有污秽气。月经先期、量多，色深红和黯红，质稠浓。伴烦躁、口干渴，尿黄或尿痛、大便干结等证。舌红、苔黄厚腻，脉滑数而弦。治宜清热、化湿、活血、行气、止痛。可用盆炎清热汤（自拟方）：

金银花25克、蒲公英30克、败酱草30克、绵茵陈25克、黄柏12克、栀子10克、牡丹皮12克、乌药15克、桃仁15克、丹参25克、车前草30克、延胡索15克。

加减运用：高热者，加青蒿12克（后下）、白薇30克；有寒战者，加青蒿12克（后下）、防风9克；月经量多者，加益母草30克、蒲黄9克；带下脓样，或盆腔脓肿者，加冬瓜仁30克、生薏仁30克；大便干结者，加生地黄20克、大黄10克（后下）；腹胀严重者，加广木香6克（后下）、大腹皮20克；尿涩痛者加滑石25克、甘草梢6克。

外敷： 四黄散（大黄30克、黄柏30克、黄芩30克、黄连15克、泽兰叶30克、冰片3克，共研细末），以开水蜂蜜各半调匀，或用鸡蛋清调匀，用纱布包裹敷下腹部，每天换药1次。

（二）慢性盆腔炎

急性盆腔炎如没有彻底治愈，或感染初期症状不重，迁延日久，便转为慢性。临床症候为下腹部呈钝痛，时作时止，劳则加重，带下增多。由于病程较长，对身体的影响较大，因而出现气滞血瘀证、瘀血包块证、气虚寒湿证等不同类型，须分别加以辨证和治疗。

1. 气滞血瘀证

小腹或少腹经常疼痛，经前乳房胀痛、腹痛较为明显，经色黯红有血块，平时烦躁易怒，胸胁胀满，喜太息，或有嗳气，胃纳欠佳，带下增多，色白或黄，质黏稠。舌色黯红，苔白，脉弦涩沉。治宜行气活血祛瘀止痛。可用《医林改错》之膈下逐瘀汤：

乌药15克、枳壳12克、香附10克、延胡索12克、赤芍15克、牡丹皮12克、桃仁15克、五灵脂10克、川芎10克、当归10克、甘草6克（此剂量是本人临床常用量）。

加减运用： 平素体质燥热且经量多者，去当归，改用丹参20克。丹参味苦微寒，能活血祛瘀、清热除烦，兼有抗菌及扩张血管之作用。如肝气郁结明显者，可选加郁金15克、素馨花9克（后下），以舒肝止痛。大便不畅者，枳壳改枳实15克或槟榔15克，以加强行气通便作用。

2. 瘀血包块证

盆腔炎日久，瘀阻胞中，结成包块，发为癥瘕，常见少腹一侧或双侧疼痛，妇科检查扪之有硬块，压痛，拒按。带下或白色或黄色，大便干结不畅。唇舌黯红或有瘀斑点，脉沉弦。治宜化瘀散结软坚。可用《金匮要略》之桂枝茯苓丸加莪术、牡蛎、海藻。

桂枝15克、茯苓25克、桃仁15克、赤芍15克、牡丹皮12克、莪术10克、牡蛎25克、海藻20克。

亦可用《金匮要略》之大黄䗪虫丸：大黄、生地黄、桃仁、杏仁、白芍、甘草、黄芩、䗪虫、水蛭、蛴螬、虻虫、干漆。

3. 气虚寒湿证

盆腔炎日久不愈，耗损气血，寒从内生。证见下腹冷痛，带下清稀，面色苍白，神疲体倦，怕冷肢寒，短气懒言，头晕目眩，口淡纳呆，大便溏薄，小便清长。舌淡、苔白，脉沉细弦弱。治宜益气温经散寒止痛。可用《金匮要略》之温经汤。

吴茱萸6克、党参20克、川芎10克、白芍15克、法半夏12克、当归12克、桂枝15克、生姜10克、炙甘草6克、阿胶10克、牡丹皮9克（本方之剂量乃本人常用量）。

加减运用： 下腹冷痛明显者，去牡丹皮、阿胶，加艾叶12克、补骨脂15克；短气懒言者，去牡丹皮，加黄芪30克；带下量多，清稀如水者，去牡丹皮、麦冬，加白芷6克、白术15克、茯苓20克；嗳气纳呆者，去阿胶、牡丹皮，加佛手10克、藿香10克；夜尿多者去牡丹皮、麦冬，加覆盆子20克、益智仁15克、乌药10克；月经少者加熟地黄15克、砂仁6克（后下）。各类型慢性盆腔炎，均可用坎离砂或热敷散外敷下腹部疼痛处或脐部，用绷带固定，每天换药1次。此外，亦可用毛冬青煎液做保留灌肠，每天1次，以7次为1个疗程。

治疗盆腔炎中药疗效较好，急性期如能用大剂量清热解毒药，一般八九天可达消炎退热作用，必要时可每天服药2剂，效力较快。慢性者以2~3个月经周期为1个疗程。但须分型辨证用药，才易显效，这是中医的特色，不能只辨病而不辨证也。

（见《罗元恺女科述要》。原文发表于《新中医》"女科述要专栏"）

第三节　不孕症与妊娠病治验

一、不孕不育应夫妻共调

对于不孕不育的患者，应给予综合的全面诊治。

不孕不育，与夫妇双方都有关系。《格致余论·受胎论》云："男不可为父，得阳道之亏者也；女不可为母，得阴道之塞者也。"这概括了不孕不育与夫妇双方的关系。男子方面，主要由于肾精亏损而不育；女子方面，主要由于没有排卵或输卵管阻塞而不孕。孕育之机，在于男女生殖之精健旺，并得以结合，从而成为胚胎。《黄帝内经》云"两神相搏，合而成形""两精相搏谓之神"，后世医著谓"男精壮而女经调，有子之道也"，均明确指出孕育与男女双方有关。在临床检查中，要求男子的精液每次排出量不少于2.5毫升，每毫升精子数不少于6000万，精子的活动率不低于60%，液化时间不超过半小时，异形精子不超过20%，精液中无红细胞、白细胞或脓球，体内不存在抗精子抗体等，且无阳痿、早泄、不射精等情况。女子方面应有按期排卵，同时输卵管要畅通，没有滴虫性或霉菌性阴道炎、子宫肌瘤、卵巢囊肿、子宫内膜异位症等。这是男精壮、女经调，男子阳道不亏、女子阴道不塞的具体意义和要求。因此，对于不孕不育必须双方进行检查，明确原因所在，结合临床辨病及辨证，有针对性地进行调治。

（一）妇女不孕的诊治

1. 肾虚

肾藏生殖之精，在妇女则为卵子。肾气亏损，则生殖之精不健，或未能定期排卵，或黄体功能不全，自不能摄精成孕。此类患者，可有月经失调，如月经稀发、量少、色淡、质稀或闭经等。可伴有头晕、疲乏、腰酸、膝软、腹冷，面有黯斑，眼眶黯黑，性欲淡漠，舌淡黯，苔薄白，脉沉细尺弱等。辅助检查可见子宫发育不良、第二性征较差、基础体温单相或不典型双相，或抗精子抗体阳性等等。治宜调补肾阴肾阳，在经后期以养血益阴为主。可用佛手散（当归、川芎）合左归饮（熟地黄、山茱萸、枸杞子、山药、炙甘草、茯苓）加减。

到排卵期之前几天，可选加党参、淫羊藿、菟丝子、巴戟天、附子等助阳之品，以促排卵。黄体不健者，可加入菟丝子、大枣、肉苁蓉之类；抗精子抗体阳性者，宜以补肾健脾、益气活血为主，调节人体免疫功能，抑制该抗体。

若双方检查均未发现异常而不孕者，一般仍可按肾虚不孕的原则予以调治，坚持一段时期，多能取效。

2. 气滞血瘀

情志不舒，肝气郁结，气机运行不畅，气滞则血滞。血液浓、黏、凝、聚，形成血瘀而胞脉运行不畅，冲任不通盛，因而月经失调，多致痛经或经病疼痛之疾。临床上患者自觉小腹疼痛，带下增多，或行经时下腹剧痛，肛门坠胀，血块多，经色紫黯，量多，或经期延长，经前乳房胀痛等。舌色黯红或有瘀斑点，脉沉弦。

瘀滞有寒、热之分，寒滞者经色淡黯而质稀，夹有小血块，伴下腹寒冷，口淡；平时带下清稀，舌淡苔白，脉沉弦迟缓。瘀热者经色深红而质稠，量多，伴烦躁，大便干结，舌色深红紫黯，脉沉弦有力或兼数。本类型之不孕，多数属于西医所称之子宫内膜异位症、慢性盆腔炎、输卵管不通、子宫肌瘤等。其病机均属气滞血瘀，治疗原则总以活血化瘀或兼行气散结。

寒凝致瘀者，须温经散寒以化瘀，可以少腹逐瘀汤为主（《医林改错》：干姜、桂枝、小茴香、川芎、当归、赤芍、延胡索、蒲黄、五灵脂、没药）。原著方后云："种子如神，每经初之日吃起，一连五付，不过四月必成胎。"这是针对寒凝血瘀的不孕。若寒邪已去，瘀阻既除，则慢性之炎症得消，输卵管恢复通畅，或子宫内膜异位已散，便有妊娠之机会。

瘀热者宜清热以散瘀，可用丹栀逍遥散合金铃子散去白术加桃仁、丹参、青皮、郁金等，以4个月为1个疗程，一般要1～3个疗程。

3. 痰湿内阻

本类患者形体多肥胖，或肌肉松弛，面色苍白晦黄，多有月经失调，如月经后期、稀发等，可伴有短气、疲倦、多汗、纳呆、口淡、便溏等。其病机主要为脾肾气虚，内蕴痰湿，乃虚实夹杂之证。气虚则不能运化水湿，聚液成痰，痰湿内阻，又阻碍气机之运行，形成一种恶性循环，互为因果。临床上除上述证候外，往往还有带下增多，或肢体多毛。辅助检查可见卵巢增大，或呈多囊性卵巢，排卵不正常，甚或无排卵，因而月经失常、难以受孕。脉多沉细缓滑，舌淡胖苔白腻。治宜理气活血以化痰湿。可用苍附导痰丸（《叶天士女科诊治秘方》：茯苓、半夏、陈皮、苍术、香附、天南星、枳壳、神曲、生姜、甘草）合佛手散（《普济本事方》：川芎、当归），加黄芪、破故纸、桃仁，以攻补兼施，助卵子顺利排出。

（二）男子不育的诊治

1. 肾阳虚不育

由于阳气虚衰，临床上可见阳痿、性欲淡漠、早泄、精液清冷、龟头寒等，或精液检查示精子数目少，活动率低。伴神疲体倦，面色苍黄，腰酸膝冷，小便清长，夜尿频多，舌淡苔白，脉沉迟细弱或兼弦紧，尺脉尤弱。治宜温肾壮阳。可用生精赞育丹（《景岳全书》：熟地黄、巴戟天、肉苁蓉、淫羊藿、蛇床子、白术、枸杞子、山茱萸、杜仲、当归、熟附子、肉桂、仙茅、韭子），根据症状加减化裁。早泄者，可重加金樱子、龙骨、牡蛎，以增强敛涩之效；精子数目少者，加菟丝子、鹿角胶；精子活力低者，重加党参、黄芪以补气，并每天服吉林红参或高丽参，以1个月为1个疗程。溲清长、夜尿多者，加覆盆子、桑螵蛸、益智仁、乌药以固摄肾气。

2. 肾阴虚不育

肾阴虚者，临床上性欲可正常或亢进，或早泄，或不射精，或精液少，精液检查可见精子数目少，或畸形率高，或液化时间延长，甚或不液化。伴有口干烦躁、腰膝酸疼，舌尖边稍红，少苔或无苔，脉细弦。治宜滋肾养阴。可用左归饮（《景岳全书》：熟地黄、山茱萸、山药、枸杞子、茯苓、炙甘草）或左归丸（熟地黄、山茱萸、山药、枸杞子、牛膝、菟丝子、鹿角胶、龟胶），随症加减。精子液化时间长或畸形率过高者，宜着重养阴或清热养阴，可用六味地黄汤或知柏八味地黄汤，或一阴煎（《景岳全书》：生地黄、熟地黄、芍药、麦冬、丹参、牛膝、甘草）。同房时不射精，但有梦遗者，多兼有精神紧张，以致肝气郁结，除养育肝阴外，宜佐以解郁之品，可于一阴煎中加入柴胡、郁金、白芍、香附、王不留行、路路通之类。在药液中可兑入0.2克之麝香，以助通窍走窜之功。同时，要进行心理治疗，从思想上消除其因过去不射精而形成的条件反射。若相火过旺，阳强不倒而不射精者，宜于一阴煎中加入知母、黄柏、栀子等泻火之品，滋水而抑制其雷龙之火。若经多次检查均无精子，应做睾丸活检以了解其造精能力，如检查睾丸曲细精管未见生精过程，则非药物治疗可奏效。

3. 湿热淋浊不育

肾与膀胱相为表里，尿道与精道均开窍于前阴，湿浊上犯，容易互相影响，故淋浊之病，足以影响生育。淋浊以湿热为多，前列腺炎亦属中医"淋浊"之范畴，此病有急、慢性之分。急性者尿急、尿频、尿痛、尿黄，尿道有灼热感，甚或尿血。前列腺液检查时会有较多之红细胞、白细胞，甚或脓球。伴发热或寒热交作。治宜清热利尿。可用萆薢渗湿汤（《疡医心得集》：萆薢、薏苡仁、黄柏、滑石、牡丹皮、泽泻、通草、赤茯苓），加蒲公英、苦参、黄芩、栀子等，以清泻实热。急性者若治不及时或不彻底，往往转为慢性。此期可无任何痛苦，或仅有乳白色分泌物从尿道口排出。前列腺液检查，往往有白细胞，多少不一（＋～＋＋＋），而卵磷脂小体却减少（不足＋＋＋），检查时可见前列腺肿大或有压痛。由于炎症的影响，精子活动率下降。此类患者，因患病日久，每有气阴两损之象。治宜健脾、益气、养阴，佐以清利。可用六味地黄汤，以生地黄易熟地黄，加入牛膝、苦参。有乳白色分泌物排出者，重加金樱子、龙骨、牡蛎；口干渴者，加太子参、天花粉；大便干结者，去茯苓，加白芍、枳实；小便黄赤者，加六一散。前列腺炎症消除后，再按证调治。

不孕不育病因较为复杂，上述仅为常见之几种证候，临证时需细心诊察，并要夫妇双方检查清楚，才能了解其症结所在。

妇女不孕症着重调经，所谓"经调而后子嗣"。如月经的期、量、色、质均正常，且无痛经者，通常是有正常排卵之征，乃受孕的首要条件；其次要检查输卵管是否通畅。若上述两项均正常，则交接要适时。《证治准绳·求子·知时》说："一月止有一日，一日止有一时，凡妇人一月经行一度，必有一日絪缊之候，此的候也，……顺而施之，则成胎矣。"絪缊之候，即排卵期，在排卵期行房事，方易受孕，过此期，精子不能与卵子结合，便无孕育之机。平时则宜节欲，所谓"寡欲多男"，房事过多，则肾精过度耗损，尤其是男子，精气清冷，自难孕育。又有些极早期流产，即月经过期几天便流产，往往误以为月经失调之月经后期，古书称为"暗产"，所谓"朔日孕而望日产矣"。这往往是排卵期受孕以后，房事过多，纵欲不节所致，此多为世人所忽略。

又不孕症可受精神心理所影响，房事之际，双方必须心情舒畅，互相协调，才易成孕。《妇人秘科·种子》云："男子胥悦，阴阳交通而胚胎成矣。"男女双方强调交畅、胥悦，说明精神因素很重要。若望子心切，精神紧张，反而影响受孕。常见一些多年不孕的妇女，领养一个孩子后，不久却受孕了，这是解除了精神紧张之效果。

"形不足者，温之以气，精不足者，补之以味。"饮食可以调节机体阴阳的平衡，对生殖也有重要的影响。生殖之精以血肉有情之品进行补益，较为有效。僧、尼戒食肉类，亦是从降低性欲及生殖功能上着眼。此外，生殖与微量元素的吸收也有关，日本最近报道，铜与锰等微量元素对人的生育机能有十分重要的作用。

不孕不育的治疗并无定方，必须因人而施，辨证论治。《景岳全书·妇人规·子嗣类》云："种子之方，本无定轨，因人而药，各有所宜，故凡寒者宜温，热者宜凉，滑者宜涩，虚者宜补，去其所偏，则阴阳和而生化著矣。"世人有置中医理论于不顾，妄以一方一药而概治不孕不育者，又岂能均有效哉？乃借此以欺世盗名敛财者耳！

二、不育症治验

（一）阳痿的中药治疗

阳痿，亦称阴痿，指男子未到衰老期而阴茎勃起障碍，不能行房事者。《灵枢·经筋》篇有"阴痿不用"之词，西医认为阳痿是性神经衰弱，或某种慢性病所引起的。

阳痿的病机以肾阳不足、命门火衰为主，亦可由于劳倦过度、心脾受损或精神因素所致，临床上以前者为多。兹据个人体会，阐述如下。

1. 肾阳不足、命门火衰

原因可能是禀赋阳虚，加上早期斫丧太过（包括手淫、房劳过度），以致阴精耗损，累及肾脏作强之官的功能，这是临床上较多见的一种类型。症见精神不振，肢体疲乏，腰酸膝软，怕冷，四肢不温，小便清长，夜尿频多，阳具痿软不举，不能同房，或有滑精现象。舌淡嫩或淡胖，脉沉细无力或沉迟而弱。

治宜温肾壮阳，可用张景岳之赞育丹（熟地黄、白术、当归、枸杞子、炒杜仲、仙茅、淫羊藿、巴戟天、山茱萸、肉苁蓉、炒韭子、蛇床子、肉桂）加减化裁。余常在此方的基础上，以胡芦巴、破故纸、菟丝子、全蝎等出入其间，同时嘱患者兼用淫羊藿、菟丝子泡酒，饭后饮用适量。坚持服药及饮用药酒一段时间，多可收效。

2. 心脾两虚

疲劳过度，足以影响一时的性功能。若因工作过度倦乏，一时有轻度阳痿现象，只要适当休息，自可恢复。若长期过度疲劳，以致心脾受损，则可见疲乏倦怠，精神不振，性欲淡漠，阳事不举，心悸怔忡，记忆力差，睡眠欠佳，甚或失眠，胃纳欠佳，大便不调。舌淡红、苔薄白，脉弦细。

此因劳累过度，心脾受损，累及肝肾，以致宗筋不用。治宜益养心脾，调补肝肾，可用归脾丸化裁，以菟丝子、肉苁蓉、枸杞子、山茱萸、淫羊藿等出入其间，使心肾相交，肝脾协调，并适当休息，自可慢慢恢复。不宜过用辛燥之品，冀求速效，或反致增病，达不到治疗之目的。

（二）遗精的中药治疗

遗精，指不因性交而精液自行排出者。其中，有梦而遗者称为梦遗，无梦而遗者甚或清醒时而精自出者名曰滑精。前者多由肾阴虚而相火旺，后者则因肾气虚衰而精关不固，但梦遗多以后亦可致精关不固，故本病总属虚损之证。若成年未婚男子或婚后分居日久，每月仅有一两次梦遗者，一般不属病征。正如《景岳全书·遗精》篇说："有壮年气盛，久节房欲而遗者，此满而溢者也。"可属正常情况。

《黄帝内经》对遗精已有描述。《灵枢·本神》篇云："恐惧而不解则伤精，精伤则骨酸痿厥，精时自下。"这是对精神因素所致遗精的一种描述。《金匮要略·血痹虚劳病脉证并治》有"阴寒精自出，酸削不能行""夫失精家，少腹弦急，阴头寒，目眩发落，脉极虚芤迟，为清谷亡血失精"，又有"虚劳里急，悸衄，腹中痛，梦失精，四肢酸疼，手足烦热，咽干口燥"等记载，指出遗精属于虚劳病的范畴。

遗精，在临床上可分为两大类：一为肾气不固，这偏于阳虚为主；一为相火亢盛，这是偏于阴虚为主。治法上，前者需着重补肾固精，后者需着重养阴潜阳，应辨证分别处理。遗精虽以阳虚不固者为多，但若不审病情而概用温补之剂，则误矣。

肾气不固者，症见睡后滑精，甚或清醒时精液也会溢出，间亦可有梦遗，严重者连续多晚均遗，或一晚遗精两三次。同房时则早泄，又或时会阳痿，头晕目眩腰酸，精神不振，身体倦怠，面色苍白，眼眶黯黑，四肢不温，尿频、清长而夜尿多。舌淡苔白，脉沉细迟弱。此肾阳虚衰、精关不固使然。治宜温肾固涩。可用金锁固精丸（沙苑蒺藜、芡实、莲须、龙骨、牡蛎）加金樱子、破故纸、葫芦巴、山茱萸之类。金樱子宜重用，一般可用30克，其具有涩精收敛作用，并有强壮之功，故可作为主药运用。《本草纲目》云金樱子浓煎汁，与芡实粉为丸，名水陆丹，益气补真最佳。并引沈存中笔谈云："金樱子止遗泄，取其温且涩也。"

阴虚火亢者，证见阳事易举，梦泄频繁，睡眠欠佳，记忆力差，烦躁不宁，五心烦热，咽干，便结尿黄。舌红少苔，脉弦数。治宜滋阴泄热，佐以镇潜。可用知柏地黄汤（知母、黄柏、熟地黄、山茱萸、牡丹皮、山药、茯苓、泽泻）加生龙骨、生牡蛎、生龟板、女贞子之类。兹选列两个病例如下。

刘某，男，34岁，已婚7年，未曾生育。青年时曾有手淫史，婚后有早泄情况，间或有轻度阳痿。性欲淡漠，却经常遗精，每周有两三次。神疲体倦，腰酸腿软，面色苍黄，眼眶黯黑，怕冷，四肢不温，尿频清长，夜尿多，思睡，记忆力差。舌淡嫩，苔薄白，脉沉细弱。此乃肾阳虚衰、精关不固之遗精证候。治宜温肾固摄，补气止遗。处方：沙苑子20克、莲须10克、金樱子30克、生龙骨30克（先煎）、山茱萸15克、锁阳20克、芡实30克（先煎）、覆盆子15克、菟丝子20克、党参20克、破故纸15克、五味子3克。嘱服15剂。服药完毕再来诊时，谓精神好转，诸症均减，遗精10天内仅有1次。守上方嘱再服15剂。再次到诊时，谓遗精已基本控制，精神增进，颇具信心。嘱购服金锁固精丸3个月，以资巩固。

陈某某，男，28岁，已婚2年未育。主诉近几年来经常梦遗，每周达两三次，婚后未见好转，有时同房后还梦遗。人体消瘦，精神欠佳，腰酸疲倦，晨起口干，大便干结。自以为身体虚弱，购服补肾成药并炖服温补之品，证候未见改善。曾就诊于某医疗单位，诊为肾虚，处方用肾气丸加减，服后梦遗如故。来诊时按其脉为弦细，重按仍应指，舌面少苔，此乃阴虚阳亢之象。肝肾阴虚为病之本，相火偏亢为病之标。治宜滋养肝肾，佐以收敛潜阳。处方：生地黄30克、知母12克、黄柏10克、山茱萸15克、女贞子15克、牡丹皮9克、泽泻12克、山药20克、金樱子30克、生龙牡各25克（先煎）、白芍20克。嘱先服10剂。药后再诊时谓精神好转，大便畅适，梦遗已减少，10天来只遗过1次。守上方嘱服15剂，服完20多剂后，梦遗已基本控制，嘱服六味地黄丸以资巩固。

从上述两例来看，遗精应诊别肾阳虚或肾阴虚，不能概用温补固涩之品也。

三、先兆流产和习惯性流产治验

（一）中医对妊娠机理的认识

中医学认为妊娠与肾气和冲任二脉有极其密切的关系。"肾主先天"，人体最初的基础物质，是由父母之精血相结合所形成的。精藏于肾，而胞脉系于肾。妊娠之机理，主要在于男女肾气的盛实，使男精女血（卵子）得到有机的结合；反之，如肾气虚衰便难成孕。故《圣济总录》说："妇人所以无子，由冲任不足，肾气虚寒故也。"

中医学所说的肾，包括男女生殖系统的物质功能和与之有关的神经-体液系统的功能。金元四大医家之一的朱丹溪说："父精母血（这里的"血"意指卵子），阴阳交媾，胚胎始凝，胎所居名曰子宫。"这是古人对于妊娠机理简要的描述。溯其根源，无不系之于肾。同时亦与冲任二脉之充盛有关，因"冲为血海，任主胞胎"（见王冰《素问注》）。胎孕既成，则赖母体之气血蓄聚以养之，而脾为后天之本，气血生化之源，故妊娠之始，以至分娩之完成，必须由先天之肾气与后天之脾气相互调摄，方能正常生长发育，庶无殒堕之虞。

（二）导致流产的病因和病机

中医学认为，肾气的盛衰不仅关系到能否受孕，而且可影响整个妊娠期的始终。近代医学家张锡纯的《医学衷中参西录》说："男女生育，皆赖肾脏作强，肾旺自能荫胎也。"又《女科经纶·引女科集略》说："女之肾脉系于胎，是母之真气，子之所赖也，若肾气亏损，便不能固摄胎元。"这是"肾以载胎"说的根据。胎元能否巩固，既在于父母阴精是否强健，同时亦在于是否有人为的耗损，故纵欲伤肾，为导致流产的重要原因。叶天士《女科证治》提出："保胎以绝欲为第一要策，若不知慎戒，而触犯房事，三月以前，多犯暗产，三月以后，常致胎动小产。"《景岳全书》也说："凡受胎之后，极宜节欲以防泛溢……如受胎三月、五月而每堕者，虽薄弱之妇常有之，然必由纵欲不节，致伤母气而堕者为尤多也。"至于习惯性流产，更与肾气不固有关，肾失闭藏，以致屡孕屡堕。这是造成流产的第一点。

气血损伤，不能滋养胎元，以致胚胎不能正常发育，往往也是导致流产的原因之一。清代著名医家叶天士《女科证治》说："妇人有孕，全赖血以养之，气以护之。"气血既要充盛，同时又要互相协调。过寒过热，或七情过度，均可造成气血不和、冲任失调，导致胎漏或胎动不安，即先兆流产，甚或堕胎、小产，即流产。气血赖脾胃以主化和运行，若脾气虚弱，或肝气上逆而犯胃，以致呕恶不食，水谷之精微不足，母体虚衰，亦可间接影响胎孕之长养。故脾虚可致气血不足，气虚不能巩固胎元，血虚不能营养胎儿。这是造成流产的第二点。

由于母体素虚，妊娠以后，劳力过度，或跌仆闪挫，损伤冲任，以致冲任二脉不能维系胎元，因而造成胎漏，甚至小产者，亦所常有。这是造成流产的第三点。

总之，导致先兆流产与流产或习惯性流产的病机，不外乎肾脾、气血、冲任二脉之耗损，而以肾气亏损为主要原因。但是，人是一个整体，各部分之间是互相联系又互相影响的。因此，既要抓住主要病因，又要照顾整个机体。

（三）流产的诊断和防治

在祖国医学中，先兆流产、流产和习惯性流产等一般称为胎漏、胎动不安、暗产、胎堕难留、堕胎、半产、小产、滑胎、胎死腹中等等。其中胎漏、胎动不安相当于先兆流产，暗产、堕胎相当于早期流产，半产、小产相当于晚期流产或早产，胎死腹中是过期流产，胎堕难留相当于难免流产，滑胎相当于习惯性流产。对于各种流产，是有不同的诊断和防治方法的。

先兆流产的主要临床表现有阴道流血、小腹痛、小腹下坠感、腰痛等。上述四种见症，可单独出现，症状亦有轻重缓急的不同，这对于安胎能否有效，也有很大的关系。叶天士《女科证治》说："妊娠心腹痛而下血者为胎动，不痛而下血者为胎漏。"其中出血的多少和出血时间的久暂，与安胎之能否成功，也有密切的关系。如腹痛较剧而持续不止及下血过多者，往往成为难免流产，安胎亦属徒然。《景岳全书》说："若腹痛血多，腰酸下堕，势有难留者，无如用药助其血而落之，最为妥善。"又说："凡气虚血弱无以滋养其胎，或母有弱病，度其终不能成者，不若下之，以免他患。"这指出如属难免流产，则应及早助其排出，以免流血过多、时间过长，反而影响母体。对于先兆流产的诊断，除阴道流血及腹痛情况外，中医还很重视腰痛的情况，因肾以系胞，而腰为肾之外府，腰脊为督脉之所在，故妊娠妇女最忌腰痛，尤其是腰脊部痛连骶骨而兼有下血腹痛之证候者，胎多难安。小腹下坠感是一种气虚的表现，气以摄胎，如脾肾之气不足，不能载摄胎元，则胎常有下坠感。

对于流产的防治，中医是辨病与辨证相结合的。如母体因其他疾病，有引起流产可能者，则应治疗母体疾病，病愈则胎可安；如果只是因为胎气不固，使母体受到影响者，则着重安胎，胎安则母病也愈。元代医学家王海藏说："如因母病而致动胎者，但疗母则胎自安；或胎气不固，或有触动，以致母病者，宜安胎则母自愈。"例如，母体感染外邪以致高热者，往往可以引起流产，此时首先要治好母体的外邪疾患，胚胎便可不致受外邪影响。当然，在治疗这些疾病时，也必须注意维护胎元，更要避用犯胎药物。

胎孕的形成，主要在于先天之肾气；长养胎儿，则在母体后天脾胃所生化之气血。因此，对于先兆流产的治疗，除应以滋肾补肾为主外，同时必须辅之以健脾而调理气血，使肾与脾、先天与后天相互支持，相互促进，以巩固胎元，并适当辨别孕妇身体的寒热虚实，参照用药，效果才能显著。《景岳全书》说："凡妊娠胎气不安者，证本非一，治亦不同，盖胎气不安，必有所因，或虚，或实或寒，或热，皆能为胎气之病，去其所病，便是安胎之法。"基于上述原则，结合临床经验体会，治疗先兆流产立法应以补肾健脾固气为主，参照母体体质的寒热，适当加减用药，多能取效。基本处方是寿胎丸合四君子汤加减：菟丝子25～30克、续断15克、桑寄生15克、阿胶12克、党参25～30克、白术15～25克、荆芥炭6～12克、何首乌30克。

加减法：气虚甚者，加黄芪15～25克；体寒者，加陈艾叶10～15克；血虚者，加熟地黄20～25克；气滞有恶心呕吐者，加春砂仁3～4.5克（后下），或陈皮5克；有热者，加黄芩6～9克，或女贞子15克、墨旱莲15克；腰痛甚者，加金狗脊15～25克或川杜仲15克；腹痛明显者，加白芍15克、甘草6克。

至于习惯性流产，因连续自然流产3次以上，身体必然受到耗损而虚弱，肾、脾、气、血均受到影响，所以要认真调补，即在下次受孕前，便要调理，在调理期间，必须避孕。治疗原则亦以补肾、健脾、补气、养血为主，基本处方以补肾固冲丸为主。

补肾固冲丸（自拟经验方）：菟丝子240克、续断120克、阿胶120克、熟地黄180克、鹿角胶90克、白术120克、党参150克、川杜仲90克、枸杞子120克、巴戟天120克、当归头90克、砂仁20克、大枣肉50枚、吉林红参30克。

制法和服法：研细末，炼蜜为丸。每次6克，每天两次。连服3个月为1个疗程，月经期停服。

如属难免流产，应及早设法助其排出，方药可用四物汤加味：当归15克、川芎9克、赤芍12克、生地黄25克、牛膝20克、益母草30克、枳壳12克。

如属死胎，可用脱花煎加芒硝：当归25克、肉桂3克、川芎9克、川牛膝15克、芒硝15克（后下）、车前子9克、红花3克，以助其速下。

加减法：气虚者加黄芪25～30克，阴虚者加熟地黄15～20克。

至于有些无明显停经史，只过期十天八天便流产的，中医学称为暗产，往往为患者所不觉，误以为月经不调或偶然月经过多所致。叶天士《女科证治·暗产须知》说："惟一月堕胎，人皆不知有胎，但谓不孕，不知其已受孕而堕也。"《景岳全书》也说："……朔日孕而望日产矣，随孕随产，本无形迹，盖明产者胎已成形，小产必觉，暗产者胎仍似水，直溜何知。"当然，这种早期流产，现在可以通过对排出组织物检查来确诊，但还是容易为人所忽略，故而要认真对待。

流产的预防，必须注意妊娠期保健，包括以下几个方面：①孕后禁止房事，以免扰动子宫，影响冲任。②勿过度用力劳动。③勿坐盆洗浴。④避免七情过度，特别是不可暴怒。⑤不宜过食寒凉、辛热、泻下等品，犯胎之物尤应避免。⑥避免跌仆闪挫。

（四）体会

（1）胎孕之形成。中医理论认为主要在于先天的肾气，而长养胎儿又赖母体后天脾胃生化的气血所滋养，故安胎应以补肾健脾、益气养血为主，并结合孕妇体质的寒热虚实，适当加以用药。如出现阴道流血者，应加止血药，以荆芥炭或棕炭较好。

（2）补肾安胎的药物。个人的体会应以菟丝子为首选，作为主药而加以重用。《本草正义》说："菟丝子多脂微辛，阴中有阳，守而能走，与其他滋阴诸药之偏于腻者绝异。"《食鉴本草》谓其能"益体添精，悦颜色，黑须发"。它对于安胎和去面部黯斑，效果是比较理想的。补气健脾药中，党参是首选之品，《本草正义》谓其"健脾而不燥，养血而不滋腻，能鼓舞清阳，振动中气而无刚燥之弊"。故菟丝子、党参二味，应列为首选药物加以重用，必要时可适当再加用吉林红参。

（3）补血之药，则以熟地黄、阿胶、何首乌、桑寄生、枸杞子为佳，且其有滋肾安胎作用。不宜用当归、川芎等辛温"走而不守"之品，特别是在有阴道流血期间，更应禁用，用之往往增加出血量。

（4）习惯性流产者，由于流产3次以上，不仅肾气不固，而且气血损伤，故要在下次妊娠前进行调理，使身体健壮后再行受孕，可免再出现先兆流产或流产之弊。

（5）至于难免流产及过期流产，则应及时助其排出，以免流血过多，影响母体。

（6）为了避免引起先兆流产与流产，孕后必须避免房事，这是甚为重要的。中医学对于"节欲以防病"极为重视，尤以妊娠期间为然。

四、安胎应补肾而固冲任

胎漏、胎动不安，西医称为先兆流产。既已出现流产的先兆，则胚胎能否稳固存活，便难以预料。有可安者，有不可安者，这主要视胎儿是否仍在宫内存活及病情发展趋势如何而定。本病的主症是阴道流血，其次为腹痛、小腹下坠感、腰骶酸痛。阴道流血的多少、久暂及血的颜色，对诊断与预后的影响很大。流血多如月经量，时间超过1周，血色由鲜红转为咖啡色或黯黑色，伴有下腹痛且频发或加剧、下腹坠胀及腰酸痛明显者，为病情增进，可发展为难免流产，中医称为胎堕难留。若出血量不多、时间不长，并无腹痛腰酸等症者，尚可及时调治；若流血渐少而停止，经B超检查证明胎儿尚存活者，则胎孕可安。经适当调理，自可继续健康成长至正常分娩，产后也不会有任何不良影响。

导致胎漏、胎动不安的原因很多，不仅与孕妇的身体有关，而且与丈夫精气的盛衰亦有密切关系。精子虚弱不健、近亲婚配、遗传性疾病或染色体异常，或双方血型不相合，足以影响胚胎的发育成长而导致早期流产。丈夫精液不正常者，应于孕前调治而预防。三代以内近亲不能结婚。遗传性疾病或染色体异常可通过婚前检查等加以预防。若双方血型不相配，孕后则必须从母体方面调治以补偏救弊。

胎漏、胎动不安原因虽多，但往往因孕后3个月内没有禁止房事而发病者占多数。房劳伤肾、耗损肾气是诱发本病的一种重要因素。肾气受损，则冲任不固，不能固摄胎元，故补肾、固冲任是安胎的主要治则。除房事不节之外，可以影响胎元者，有虚、实、寒、热之不同，临证应加诊别。《丹溪心法·金匮当归散论》中提出"白术、黄芩为安胎之圣药"，认为"妇人有孕则碍脾，运化迟则生湿，湿而生热……白术补脾燥湿，黄芩清热故也"。因此，后世有误以为湿热是伤动胎气之主因者，动辄以白术、黄芩为安胎之主药，殊多谬误。夫胎孕之形成，在于"两神（精）相搏，合而成形"，精藏于肾，生殖之精正常，主要在于肾气充盛。成孕之际，固然赖父母肾精之壮旺而相结合；受孕以后，仍借母体肾气之充盛封藏以支持其安稳地发育成长。正如《医学衷中参西录》所说："男女生育，皆赖肾气作强，肾旺自能荫胎也。"肾气盛则冲任固，自无胎漏、胎动不安之虞。导致肾气虚弱的原因有内因、外因，以及寒、热之不同。内因，如素体肾虚，或平时房劳过度，耗损肾气；外因，如孕后跌仆闪挫。至于孕后不节房事，则与内因、外因均有关系了。孕后感受寒邪，足以凝碍肾气之运行。过食辛热或感受邪热，可灼伤胎脉而溢血。凡此均能影响肾气而伤及冲任，肾失闭藏，冲任不固，则可导致胎漏、胎动不安，甚或发展为堕胎、小产。故安胎之基本原则，重在补肾以固冲任。冲任之本在肾，补肾之品，多能固补冲任；肾虚之中，又应辨别其偏于阴虚还是阳虚，其中又有寒热之差异。肾阴虚者易致虚热内生，肾阳虚者可致阳虚生内寒。胎漏、胎动不安固然以肾虚为主，但与气虚失摄也有关系。故立方命药，既要固肾安胎，也要补气摄血。余常以寿胎丸合四君子汤为主，随证加减。以菟丝子、党参为君，各重用至30克左右。菟丝子味辛、甘，性平，治肾虚体弱，可平补肾阴肾阳，补而不燥，滋而不腻，为安胎之首选药物，被《神农本草经》列为上品，主"续绝伤，补不足，益气力，肥健人"，为广泛之补益药，并有去面部黯斑、美容颜之功。党参味甘性微温，有补气益血的作用，且能和脾胃而促进新陈代谢。二味一补肾，一补脾，肾主先天，脾主后天，肾脾合治，先后天、气血双补，从先天以固胎元，从后天以养胎体，故以二药为主药。其余桑寄生、续断、阿胶并有补肾、安胎、养血、止血之功，白术、茯苓、甘草具有健脾和胃之力，作为臣佐之品。近据药理研究，茯苓对增进人体免疫功能较好，又有安神镇静作用。但世人有谓其利水渗湿而不敢用于早期妊娠者，殊属误解。不知茯苓之能渗湿利水，是通过健运脾气之作用，其属于补益之药，与木通、滑石、猪苓之通利者不同。古人谓"茯苓能通胃阳"，又谓"胃阳虚者，参、苓必进"，可见茯苓乃健理脾胃之品，不特对妊娠无损，且有一定的补益安静作用，故妊娠恶阻用小半夏加茯苓汤有效，亦用其通胃阳而兼镇静之意。在上述基本处方中，亦宜随证加减，如：出血较多者，可选加鹿角霜、艾叶、棕榈炭、侧柏叶、地榆等以加强止血之效；阳虚内寒者，可选加破故纸、巴戟天之类；阴虚内热者，选加墨旱莲、黄芩、女贞子等；小腹下坠者，可重加黄芪及少量升麻以升提阳气；大便干结者，改用山药代茯苓为佳，因山药能滋养脾之阴，并选加生地黄、肉苁蓉、火麻仁以润肠，配伍枳实行气以通便；口干唇燥者，以太子参易党参，去白术加麦冬、玉竹以生津润燥；舌苔黄而内热明显者，加黄芩、竹茹、芦根等以清热生津；夜尿多者加覆盆子、益智仁。由于各人的体质不同，除主证以外，临床伴发的证候也不一样，在主方之中，必须随证加减，不能固执一方而不变。正如《景岳全书·妇人规·安胎》云："凡妊娠胎气不安者，证本非一，治亦不同，盖胎气不安，必有所因，或虚或实，或寒或热，皆为胎气之病，去其所病，便是安胎之法，故安胎之方不可执，亦不可泥其月数，但当随证、随经，因其病而药之，乃为至善，若谓白术、黄芩乃安胎之圣药，执而用之，鲜有不误矣。"中医治病，重在辨证，安胎亦不例外。

　　胎漏、胎动不安以阴道流血为主症，首宜及早止血。凡辛温动血活血之品，均非所宜，故在出血期间，当归、川芎等均不宜用。芎、归虽可补血，但辛温助阳，走而不守，用之往往增加出血，不仅不能达到补血之目的，反可加重病情。《本草正》当归、川芎条云：当归"气辛而动，故欲其静者当避之""芎、归俱属血药，而芎之散动，尤甚于归，……散则有余，补则不足"，故胎漏、胎动不安之证，川芎、当归等药，当慎之、避之。凡欲养血以安胎者，除桑寄生、阿胶外，制首乌、枸杞子、黄精、熟地黄、红枣、乌豆衣等较为适宜。若认为熟地黄、黄精滋腻，可配伍少量砂仁，则既可减少其滋腻，又可和胃安胎。本病除妊娠所禁之药当避用外，生薏苡仁、绿豆、鲜葛根等亦不宜用。据现代研究，薏苡仁有抑制癌细胞的作用，可能对胚胎的生长会有影响，故体弱之孕妇，服用薏苡仁以后会出现先兆流产证候。大量服用绿豆亦可致堕胎，鲜葛根对心功能有很强的抑制作用，这些日常食品对早孕均非所宜，这是个人的经验和体会。

安胎除药物治疗外，卧床休息是很重要的。此外，精神因素也有很大关系，心情过于紧张，可使出血延长或反复出血，故必须安定患者的情绪。总之，安胎之要，着重一个"静"字，药性宜静不宜燥，身体宜静不宜动，情绪宜静不宜躁。辅助检查除尿检和B超外，一般也不宜做妇科检查。若就诊前未用过黄体酮者，则不必使用，倘就诊前已使用者，可续用一段时间，俟服中药几天后，黄体酮可逐渐减量停用。中药安胎效果是较好的，除按上述原则用药外，脾肾两虚者可兼服滋肾育胎丸（本人经验方，由广州中药一厂生产），常规使用。如服滋肾育胎丸觉燥热者，可同时服六味地黄丸，则效果较满意。

五、妊娠恶阻治验

妊娠6～12周，往往会出现恶闻食气、择食、厌食，或嗜酸咸杂物，同时有恶心呕吐，尤以晨起为明显，伴体倦懈怠，或头晕思睡等，这些现象，古代医家称为"恶阻"，即恶心阻隔饮食之意。其原因西医认为是人体内激素变化所致。但近来国外一些学者认为是早孕时机体排斥食物中的有害成分，以保护胚胎不受伤害的一种方式。此说可供参考。孕妇如果食后即行吐出，不能进纳饮食物，且持续时间较长，以致体液耗损，缺乏必要的营养，肌体消瘦，眼眶凹陷，小便量少，甚则出现酸中毒情况者，此为妊娠恶阻之重症，不仅影响母体健康，更可累及胎儿的发育成长，必须及早治疗。若呕吐剧烈，且持续时间较长，应注意是否是葡萄胎，必要时可考虑终止妊娠以免害及母体。

一般的妊娠反应，仅为食欲不振、择食、嗜酸辣、恶心，或晨起干呕，妊娠3个月后多能自行减轻及消失。若有明显的恶心呕吐，影响进食，则属于妊娠恶阻，经适当的治疗，也可在妊娠3个月左右缓解。但亦有持续时间稍长者，可因人的体质而异，且与精神因素有关。如心情紧张或抑郁不乐，则恶心呕吐症状较明显或持续时间延长，因肝气郁结，容易上逆而致呕吐。

本病可分为轻症和重症。前者适当调理即可减轻或控制，后者宜中西医结合共同处理，以免影响母体健康及胎儿的成长，兹分别阐述如下。

1. 妊娠恶阻轻症

初期仅有恶闻食气、恶心、晨起干呕、择食、嗜酸咸食物等妊娠反应，但仍可进食，不会食入即吐，身体营养尚可维持，不需要药物治疗。只要从生活、饮食加以调理，务使心情舒畅，生活有序，注意休息，选择有营养而易消化之品，并随其所好，少食多餐等，妊娠反应之情况可逐渐减轻，12周之后，便可自行消失。若出现厌食、呕恶，偶尔食后便吐，则需及时治疗，以免病情发展。辨证治疗如下。

（1）肝胃不和：平素脾胃虚弱，妊娠以后，血海不再下泄，冲脉之气容易上逆犯胃，胃失和降，反随冲气而上逆，故恶心呕吐。由于脾虚失运，故纳差、厌食，食后也会吐出，或虽不进食，也会呕吐清涎，体液耗损较多，渴而不欲饮。由于进食不多，故精神疲乏，怠惰嗜卧，或便溏下畅。舌淡，苔白，脉细滑或弦细滑。治宜健胃和肝止呕。可用桂枝汤合小半夏加茯苓汤：桂枝、白芍各15克，生姜9克（或用生姜汁6克和药更佳），炙甘草6克，大枣10枚（切），法半夏12克，白茯苓25克。

桂枝汤既能调和营卫，亦可调理肝脾，故《金匮要略》用治恶阻。余常以其与小半夏加茯苓汤合并使用，效果尤佳。有人认为半夏会犯胎，其实经过炮制者已去其毒性，且与生姜合用，便无犯胎之虞，从临床上观察亦未发现有犯胎之例。《金匮要略》有"妊娠呕吐不止，干姜人参半夏丸主之"之文。半夏与生姜同用，以治妊娠呕吐是有效的。生姜不仅能祛寒健胃止呕，且能抑制半夏之毒性。茯苓既能健脾去湿，又可镇静安神并增强免疫功能，其渗湿作用，是通过健脾以运化水湿之结果，用之对妊娠并无影响。

（2）脾虚胃弱：脾失运化，胃失和降，则妊娠呕吐会较明显。本证型孕妇多表现为面色萎黄，肢体疲乏，口淡，呕吐清涎，舌淡，苔白，脉细滑。治宜健脾和胃，降逆止呕。可选用香砂六君子汤加柿蒂、灶心土：党参、茯苓各20克，生姜、炙甘草各6克，白术、法半夏各12克，大枣10枚（切），广木香（后下）、砂仁（后下）、陈皮各5克，柿蒂15克，灶心土30克（如无灶心土，可用赤石脂代）。

香砂六君子汤具有健脾和胃止呕之功，柿蒂味苦性平，有止呕、止呃作用。灶心土味辛性微温，具镇呕之效。全方共奏健脾和胃镇呕之功。

2. 气阴两亏之恶阻重症

上述证候如进一步发展，呕吐频频，饮食难进，耗气伤津，营养缺乏，则可致气阴两亏之重症。临床上除食入即吐外，体内之水液、黏液亦可吐出，甚或吐出物有胆汁及血液混杂其中，患者精神萎靡，两目无神，形体消瘦，眼眶下陷，口干少尿，舌红少津，苔黄干或花剥或无苔，脉弦细滑数。如检查尿酮体阳性，则为代谢性酸中毒之征。宜中西医合治，一方面静滴补液，以调整机体酸碱度平衡；另一方面用中药益气养阴，兼和胃降逆以止呕。可选用生脉散加鲜竹茹、石斛、代赭石：生晒参9克，五味子3克，麦冬、鲜竹茹、石斛各15克，代赭石25克。

方中生晒参益气生津（或用太子参30克亦可），麦冬益阴润燥，五味子与生晒参、麦冬配伍，增强敛气生津之效。但五味子不宜重用，因其有收缩子宫的副作用。鲜竹茹清胃热而止呕，代赭石重镇止呕，石斛滋养胃阴。全方共奏益气生津、镇静止呕之功。少量频频饮服，具有益气生津止呕之效。同时可适量进食粥水米饮，以培养胃气，补充水分和营养，维持胎孕之需要。

妊娠恶阻是妊娠期特有的病症，与怀孕后发生的生理变化有密切关系，也和妇女怀孕所引起的情绪反应有关。过度的精神紧张、兴奋、焦虑、忧郁或恐惧，可影响肝、脾、肾的疏泄，运化和封藏功能，以及气机的升降，导致胃气上逆。因此，除药物治疗外，还应施以情志疏导，使其认识妊娠的特殊生理，不必过于忧虑，则事半功倍矣。

六、妊娠腹痛治验

妊娠腹痛是妊娠病常见病症之一，后世不少医著误称为"胞阻"。查《金匮要略·妇人妊娠病脉证并治》共有三条经文提到妊娠伴有腹痛之证候。第一条经文云："妊人怀妊六七月，脉弦发热，其胎愈胀，腹痛恶寒者，少腹如扇，所以然者，子脏开故也，当以附子汤温其脏。"这是下焦虚寒的一种妊娠腹痛。第二条经文云："师曰：妇人有漏下者，有半产因续下血都不绝者，有妊娠下血者。假令妊娠腹中痛，为胞阻，胶艾汤主之。"这条经文主要提出几种阴道下血的鉴别诊断：第一种是月经病的漏下；第二种是小产后的下血不止；第三种是妊娠下血；第四种是妊娠下血而兼腹痛，属于胎不安的范畴，其机理是胎脉阻滞所致，故称为胞阻。最后一种用"假令"二字以引出下文，意即承上述三种阴道出血为前提而伴有腹中痛。胎动不安的调治，首先要止血以安胎，故用胶艾汤为治。本条经文，既做出鉴别诊断，又落实到妊娠下血伴腹痛之胎动不安的治疗。胶艾汤以阿胶、艾叶养血止血安胎，四物汤补血益冲任，甘草和中缓痛。原方水、酒合煎，以便将各药的有效成分溶解，合奏补血止血安胎之效。以方证病，可见胞阻是有阴道出血的，不单是妊娠腹痛，其理甚明。第三条经文云："妇人怀娠，腹中疞痛，当归芍药散主之。"这是单指妊娠腹痛而言，其主因是血虚脾虚而兼有湿邪阻碍之故。综合三条经文来看，第一条是指虚寒凝滞之妊娠腹痛；第二条着重鉴别诊断，并指出妊娠下血而兼腹痛的方药治疗；第三条指出血虚妊娠腹痛之方治。可见第二条经文所言之胞阻，并非单纯妊娠腹痛也明矣。其后《诸病源候论·妇人妊娠病诸候》中有"妊娠腹痛候"和"妊娠小腹痛候"，均未称之为胞阻，而于"妊娠漏胞候"中则说："亦名胞阻，漏血尽则人弊也。"可见《诸病源候论》仍认为胞阻是有漏血的，而于单纯妊娠腹痛却不称为胞阻，其定义与《金匮要略》文意相同。后世未深究仲景之文理及治法，致误把单纯妊娠腹痛称为胞阻，有加以纠正的必要。

妊娠腹痛是指妊娠期出现小腹痛，并没有阴道下血，但要与各种妊娠病而伴有腹痛者相鉴别。其一是胎动不安，即先兆流产，主症是阴道少量出血，伴有小腹坠痛，或腰酸，多见于早期或中期妊娠。妊娠腹痛多见于妊娠中晚期，且无阴道流血。其二是堕胎小产，每有阵发性下腹痛，其痛逐渐加剧、加频，阴道出血量较多，伴有血块，并有胎块排出，若胎块排出不全，则出血时间比较长。其三是异位妊娠，停经后有一侧少腹隐痛，至6～8周左右，突然下腹剧痛，面色苍白，汗出肢冷，阴道有少量流血，而体内却大量出血，腹部胀满，脉沉细欲绝，呈休克状。其四为胎盘早剥，于妊娠晚期（28周后）发生，在剧烈腹痛的同时伴有阴道流血，其诱因常为外伤或腹部受撞击。其五是妊娠合并盆腔炎，往往妊娠后即感腹痛，持续不断，从早孕期直至晚期仍存在，与妊娠腹痛相类似，必要时可做B超检查以助诊断，同时可了解其未孕前是否有盆腔炎病史。此外，还要与内科之胃肠病或外科之阑尾炎等鉴别。

妊娠腹痛之原因以血虚气滞者居多，其次则为下焦虚冷，以致胞脉阻滞或失养，尚未影响胎元。

1. 血虚气滞证

多发生于妊娠中晚期，此时胎体长大，一方面亟须血气滋养，另一方面胎体又会阻碍孕妇气机升降。患者多素体气血不足，脾肾较虚。孕后血以养胎，气以载胎，而血赖气以运行，血虚则胞脉失养，气虚则胞脉运行不畅，气血阻滞，不通则痛。《张氏医通·妇人门·胎前诸痛》云："腹痛，或发或止，名曰胎痛，属血少。"江之兰的《医津一筏》云："虚痛虽有气血寒热之分，然皆主于气郁，气不滞则痛无由生，气虚则气行迟，迟则郁滞而痛。"说明此证型之妊娠腹痛之机理为气血郁滞，其临床表现为腹部膨胀疼痛，扣之有声响，扪之无硬块（除胎儿以外），无阴道流血，往往面色黄滞，或心悸短气，睡眠欠佳，大便不畅，舌淡苔白，脉沉细滑或兼弦。治宜养血健脾、行气止痛安胎。可用当归芍药散加减。

当归芍药散（《金匮要略》）：当归9克、白芍18克、川芎9克、茯苓12克、白术12克、泽泻15克。杵为散，每次服3克，酒和，每天3剂。

余曾以本方为主，治一典型之妊娠腹痛：康某，36岁，干部。原发不孕病史，经中药调治后妊娠，形体较胖，属脾虚痰湿之体质。孕至六个多月时，腹部胀痛明显，入住某医院，经西医药调治一段时期未效，邀余会诊。症见腹部膨胀，扣之有音。自觉疲倦，纳呆，舌淡苔白，脉沉细滑。乃血虚脾虚、气滞郁湿证，以当归芍药散为主加味治疗。处方：当归9克、白芍15克、川芎9克、白术12克、茯苓15克、泽泻12克、砂仁3克（后下）、广木香5克（后下）、桑寄生15克。水煎服，分两次饮下。服用3剂后，腹部胀痛大减，间有嗳气，嗳气后则舒。继仍以当归芍药散为主，加入藿香9克、佛手9克、枳壳5克、桑寄生15克。再服3剂，大便较畅，有矢气，腹部胀痛全消。其后足月剖腹产一男婴，婴儿发育良好，随访至2岁多甚健。

2. 下焦虚冷证

患者素体阳虚，寒从内生，血为寒凝，不能温运胞脉以养胎，胞脉失养，因而腹部疼痛，自觉下腹有冷感，带下清稀量多，面色苍白，口淡纳呆，四肢不温，身体怕冷，疲乏无力，腰膝酸冷。舌淡红，苔白润，脉沉细缓滑。治宜温经散寒护胎。妊娠腹痛之由于下焦虚寒者，《金匮要略》提出，以附子汤温其脏，原文未列出具体方药。我认为可选用《伤寒论》之附子汤。

余曾治一妊娠腹痛之属于寒邪凝滞者：余某，32岁，郊区农民。平素气血俱虚，饮食喜热，不任寒凉，孕3、产1、流产1，本次为第三孕，孕后恶阻不能食，常吐白沫，口淡，喜嚼咸辣物品，身体羸弱，面色苍黄，大便溏薄，孕至4个月后，常觉下腹冷痛不适，嗳吐清涎，带下清稀，舌淡红，苔白，脉细缓弦滑。诊为下焦虚冷，师仲景附子汤意，用温经散寒之剂为治。处方：破故纸15克、党参25克、茯苓20克、炒白芍15克、桂枝12克、炙甘草6克、煨姜9克。服5剂后，腹痛缓解，余症亦渐除。后考虑其气血俱虚，继用圣愈汤加艾叶、砂仁以善其后。寒邪既去，气血渐复，腹痛未再发作，足月时顺产一女婴，母女平安。

妊娠腹痛与平素体质有一定关系，亦与孕后不注意饮食有关。如过食生冷寒凉，足以致胞脉滞而发生下腹疼痛，尤其是平素脾肾虚弱或气血不足者更宜注意。气血得温则行，遇寒则凝。气血运行不畅，致令胞脉阻滞、胞宫失养，因而腹痛。总之，妊娠腹痛以血虚气滞为多见，风寒内阻也是原因之一。多发于妊娠的中晚期，那时胎体渐大，容易阻碍中下焦气机之升降，因而诱发本病。至于有些妇女孕后稍感腹部不舒者，特别是初孕妇女，常有此种感觉，不属本病范畴，这种不适感，经过一定时间适应以后，多会消失。

七、妊娠水肿与羊水过多

妊娠中后期（16周后），由于胎体渐大，脾肾之运化敷布功能失调，以致水湿泛滥，流于肌肤，因而下肢肿胀，甚或延及面目全身，称为妊娠水肿，古称"子肿"。轻者仅见足部浮肿，按之陷而随起，小便尚正常者，古名"子气"。若胎膜内蓄积水液过多（超过2000毫升），以致腹大异常，压迫横膈，引起胸膈胀满，甚或喘息不得卧者，称为羊水过多，古称"胎水肿满"，或称"子满"。倘治不及时，可致胎死腹中（约占25%）。此乃妊娠病的一种重症，应及时诊治或处理。若经B超等确诊为胎儿畸形的，宜终止妊娠。

妊娠水肿及羊水过多均与脾肾有关。脾主运化水湿；肾与膀胱相为表里，而主通调水道。如脾肾虚弱，运化疏导不利，则聚水而为病，可致羊水过多，西医对其原因尚不明了，但认为可有胎儿畸形之虞，这与我国古代的认识是相同的。《胎产心法·子肿、子气、子满》云："生子手足软短有疾，甚至胎死腹中。"故应加以重视。

若妊娠至七八个月，由于胎体长大，碍气机之升降，只见足部浮肿，而休息后自消，血压正常，无蛋白尿，亦无其他全身症状者，则属正常范畴，可不加治疗，分娩后浮肿自可消退。

辨证论治重在分辨虚实，虚证之水肿按之下陷，而实证则随按随起，以此为辨。处方用药之际，应注意维护胎元，药性峻猛或有毒之品，要避免使用或慎用，以免伤胎。

1. 脾虚妊娠水肿

患者素体脾虚，孕后过食寒凉生冷，抑遏脾阳，运化失职，以致水湿停聚。妊娠四五个月后，胎体渐大，妨碍脾胃之升降，停聚之水湿流溢于四末肌肤，故其肿胀始于下肢，甚则遍及面目全身，肤色淡黄或㿠白，胸闷气短，口淡纳呆，大便溏薄，小便量少。舌质淡嫩，边有齿印，苔薄白，脉缓滑无力。治宜健脾利水。可用白术散 [《全生指迷方》：白术25克、茯苓20克、大腹皮15克、橘皮6克、生姜皮20克（此为本人之常用量）] 加茯苓皮30克、砂仁6克（后下）、炒扁豆25克。煎水内服。本方以白术健脾燥湿为主，兼有安胎之功，故宜重用，加茯苓皮则兼有渗湿利水之效。砂仁化气安胎，炒扁豆健脾去湿。脾气健运，自能升清降浊，则浮肿渐消。若过用利尿之品，特别是生薏苡仁之类，则会影响胎元，宜加注意。

外治法：陈皮30克、生姜皮60克，煎水熏洗足部，可帮助消肿。

2. 肾阳虚衰妊娠水肿

患者素体肾阳不足，孕后肾以系胞，更增加其负担，肾阳倍感虚弱，失于温运敷布及化气行水，不能通调水道而下输膀胱，以致水湿泛溢而为水肿。孕后数月，渐见下肢面目浮肿，按之陷下不起，心悸气短，下肢寒冷，腰腿酸软无力，小便短少不利，舌淡，苔白润，脉沉细滑，尺脉弱。治宜温阳化气行水。可用肾气丸（《金匮要略》：附子6克先煎、桂枝12克、熟地黄15克、山茱萸15克、山药20克、茯苓20克、泽泻15克、牡丹皮9克），改作汤剂，加减运用。阳虚不任寒凉者，去牡丹皮加白术20克、陈皮5克以健脾行气。附子用量不宜过重，一般以6～9克为宜，且宜久煎，使药性纯和，减少毒性，俾能温煦肾阳，而不影响胎元。

3. 气滞妊娠水肿

患者平素忧郁不舒，气机不畅。孕后胎体渐大，影响气机升降，水湿凝聚。四五个月后，下肢开始浮肿，但皮色不变，按之随起。伴头晕头重，胁腹胀满，胃纳欠佳，大小便不畅。舌色黯红，苔白腻，脉弦滑。治宜理气行滞、健脾化湿。可选用茯苓导水汤 [《医宗金鉴》：茯苓20克、猪苓10克、砂仁5克（后下）、广木香5克（后下）、陈皮5克、泽泻2克、白术15克、木瓜10克、桑白皮12克、苏叶9克、槟榔9克〕加减化裁。

4. 妊娠羊水过多

羊水过多过少，均属妊娠病理。羊水超过2 000毫升者为过多，不足300毫升者为过少。羊水不是静止不动或不变的，它是与周围组织保持动态平衡而活动着的液体，随着妊娠发展到不同阶段而有所增减。胎膜对羊水的产生和吸收起着重要作用，其机理中医认为与脾肾之功能有关，脾主运化水湿，肾主气化与排泄水液，亦主胞胎，妊娠以后，羊水之多少，由脾肾加以调节。若胎儿畸形，亦可导致羊水过多。晚期可发生胎位异常或早产。孕妇由于羊水过多，子宫过度膨大，压迫横膈上升，除腹部胀痛以外，每致呼吸困难而喘促，不能平卧，心悸，唇颊青紫，下肢浮肿，行走不便，厌食，消化不良，大小便不畅，下肢静脉曲张，舌淡胖，苔白厚腻，脉沉滑数无力。急宜降气安胎，健脾化湿。可用全生白术散加龙骨、牡蛎、苏子、杏仁，药量宜增大：白术30克、茯苓25克、茯苓皮30克、大腹皮20克、生姜皮25克、陈皮6克、生龙骨20克、生牡蛎20克、苏子12克、北杏15克。

上方除全生白术散健脾渗湿外，龙骨、牡蛎取其沉潜重坠，配伍苏子、北杏以降气逆。甚者可加甜葶苈、车前子。羊水过多，端赖脾肾之运化调节，不能纯用利尿药以强利之。余曾治一中年孕妇6个多月时因慢性羊水过多，胸腹胀满，喘促不宁，行、坐均感困难，更不能平卧，原在某医院住院，车送我院会诊。除见到上述证候外，兼有心悸，唇舌色紫，舌质淡胖边有齿印，苔白厚腻，脉弦细数无力。诊为脾虚湿盛之胎水肿满，于上方加藿香12克、谷芽30克、绵茵陈15克以化浊行滞。嘱其煎剂慢慢频服，不拘时少量饮下，有时一天煎服2剂。经过1周的调治，诸症渐减，大小便畅利，至7个多月时早产一女婴，母女平安，且无畸形。凡遇慢性羊水过多者，余均用此法加减治疗，效果尚满意。

八、妊娠合并全身病治验

妊娠是一个特殊的生理过程。由于妊娠期母体发生生理改变，因此早孕时会出现恶心、食欲异常、疲倦思睡等，称为早孕反应。妊娠早期也会出现恶阻、胎漏、胎动不安；妊娠中期会出现子晕、子肿、子痫，甚或胎死腹中等。这些是与妊娠直接有关的疾病。此外，妊娠期也较易合并某些全身病，这些疾病亦可能影响到正常妊娠的进行。诊疗时既要注意全身病，也要考虑其与妊娠的关系，即要及时治疗全身病，同时尽量使之不影响胎儿的生长发育，使母体与胎儿均健康，这是诊治孕妇疾病的要点之一。兹将妊娠期常见的几种合并病的诊疗要点简述如下。

（一）子淋

子淋即妊娠合并泌尿系感染，这是最常见者。《诸病源候论·妊娠患子淋候》云："淋者，肾虚膀胱热也。肾虚不能制水，则小便数也。膀胱热则水行涩，涩而且数，淋沥不宣。妊娠之人，胞系于肾，肾患虚热成淋，故谓子淋也。"胞络者系于肾，孕后赖气以系胎、载胎，肾又与膀胱相为表里，而膀胱在胞宫之前，胞宫增大压迫膀胱，影响膀胱之气化，故易致尿频、尿急。由于此时肾气要重点维系胎元，故对膀胱气化之功能便受到影响，御外能力下降，易感染外邪，故曰肾虚；泌尿系受感染发炎而小便频数淋沥，甚或黄赤热痛，故曰膀胱热。由于本病发生于妊娠期，故称子淋，以别于平常之泌尿系感染。子淋之甚者，可出现尿血及腰痛，多见于现代所称之妊娠合并肾盂肾炎。妊娠期前阴出血，应鉴别是阴道出血还是尿道出血，前者应警惕先兆流产，后者为泌尿系感染。《医宗金鉴·妇科心法要诀》云："尿血出自溺孔，胎漏出自人门。"这是需要检查、观察加以鉴别的。

本病治法以清热益阴通淋为主，一般可用导赤散合六一散加减。虚者可用知柏地黄汤加减，气虚者可加入黄芪以益气。但不宜用生薏苡仁、防己等对胎儿有影响之利尿药。

（二）妊娠心痛

妊娠心痛指孕妇时觉胸部闷痛或突发剧痛，乃妊娠合并心脏病的临床表现。《诸病源候论·妊娠心痛候》云："夫心痛，多是风邪痰饮，乘心之经络，邪气搏于正气，交结而痛也。若伤心正经而痛者，为真心痛。心为神，统领诸脏，不可受邪，邪若伤之，朝发夕死，夕发朝死。若伤心支别络而痛者，则乍间乍盛，休作有时。妊娠之人，感其甚者痛不已，气乘胞络，伤损子脏，则令胎动。"各类型心脏病的育龄妇女怀孕之后，由于循环血量增大，心脏的负担也加重，容易导致心功能不全，而引起各种严重的后果。阎纯玺《胎产心法》说："妊娠心腹急痛，烦闷面青，冷汗气绝，血下不止，其胎上冲者，不可治也。"这主要是指原有心脏病的孕妇，孕后心脏不胜负担而发生心力衰竭或血管栓塞、心肌缺血等危候。故凡有较严重心脏病的妇女，都不宜妊娠。如避孕失败，亦应及早终止妊娠，最好在孕12周内行人工流产。因为胎儿愈大，孕妇的心脏负担愈重，风险愈大。若心脏病较轻，心功能为Ⅰ级或Ⅱ级，无其他并发症者，尚可担负妊娠，但亦要密切观察。孕妇宜多休息，避免情绪激动，少进盐味及肥腻，以多食鱼类为佳。治之以益气养血为主，佐以活血。可用归脾丸加减。有痰者可用陈夏六君子汤化裁；间有轻微心绞痛现象者，可用朝鲜人参、田七等分为末，每次冲服1.5克，每天3次。

（三）感染时气

时气，指四时不正之气，人有感冒发热等病症。《诸病源候论·妊娠时气候》云："四时之间，忽有非节之气，……一气之至，无人不伤，长少虽殊，病皆相似者，多挟于毒，言此时普行此气，故云时气也。妊娠遇之，重者伤胎也。"这概括了中医所称之伤寒、温病、瘟疫等外感流行病，包括现今所谓流行性感冒在内。时气所致的病很多，应按中医对伤寒、温病的辨证规律施治，主要是及早治疗，避免采用犯胎之方药，并尽可能注意护胎。因一些细菌或病毒所引起的感染可影响胎儿的正常发育，也容易导致流产，故必须尽早处理，以免病邪蔓延、炽盛而致伤胎。

（四）妊娠水气

妊娠水气是指妊娠期间患者面目、肢体浮肿，日久不消。包括内科病之慢性肾炎所致的水肿胀满。本病与肾、脾等脏腑关系密切。《诸病源候论·妊娠胎间水气子满体肿候》云："胎间水气子满体肿者，此由脾胃虚弱，脏腑之间有停水而挟以胎妊故也。……脾胃主身之肌肉，故气虚弱，肌肉则虚，水气流溢于肌，故令体肿，水渍于胞，则令胎坏。……若初妊而肿者，是水气过多，儿未成具，故坏胎也。"又《济阴纲目·胎水肿满》云："妊娠肿满，由脏气本弱，因妊重虚，土不克水，血散于四肢，遂致腹胀，手足面目皆浮肿，小便秘涩。"妊娠中后期的足部浮肿，一般多由胎体长大，压迫影响下肢血液回流所引起，产后便能自消。若原有肾炎或肾功能不全，则容易引起全身浮肿，甚或导致肾功能衰竭，是一种严重的疾患，应特别注意诊察。一般妊娠水肿始于足部，渐向上蔓延，可伴有蛋白尿、高血压，而妊娠水气则多有慢性肾炎病史，水肿始于面目，尿常规检查有红细胞、白细胞、蛋白或管形等，也可伴有高血压、贫血等。

治疗原则以健理脾肾为主，佐以行气利湿。可用全生白术散加减，其中白术应重用。寒邪气滞者可加乌药；气虚者宜加黄芪；若属肾阳虚致小便不利而浮肿者，可用金匮肾气汤，但应按原文用桂枝，不宜用肉桂，附子用量宜轻，可用6克左右，且要久煎，取其助阳而不伤胎也。若出现肾功能损害或氮质血症，危及母儿生命，则宜终止妊娠，以策安全。

（五）妊娠贫血

妊娠以后，需要血以养胎，若妊娠后由于纳食不足，且血液稀释，导致低血红蛋白，可发生缺铁性贫血，甚者引起胎死腹中、早产、贫血性心脏病，或分娩时大出血等。《诸病源候论·妊娠胎痿燥候》云："胎之在胞，血气资养，若血气虚损，胞脏冷者，胎则翳燥，委伏不长，其状，儿在胎都不转动，日月虽满，亦不能生，是其候也。而胎在内痿燥，其胎多死。"贫血是妊娠期常见的一种合并症，尤以妊娠恶阻或产育过多之妇女多见。由于脾肾虚衰，生化之源不足，因而导致血虚者，实为常见。此等孕妇，往往出现头晕心悸，神疲乏力，身体羸弱，面色苍白，舌淡脉细弱等。贫血之孕妇，其胎儿的正常发育可受到影响，故须适当加以调补。《金匮要略·妇人妊娠脉证并治》云："妇人妊娠，宜常服当归散。"当归散有当归、川芎、芍药以养血，白术以健脾，黄芩以清热和阴。因孕妇易于血虚，故曰"宜常服"，为预防妊娠合并贫血症而设也。此外，亦可常服归脾丸或当归补血汤，或常服桑寄生红枣鸡蛋茶亦佳。

（六）妊娠合并阑尾炎

妊娠合并阑尾炎，《妇人大全良方》称为孕痈。薛立斋解释云："孕痈，即是腹内患痛。"由于妊娠后子宫增大，可使阑尾位置改变，如平素有慢性阑尾炎者，至妊娠中期容易引致急性发作而出现下腹部急剧疼痛，可以引起宫缩，发生流产或早产。妊娠期阑尾炎病情发展较快，如误诊或漏诊而致阑尾穿孔者，对孕妇及胎儿危险性极大，临证时应注意。如诊治及时，症状尚轻，未化脓者，可用乌药一味15克左右煎水以行气止痛，或用牡丹皮汤（自拟方：牡丹皮、冬瓜仁、败酱草、瓜蒌仁、蒲公英、太子参、枳实、车前草）以清解之。

妊娠合并症的病种颇多，除上述几种以外，如合并结核病、糖尿病、胃肠病等亦所常见。一般可按该病的常法治之。总以及早诊治全身病，以免影响胎儿的正常发育为要。

（见《罗元恺女科述要》。原文发表于《新中医》"女科述要"专栏）

第四节　产后病治验

一、产后缺乳治验

产后乳汁很少或完全缺乏，称为产后缺乳。正常产妇，新产后数小时即可哺乳，其乳汁应足够哺养婴儿。母乳是婴儿天然的最理想的食品，无论质和量都能随着婴儿生长的需要而供给，且内含母体的免疫球蛋白，可适当增强婴儿的免疫能力，这是牛奶、奶粉或其他人工喂养食品所不能比拟的。据统计，用牛奶喂养的婴儿发病率高于母乳喂养者5倍。牛奶内含的蛋白质和脂肪比例较高，不易为婴儿所消化吸收，容易导致消化不良等胃肠病，若消毒不良或放置过久，品质发生变化者，影响更大。近年来很多城市妇女产后为了方便或欲保持身体的健美，不进行哺乳，而用牛奶或奶粉等代替品哺养，这无论是对婴儿营养的需要还是对经济上的支出来讲都是不划算的，故世界卫生组织和联合国儿童基金会呼吁母亲们用母乳喂养婴儿最少要4个月，这是从婴儿的健康着想。一般产妇每天的排乳量可达1 000毫升以上，排乳量之多少与个人的体质、乳腺是否通畅，以及营养、睡眠、休息、情绪、哺乳能否定时等有密切的关系，需多方面加以注意和调理。

乳汁来源于脏腑、血气、冲任。脏腑健旺、血气充沛、冲任通盛，则乳汁分泌正常。《胎产心法》云："产妇冲任血旺，脾胃气壮则乳足。"薛立斋云："血者，水谷之清气也，和调五脏，洒陈六腑，在男子则化为精，在妇人上为乳汁，下为血海。"说明产妇的乳汁是否充足，与脾胃血气是否健旺有密切关系。对于产后缺乳，除要注意饮食营养、生活情绪外，治法当以补血气、健脾胃为主，佐以通乳之品，使乳汁来源充足、泌乳流畅，以满足婴儿哺养之需，使之能健康成长。但分娩6个月以后，乳汁会渐少，婴儿可适当佐以米面制品，10个月左右便应断乳，哺乳时间过长，也不适宜。

产后缺乳的原因，《妇人大全良方·产后乳少或止方论》云："妇人乳汁，乃气血所化，若元气虚弱，则乳汁短少，初产乳房嫩胀，此乳未通；若怒气乳出，此肝经风热；若屡产无乳，此亡津液。"《儒门事亲》说："妇人本生无乳者不治，或因啼哭悲怒郁结，气溢闭塞，以致乳脉不行。"由此可见，产后缺乳的原因有如下几种：①先天体质生理之差异。②血气虚弱。③七情过度。④初产乳脉未通。⑤产乳过多耗损津血。依上所述，已概括了产后缺乳的各种原因，为诊治指出了方向。临床上以血气虚弱证和肝郁气滞证为多，一虚一实，治法不同。

1. 血气虚弱证

临床上可见乳房发育不良，或乳头凹陷，乳房柔软无胀满感，乳汁甚少，质清稀，甚或全无。体质虚弱，面色无华，头晕目眩，短气，心悸怔忡，倦怠无力，饮食量少，大便溏薄或不畅。舌淡红，少苔或薄白苔，脉细弱。治宜补血益气，佐以通乳。方用通乳丹加减。

通乳丹（《傅青主女科》）： 党参30克、黄芪30克、当归12克、麦冬15克、木通10克、桔梗10克、猪蹄1～2只（去毛爪）。

加减运用： 头晕目眩、心悸怔忡者，加川芎10克、熟地黄20克、龙眼肉12克。饮食量少、大便溏泄者，加茯苓25克、陈皮5克、鸡内金10克、山药20克。胸胁胀满、嗳气不舒者，加佛手10克、橘红皮6克、白芍15克。腰脊酸疼、膝冷乏力者，加巴戟天15克、桑寄生20克、杜仲15克、续断15克。恶露过期不绝者，加益母草30克、鹿角霜15克。口干渴者，加天花粉15克、玉竹15克。

2. 肝郁气滞证

因产后或在哺乳期中，情志抑郁，或愤怒伤肝，以致肝失条达，疏泄不利，乳脉受阻，乳汁壅滞，因而乳汁涩少，甚或不行而全无。临床上可见乳房胀痛，乳汁黄稠稀少，精神忧郁，胸胁胀满，饮食减少，睡眠欠佳或多梦，或有微热，烦躁不宁。舌黯红，或尖边红赤，苔微黄，脉弦数。治宜疏肝解郁，通络下乳。可用通肝生乳汤加减。

通肝生乳汤（《傅青主女科》）：白芍20克、柴胡10克、当归12克、白术10克、熟地黄20克、麦冬15克、通草9克、远志6克、藿香9克。

加减运用：乳房胀甚者，加青皮6克、香附9克、穿山甲12克，以行气散结通乳。微发热者，加白薇15克、牡丹皮10克、王不留行12克，以清热通络。大便秘结者去，白术、藿香，加枳实15克、大黄6克（后下）、火麻仁25克，以润肠行气通便。口干渴者，去藿香、远志，加天花粉15克、丝瓜络12克，以生津清热止渴通络。

药膳调理：

（1）猪蹄海参羹（经验方）：猪蹄一只、海参15克（浸泡几天，去除石灰味，切碎）、黄芪30克、当归12克。

制法和服法：清水2 500毫升，慢火煎至600毫升。早晚作羹佐膳，连服几天。

适应证：血气虚弱，营养不良之缺乳。

（2）下乳餐（经验方）：火麻仁20克（磨碎）、瘦猪肉250克、黑米醋500毫升、生姜20克。

制法和服法：共煮成汤，服用。

适应证：适用于乳汁不通者。

二、产后恶露不绝治验

产妇娩出胎儿和胎盘后，从阴道排出的子宫内的余血浊液称为恶露，亦称产露。初时为红色，继则逐渐变淡而量亦渐减，一般应在3周内基本干净，且无特殊臭气者为正常。若持续3周以上仍淋漓不尽者，称为恶露不绝，乃属病态。

恶露不绝之证候有虚、有实。虚者以气虚为主，由于产时耗气伤血，宫缩乏力，气不摄血，故绵绵不绝；实者以血瘀为要，或兼感邪热。瘀血不去，新血不得归经，则血流不止；若感染邪热，营血受扰，热与血相搏，血脉不宁，热迫血妄行，故连绵而下，且会有臭秽气。产后多虚多瘀，恶露不绝的情况，亦可反映出这种机理。

1. 气虚证

产后体力不足，气分虚惫，宫缩乏力，收摄无权，恶露超过3周不止，量多色淡，质清稀，小腹重坠，面色白或虚浮，神疲倦怠，短气懒言。舌淡苔白，脉沉细缓弱。治宜补气摄血。可选用举元煎（《景岳全书》）加益母草、艾叶、姜炭、制首乌：党参30克、黄芪30克、白术20克（土炒）、炙甘草9克、升麻6克、益母草30克、艾叶12克、制首乌30克、姜炭6克。

方中举元煎补气升提以摄血，益母草促进子宫收缩，艾叶、姜炭温宫止血，制首乌补养阴血，兼有收涩之功。

2. 血瘀证

产后瘀血未净，或有胎盘残留，瘀血不去，新血难安，因而恶露淋沥不断，时多时少，夹有大小不等的血块，色紫黯，小腹疼痛，甚至连及胸胁胀痛不舒，大便秘结。舌色黯滞，尖边色瘀或有瘀斑，脉沉弦。治宜活血化瘀，以促进瘀血或残留之胎盘排出，瘀去则血止。可选用生化汤（《傅青主女科》）加益母草、田七末：全当归10克、川芎9克、煨姜9克、炙甘草9克、桃仁15克、益母草30克、田七末6克（分2次冲服）。

生化汤既能生又能化，对产后血瘀之症有良效，不仅民间通用已久，且为现代研究所证实。益母草祛瘀止血，能使子宫缩复，促进瘀血或残留胎盘排出；田七活血祛瘀，止血止痛。全方共奏活血祛瘀止血之效。

3. 感染邪热证

产后血室正开，容易为外邪所侵，邪热内扰子宫，与血相结，热伤血络，则血不断外溢，故恶露日久不止，量较多，色鲜红或深红，质黏稠，或有臭秽气。患者面色潮红，或有低热，烦躁，口燥咽干。舌红，苔黄，脉数。治宜凉血清热止血，可选用约营煎（《景岳全书》）加益母草、茜根：生地黄15克、白芍15克、续断15克、地榆15克、黄芩12克、槐花12克、焦荆芥6克、甘草6克，乌梅二个、益母草30克、茜根15克。

约营煎能清血分邪热，兼有收涩止血作用。益母草祛瘀止血，茜根凉血止血。全方共奏清热凉血止血之功。

本病有轻有重，轻者预后良好，但亦要及时处理，若治不及时，迁延日久，则可因失血过多而伤及阴分，以致血虚阴竭。倘再感染时邪，足以变生他证，应加注意。若来势凶猛，暴下如崩者，则属产后血崩之类，可以危及生命，应及时抢救。对于淋漓不断、久治不愈者，在排除其他因素后，应警惕绒毛膜上皮癌之可能，必须做进一步检查，如HCG的测定、诊断性刮宫和宫腔组织物病理检查等，以明确诊断，定出相应的治疗方案，以免致误。

三、产后关节痛治验

妇女分娩之后，出现关节疼痛，肢体酸麻，有类于风湿痛症者，称为产后关节痛，俗名产后风。往往在产褥期开始出现，可延至数月或经年不愈。以冬、春之寒冷和潮湿季节多见，产后经常接触冷水者也容易发生本病。病情有轻重及缓急之不同，轻者只局部关节酸疼，重者全身或四肢肿痛乏力，甚或痿痹软弱，难以活动行走。古书称为"产后中风筋脉四肢挛急"或"产后遍身疼痛"。本病以北方寒冷地带和农村山区为多，南方城市较少，这与产妇所处地区、气候、环境，以及生活、营养、卫生习惯等有一定关系。致病的主要原因为产后血脉空虚，风冷乘之，血为寒凝，或产后瘀血壅阻于经隧，气血滞碍，失于温运所致。治法分别以养血祛风和活血化瘀为主。

（一）预防措施

本病的发生，与产后生理改变有关。分娩之际，耗气伤血，故产后百节俱虚，易感外邪，而产之余血未尽，若与外邪相搏结，则可留滞经脉而成瘀血。本病的内因以血气虚弱或瘀血壅滞为主，外因为感受风冷邪气，故产时或产后宜注意肢体保暖，避免受冷及接触冷水，亦不宜服食寒凉冰冷之品。产后可根据体质和季节等情况，适时适量服用姜汤、姜醋、酒类、当归生姜羊肉汤等，以温行血脉，驱散风寒，减少发病。

（二）辨证施治

1. 血虚风寒证

产后血少气耗，四肢百骸空虚，经脉关节失于濡养，若兼感受风冷之邪，血气失于流畅，以致肢体酸楚、麻木、疼痛、屈伸活动不利。临床上除见关节疼痛外，可伴头晕怕冷，短气乏力，或肢节局部浮肿，面色晦黄或苍白。舌淡红，苔白，脉细弱或弦缓。治宜养血益气，温经散寒，祛风止痛。可用独活寄生汤（《千金要方》）加减：独活10克、桑寄生30克、生地黄15克、川芎10克、白芍15克、杜仲20克、牛膝15克、桂心3克、防风6克、秦艽12克、细辛6克、茯苓20

克、当归10克、党参20克、甘草6克。

以上药量为临床常用剂量。

本方以四物汤及桑寄生养血，党参、茯苓、甘草益气，独活、防风、秦艽祛风，桂心、细辛散寒，杜仲、牛膝补肾壮筋骨。全方共奏养血益气、散寒祛风、强壮筋骨之效。

加减运用： 本方药味较多，一般可减去茯苓、甘草。桂心可改用桂枝，则透达四肢之力优佳。如局部有焮热肿痛者，可再加入汉防己15克以利水消肿。大便溏泄者，原方去生地黄、当归、秦艽，加白术15克以健脾。如大便秘结者，地黄可用至20～30克，去茯苓、桂心，加枳实12～15克。小便量少者，去桂心、细辛，加木通12克、薏苡仁25克，并以黄芪30克易党参。寒邪严重、肢节痠痹者，可加入制川乌6克以驱寒止痛。

［**附**］**食疗经验方：** 千斤拔（蝶形花科，千斤拔属）120克（切）、花生米120克（连衣）、红枣20枚、鸡爪4～6只。

煎服法： 清水2 500毫升，慢火久煎4～5小时。煎至600毫升，分两次做一天的汤水饮服，饮时加适量米酒以助药力。鸡爪与花生米可适量服食。以连服15天为1个疗程。对产后气血虚弱、下肢痿软无力或疼痛者有效。千斤拔甘淡涩平，能益气强腰壮骨，舒筋活络，有土黄芪之称。花生衣能补血，红枣健脾养血，鸡爪有补益肢体作用，米酒行血脉、散湿气。全方具有益气养血、补益肢体、温行血脉之效。

2. 血瘀气滞证

产后多瘀，瘀血未净，留滞壅阻经络，血气流通不畅，肢体失于濡养温运，瘀血凝聚，因而肢体关节疼痛，四末麻木，关节肿痛，屈伸不利，甚或难以走动。舌黯或有瘀斑瘀点，舌下青脉暴露，脉弦涩。治宜活血化瘀，行气止痛，可用身痛逐瘀汤（《医林改错》）：川芎10克、当归12克、桃仁15克、没药10克、五灵脂10克、红花6克、牛膝15克、秦艽12克、羌活9克、香附9克、地龙12克、甘草6克。

以上药量为临床常用剂量。

本方以川芎、当归补血活血，桃仁、红花、地龙、没药、五灵脂化瘀止痛，羌活、秦艽、香附祛风行气，牛膝强筋骨，甘草缓痛和中。全方共奏活血化瘀、祛风止痛、强壮筋骨之效。

加减运用：四肢麻木明显者，可去红花加鸡血藤30克。恶露日久不净者，去红花加益母草30克。偏寒者，加艾叶12克、干姜6克。兼气虚气滞者，去红花、五灵脂，加黄芪20克、乌药15克。

（见《罗元恺女科述要》。原文发表于《新中医》"女科述要"专栏）

第五节　妇科杂病治验

一、乳痈的防治

乳痈，指乳房患痛肿脓疡。乳痈虽男女老幼均可发生，但以妇女哺乳期为常见，由于乳汁蓄积壅聚或哺乳时乳头损伤，感染邪毒而发病。中医典籍称为外吹乳痈、妒乳、吹奶等，西医称为急性乳腺炎，是妇女产后的一种常见病，尤以农村妇女为多。其内在致病因素为肝气郁结或胃热壅滞。

乳痈是可以预防的，要从下列几方面加以注意：①避免精神上的忧郁忿怒，心情要舒畅，以顺乎肝气喜条达之性。足厥阴肝经之脉，上膈、布胸胁，绕乳头而行，故乳头属肝。忧郁忿怒则伤肝，肝气郁结，则乳络不畅而乳头疼痛，在哺乳期乳窍不通而乳汁蓄积，容易化腐成痈。②产后不宜过食厚味煎炙之品，否则可致胃热熏蒸。足阳明胃经之脉，从缺盆下行经乳中，故乳房属胃。乳部疾患，与肝、胃二经关系密切。朱丹溪在《格致余论》中云："乳子之母，不知调养，忿怒所逆，郁闷所遏，厚味所酿，则厥阴之气不舒，以致乳窍不得通，而乳汁不得出，阳明之血沸腾，故热甚而化为脓血。"乳痈之成因，以肝、胃热炽为多，如能从精神、包含两方面加以注意，自可减免发病。③哺乳期对于乳头必须加以保护，尤其是在哺乳之前后，均宜用暖开水予以清洗，哺乳时要避免婴儿咬破乳头，不使外邪细菌入侵。④乳汁过多或断乳之后，应按时适当将乳汁排出，以免乳汁壅聚于乳房，郁结成块，致生乳痈。⑤如乳汁已呈壅积，乳房感到胀痛，在未形成乳痈之前，可用鲜橙皮3～4个煎水（无鲜者干品亦可），用毛巾乘热直接温敷乳部（但不要过热，以免灼伤皮肤），每天几次，同时多食水果蔬菜，使大小便通畅，以清利胃肠积热。

本病的辨证施治重在察痈肿之是否化脓、体质之虚实，以辨热毒的程度。治法以清解散结消痈为主。

1. 肝胃郁热证

哺乳期不注意生活、情志、饮食等方面的调摄和卫生，以致排乳不畅，或因乳头破损难以授乳，或乳汁过多，哺喂有余，或没有给婴儿哺乳，以致乳汁壅积，乳房胀满疼痛，甚或硬结成块、红肿热痛，身发寒热，烦躁口渴，大便秘结，小便黄赤，舌红苔黄，脉弦滑数。治宜疏肝清热，通乳散结。可用瓜蒌牛蒡子汤加减，或用加味香苏汤。

（1）瓜蒌牛蒡子汤（《医宗金鉴》）：全瓜蒌15克、牛蒡子15克、天花粉15克、黄芩12克、栀子12克、连翘15克、皂角刺15克、金银花20克、青皮10克、陈皮6克、柴胡12克、甘草6克。

加减运用： 为了加强通调乳络的作用，可加入丝瓜络15克、路路通12克。有发热恶寒者，加防风10克、白芷9克，以疏风消肿止痛。结块明显者，加桃仁15克、麦芽60克，以化瘀消乳。大便秘结者，加大黄10克（后下）、枳实15克，以泻下热结。

（2）加味香苏汤（重庆第二中医院方）：香附18克、苏叶12克、陈皮18克、通草9克、全瓜蒌18克、丝瓜络12克、浙贝母9克、蒲公英30克、甘草3克。

上方适用于乳痈初起，即急性乳腺炎早期，症见局部红肿疼痛，乳汁内胀不通，全身发热。该方有清热解毒通乳及提高免疫力之功。亦可用陈艾炭6克兑酒并服。

外治法：

①鲜蒲公英、红糖同捣烂外敷，每天换药一次。

②如意金黄散，用茶水蜜调敷（《外科正宗》：天花粉、黄柏、大黄、姜黄、白芷、厚朴、陈皮、甘草、苍术、南星）。

③芒硝，捣碎外敷。

④仙人掌（鲜者，削去刺），捣烂如泥，外敷。

⑤乳头破裂时，应停止哺乳。局部用2%的硼酸水清洗后，用抗生素软膏外涂。

2. 热毒酿脓证

乳汁壅滞日久不消，乳房肿块逐渐增大，皮肤焮热，结块明显，有持续性搏动性疼痛，硬块中央渐软，按之有波动感。全身发热或兼有恶寒，舌红，苔黄腻，脉弦数。此乃热毒内盛化脓之证，治宜清热解毒、消肿透脓，可用仙方活命饮。

仙方活命饮（《校注妇人良方》）：金银花30克、防风9克、白芷9克、当归尾10克、陈皮6克、甘草节10克、浙贝母12克、天花粉15克、乳香10克、没药10克、赤芍15克、制山甲12克、皂角刺15克。

上方对痈疮早、晚期均有效。脓未成者服之可使消散，脓已成者服之可使外溃。体虚者可加黄芪30克、赤茯苓25克，以托里排脓。脓液已成而未穿溃者，可切开排脓，脓排尽后，外敷生肌红玉膏（《外科正宗》：白芷、甘草、当归、紫草、血竭、轻粉、白蜡、麻油），或以抗生素软膏外涂亦可。

[附] 民间简便方：

生蟹壳（置新瓦上用炭火焙干略焦，研细末）和酒、水各半送服6克。每天2～3次，适用于乳痈初起。7天为1个疗程。

二、乳癖治宜行气散结

乳癖，又称奶癖、乳栗、乳中结核等。主要是指乳房内大小不一的结节，大者如丸卵，小者如粟粒，或只有一个，或多如串珠，或痛，或不痛，或推之可移，或固定不动，或边缘清楚，或凹凸不平，或硬或软，或两乳均有，或只见于一乳，或分布于乳之边缘上下，或散布于乳中。各期年龄妇女均可发生，一般年少初发者较易消散，若年老气衰，经久不愈者，宜慎防恶变。隋代《诸病源候论·乳中结核候》已有论及。中医认为本病与七情忧郁恼怒，影响肝气郁结、脾气壅滞，以致痰、瘀结聚于乳中有关。

本病为妇女之常见病，相当于西医的乳腺囊性增生和乳腺纤维瘤。诊断时需与乳腺癌相鉴别。一般主张手术治疗，以根绝日后可能恶性变之患，故归入外科范围。但中医可用内服药物治疗而取效。乳房是第二性征，乃广义的生殖系统中一个重要组成部分，经、孕、产、乳有一定的联系，中医妇科典籍多有论及乳病，且本病患者多先找妇科医生诊治，故宜归入妇科范畴。

本病的临床表现，主要是乳房内有大小多寡不一之肿块，于月经前期乳房胀痛时较为明显，经后肿块会稍为缓解，但肿块仍然存在而不会消失，这与一般经前紧张之单纯乳房胀痛者不同。患者脉象多弦，或弦滑或弦细，舌质多黯红，苔白或黄。初起时因无任何症状而不易发现，每于洗澡时偶尔触及或就诊时才被发现。从脏腑经络与体表的关系来说，乳头属肝，乳房属胃。足阳明胃经贯乳中；足厥阴肝经上膈、布胸胁，绕乳头而行。此外，冲任二脉与乳房、乳头、乳内有密切的联系。脾与胃相为表里，足太阴脾经络胃上膈、布胸中而行于乳外侧。本病与肝、脾、胃的关系较大，故肝气郁结不疏或恼怒伤肝，或脾胃运化不健，痰、瘀之邪郁滞于乳络，可致成肿块结节。又当月经未下泄、血脉未下行时，冲气充盛而上逆，此际乳房胀痛明显，肿块更易触及。防治之法，平时宜保持心情舒畅，切忌忧郁愤怒；经前宜疏导月经，使其调畅，以免气血壅滞；饮食以清淡为宜，忌服辛辣刺激之品；大小便务宜通畅，使运化之机畅利，以减免本病之发生。如已发现乳房有肿块，除注意上述生活及情绪之调摄外，应及早积极治疗。治法宜疏肝理气，散结软坚，兼化痰消瘀。可用乳腺散结汤（经验方），药物组成如下：柴胡、青皮各10克，郁金15克，白芍、橘核、桃仁、浙贝母各15克，海藻、丹参、生牡蛎各20克，麦芽、薏苡仁各30克。

本方以柴胡、白芍、郁金疏肝解郁，青皮行气破气，海藻、橘核、浙贝母祛痰散结，生牡蛎软坚，桃仁、丹参活血化瘀通经，麦芽导滞而消乳胀，薏苡仁清利小便而化肿块。据现代研究报道，薏苡仁有防治癌变之功。全方共济疏肝解郁、行气散结软坚、祛痰、化瘀的作用，对乳腺增生具有良好的效果。一般以3个月经周期为1个疗程，坚持服用，定可显效，尤以初起者效果较佳。

加减运用：乳部疼痛明显者，白芍可用至30克，再加川芎10克、素馨花9克（后下）。肿块较大者，加川楝子10克、风栗壳15克、制穿山甲12克。乳头有溢血者，加田七末3克，冲服，每天2～3次。肝热盛者，加炒栀子12克、牡丹皮15克。经量少者，加王不留行20克、当归9克。阴虚烦躁者，加玄参、麦冬各15克。大便干结或不畅通者，加生地黄20克、枳实12克。脾虚体弱者，加山药、茯苓各20克，党参15克，以健脾益胃、增强机体的免疫能力。

乳腺增生属良性，恶变者不多。但中年以后，尤其是更年期前后发现乳房有较大之肿块，经治疗一段时间仍未见缩小好转者，宜注意恶变之可能，应及时做必要的检查，以观察有无癌细胞存在。如有则及早手术切除，术后可用中药随证调治，效果是比较好的。

三、阴疮要分寒热

妇女阴户生疮，局部红、肿、热、痛，或硬结成茧，或溃疡化脓，称为阴疮，亦称阴蚀、阴蚀、阴茧。常见者多为西医所称之急性前庭大腺炎或前庭大腺囊肿。本病在两千多年前的《黄帝内经》已有记载。如《素问·至真要大论》中说："太阳之胜，……阴中乃疡，隐曲不利，互引阴股。"在其他篇章中提出用草药和针刺治疗。《金匮要略》提到："阴中即生疮，阴中蚀疮烂者，狼牙汤洗之。"狼牙，《神农本草经》谓其"能治邪气、热气、疥疮、恶疮、疡痔，去白虫"，是一种苦寒清热杀虫的草药。查《中药大辞典》仙鹤草条，有龙牙草及狼牙草的别名。据现代药理分析，仙鹤草具有止血、治疡毒、抗菌、杀寄生虫等作用。在该药的临床报道中，有用"狼牙草茎叶浓煎洗阴道，可治滴虫性阴道炎"。仙鹤草根芽能治绦虫。狼牙，可能就是仙鹤草的根芽，可供参考。《金匮要略》以后，外科、妇科等医著均有对阴疮的阐述。综合其原因，不外感染诸虫、内蕴热毒、寒凝血瘀、房劳不洁等。

阴疮要与阴痒、外阴湿疹、阴挺等外阴病相鉴别。

阴疮为外阴一侧或双侧红、肿、热、痛，甚或溃疡化脓，或疮肿硬结成茧，不痛不痒，日久不消。

阴痒则外阴无任何改变，但觉瘙痒难忍，或有带下渗出，或阴唇有白色病变。

外阴湿疹为阴部或股间出现细小湿疹子，瘙痒，搔破后可有少许水液渗出，一般无明显化脓。

阴挺者，为子宫位置下移，轻者自觉阴中有物下坠，子宫尚未脱出阴道外，中度者阴道口可见子宫颈突出，重者则整个子宫脱出。也有以阴道壁膨出为主症者。日久受衣物摩擦，可有溃疡。

阴疮的辨证有寒、热两型。

1. 热毒阴疮

多为急性前庭大腺炎，发病急骤，阴部一侧或双侧红、肿、热、痛，甚或化脓溃疡，易向小阴唇内侧溃破，溃后脓液臭秽而稠。全身证候可出现发热恶寒，口干，尿黄涩痛，大便秘结。舌质红，苔黄腻，脉滑数。《外科正宗》云："纯阳初起必焮肿，更兼身热有微寒，顶如尖字高突起，肿以弯弓根有盘。"描述颇为形象。本证治宜清热解毒，活血化瘀，可用仙方活命饮加减。

仙方活命饮（《校注妇人良方》）：金银花25克、天花粉15克、浙贝母15克、防风10克、赤芍15克、当归尾10克、甘草节9克、白芷9克、制穿山甲12克、乳香10克、没药10克、陈皮3克、皂角刺15克。

加减运用：恶寒发热严重者，加荆芥穗10克、连翘15克。欲化脓者，加黄芪15克、蒲公英30克。已化脓者，去皂角刺、制穿山甲，加冬瓜仁30克、桔梗10克。大便秘结者，去陈皮，加大黄9克（后下）、枳实15克、生地黄20克。小便黄赤者，加滑石25克、川萆薢20克。

外治法：黄柏30克、黄芩30克、蒲公英30克、苦参30克，煎水浸洗。洗后用黄柏、黄芩等量研末，开水调涂。适用于阴疮初起。

脓已成者，宜切开排脓，后用金黄油膏（金黄散2份、凡士林8份，调匀成膏）外敷。

金黄散（《医宗金鉴》）：大黄5克、黄柏5克、姜黄5克、白芷5克、南星2克、陈皮2克、苍术2克、厚朴2克、甘草2克、天花粉10克，共研细末。

2. 寒凝阴疮

多为前庭大腺囊肿。症见阴户一侧或双侧肿块坚硬，皮色不变，日久不消，若穿破则久不收敛。患者可见面色苍黄、神疲体倦、心悸纳呆等全身证候。多因体弱，血为寒凝所致。舌质淡嫩，苔白，脉沉细无力。《外科正宗》对本病描述云："不红不肿不知痛，疮根平大喜浇汤，顶不高兮根不活，色不光兮腐不穰，陷软无脓空结聚，……疮形成紫黑，面色变青黄。"本病治宜温里散寒，养血和荣，可用阳和汤加减。

阳和汤（《外科全生集》）：熟地黄20克、鹿角胶12克、炮姜10克、肉桂3克、麻黄5克、白芥子10克、甘草9克。

加减运用：体弱气虚者，加黄芪30克。血不足者，加当归15克、川芎12克。大便溏泄者，加白术15克、茯苓20克。

四、子宫垂脱须补气固肾

西医有"子宫脱垂"一症，指子宫从正常位置向下移位。"垂"与"脱"本有程度之不同，"垂"是离开了原有位置而下垂，"脱"则是脱出阴户以外，程度有所差异。临床上属于子宫下垂一度者较多（即宫颈下垂到坐骨棘水平以下，但不超过阴道口），下垂二度、三度脱出阴户之外者较少。一般都是先垂后脱，故称"子宫垂脱"更符合病程的进展。本病古书称为"阴挺""产后阴下脱"。此外，根据脱出后形状的不同，有"阴茄""阴菌"等多种名称，包括西医之子宫脱垂和阴道前后壁膨出。

本病多发生于经产的中老年妇女，主要原因是身体虚弱、营养不良，或产后过早劳动所引致。新中国成立前农村及山区妇女较多患此病，新中国成立后生活有所改善，推广新法接生，并经过普查普治，大大减少了本病的发生。目前主要见于体虚或老年妇女。

本病由分娩所伤，如难产、产程过长、临产时努力太过，或产后缺乏休养，过早操劳，尤其是肩挑负重、提吸井水及洗涤衣物等工作，容易诱发。加之素体衰弱，脾肾气虚，冲任受损，胞络弛纵，维系无力，以致子宫不固。或子宫虚冷，失于固摄，因虚而垂，因垂而脱，总属虚证。《景岳全书·妇人规》对本病的成因述说得比较全面："妇人阴中突出如菌如芝，或挺出数寸，谓之阴挺。此或因胞络伤损，或因分娩过劳，或因郁怒下坠，或因气虚下脱。"治疗原则，概以补气固肾为主。至于脱出后受衣物的摩擦，子宫颈、子宫体溃疡损破，致发炎感染、黄水淋漓者，乃本病继发的证候，古书称为湿热下注，不宜作为一个单独类型，乃一种继发症。

本病病机为中气虚陷、下元虚冷，胞络弛纵，维系无力，子宫因而下垂，初时可见下垂一度，继而宫颈脱出阴户外之二度，再进而可整个宫体脱出阴道外之三度。由于患者原有体质虚衰，因此可伴有神疲乏力、面色黄晦无华、腰膝酸软、短气头晕、口淡纳呆、夜尿频多、大便溏薄等全身症状。舌色淡红或胖嫩，苔白，脉沉细弱，一派脾肾气虚之象。治宜补气健脾固肾，佐以敛涩升提。可用大剂补中益气汤（《脾胃论》）加杜仲、菟丝子、金樱子。

处方： 党参30克、黄芪30克、当归15克、白术20克、陈皮5克、炙甘草9克、柴胡6克、升麻15克、杜仲20克、菟丝子25克、金樱子30克。

加减运用： 年老阴虚者，加熟地黄15克、山茱萸15克。大便秘结者，去升麻、杜仲，加肉苁蓉25克、熟地黄20克、枳壳15克。大便溏泄者，去当归、菟丝子，加茯苓25克、诃子12克、乌梅2枚。余曾参加对本病的普查普治工作，初期用补中益气汤一般分量治疗，效果不理想。后来与同事共同考虑商议，认为本病属于下焦虚衰，而且子宫脱于体外，非有较重之药量，难以达到病所而收升提敛涩之效。原方只着重于中焦，尤其是升提之品分量太轻，实难收效。余曾见一医者治疗脱肛，用60克升麻煮牛肉汤佐膳，效果颇好，且未见有副作用。因此，将原方改成上述分量。又考虑"胞络者系于肾""冲任之本在肾"，若只补中气，而不加入补肾固冲任之品，也难使药达病所而奏效，因在补中益气汤中加入杜仲、菟丝子、金樱子等。经上述改进处方后，效果明显好转。但要维持疗效，必须配合卧床休息，卧时则以仰卧并稍垫高下体为宜。因平卧休息，可减少气力的消耗和地心吸力的影响，下体稍高，有利于子宫之缩复。除内服药外，同时助以熏洗、温针等，收效较捷。

熏洗法： 枳壳30克、蛇床子30克、五倍子15克、白矾12只。煎水乘热外熏，俟药液和暖后坐下浸洗。每天2次，熏洗后卧床休息。二度、三度垂脱者，宜用油剂轻轻将脱出的子宫颈体推入。

温针疗法： 取关元、肾俞、足三里、三阴交等穴毫针刺入，点燃艾条温灼针体，以有感应为度。

此外，应适当增加营养品，如鸡肉、牛肉、羊肉、鸡蛋等，不宜服食寒凉瓜菜汤等。脱出子宫如已溃疡感染，黄水淋漓者，宜先改服侧柏樗皮丸（《医学入门》：侧柏叶15克、樗根皮20克、黄柏12克、黄连6克、白术15克、白芍15克、香附10克、白芷9克）。俟溃疡愈后，仍可服上述补中益气汤加味。

五、子宫肌瘤须活血化瘀散结

中医过去没有子宫肌瘤的病名。如果肿瘤生长在子宫肌层内或黏膜下，体积较小，属于良性者，临床表现为月经过多或延长，古书往往归在月经病之月经过多范畴；若肿瘤增大，于腹壁也可扪及者，则归在癥瘕范畴。当今诊断手段较多，除根据临床证候外，可利用妇检、B超、宫腔镜、腹腔镜等进行观察，对小型的子宫肌瘤，亦可发现，有利于早期诊断、早期治疗。

子宫肌瘤又称子宫平滑肌瘤，是女性生殖器官中常见的一种良性肿瘤。多发生于30～45岁的中年妇女，如肌瘤的体积细小，生长于子宫浆膜下或肌壁间，可暂时没有什么临床症状而不易被发现，若肿瘤增大或生长于宫腔的黏膜下，可出现月经过多、月经延长、下腹部压迫感、下腹部疼痛、带下增多、不孕症等。若长期经血过多，可有继发性贫血，见头晕、疲乏、心悸、面色苍黄、四肢不温、怕冷等症状。

本病由于子宫内存在实质性病变，其病机中医认为与气滞血瘀或痰湿壅聚有关。妇女因经期后，血气运行不畅，余血未净，瘀结胞宫，形成肿块，或素体气弱，不能正常运化痰湿，痰湿等有形之邪壅阻冲任，结于胞宫而成肿块。瘀血与痰湿均属有形之实邪，但所以导致这种邪气之凝聚，往往由于素体不健，或肿瘤生长后引起月经过多而致气血虚衰。故本病的机理，每呈虚实夹杂，治法上既要行气化瘀以消肿块，或以祛痰燥湿散结等攻法治其标，也要以益气养血、健脾化湿等补法固其本。总宜攻补兼施，适当运用。但应先攻后补还是先补后攻，或峻攻少补还是重补缓攻，抑或攻补齐施，则需根据患者的体质情况及虚实的孰轻孰重，由医者临证时加以权衡决定了。

中医诊治疾病，均以辨证施治为主。对子宫肌瘤亦应按患者气血之虚实、瘀血痰湿壅聚的情况进行分型辨治，如此才能收到较好之效果。根据个人的临床经验，分型论治如下。

1. 气滞血瘀证

本证型以邪气盛实为主。若患者每次月经出血过多，迁延日久，可导致身体贫血。在经前或行经期可见下腹胀坠或疼痛，腰骶或肛门呈压迫重坠感，与子宫内膜异位症之痛经症状相似，但不以痛经为主，而以月经过多为重点，经色紫黯而夹有血块，或月经延长，但仍有一定之周期，此与崩漏之没有周期者有别。若不及时治疗，则患者往往由于长期月经过多而伴有头晕、心悸、短气、面黄肌瘦或虚浮等血虚证候。舌色黯红或有瘀斑，脉沉弦或沉弦细弱。在出血期间，治宜化瘀止血，佐以酸收软坚；非月经期则以化瘀消癥为主，佐以益气养血，分别列方如下。

（1）化瘀止血软坚汤（自拟方）。适用于子宫肌瘤之月经过多或经期延长者。

药物组成：益母草30～40克、岗稔根（桃金娘科桃金娘属，地方草药）40克、桃仁12克、海藻20克、续断15克、乌梅10克、荆芥炭10克、生牡蛎20克、珍珠母20克、制首乌30克、橘核15克。

（2）化瘀消癥汤（自拟方）。适用于子宫肌瘤之非月经期。

药物组成：桃仁15克、橘核15克、乌药15克、海藻20克、三棱10克、莪术10克、生牡蛎20克、珍珠母20克、党参20克、桑寄生30克、制首乌30克、山楂子15克。

2. 痰湿结聚证

本证型多由素体脾虚气弱，不能正常运化水湿，湿聚成痰，痰湿结聚胞宫，与血相搏，形成肿块。患者多呈形体虚胖，疲倦乏力，腰酸、纳呆、口淡、呕恶。经色淡红质黏或夹有小血块。月经可淋漓延长，下腹重坠。舌淡胖，苔白润或厚腻，脉沉细缓滑。治宜健脾益气、温化痰湿为主，佐以软坚。用燥湿化痰散结汤（自拟方）。

药物组成：苍术9克、白术15克、橘核15克、乌药15克、桃仁15克、法半夏15克、陈皮6克、茯苓20克、黄芪30克、生牡蛎20克、珍珠母20克、胆南星9克。

本病乃慢性器质性病变，如采用药物而非手术疗法，一般以3个月为1个疗程，观察2～3个疗程才可收到一定疗效。若仅以控制经量为主，则收效较捷。若要缩小肿瘤，往往要坚持2～3个疗程才可收效。辨证用汤药调治，患者多感不便，每不能坚持服药，因而达不到预期效果。为了方便患者，曾拟制橘荔散结丸用于门诊，近年来无选择性地应用于150病例（均于药前、药后做过妇检及B超等检查取证），痊愈者18例（经量及周期正常，子宫明显缩小近正常，无肌瘤结节），有效者111例（经量减少30%以上，子宫缩小或无继续增大），无效者21例（症状无改善，子宫继续增大）。总有效率为80%。该丸在医院门诊使用，颇受患者欢迎。

六、妇女性欲淡漠的调治

在诊治妇科月经病、带下病、不孕症等过程中，有些患者反映有性欲淡漠的情况，于诊治时，顺便予以指导和调治，多能收到一定的效果。一些同仁来函建议对此加以论述，认为一般妇女不会单独为此而求治，因往往难以启齿，若能在文字上加以阐述和指导，会给患者莫大的帮助。我觉得这一建议也很有道理。

《健康报》1993年4月2日报道，我国于1992年5月在南京成立性学学会，其任务是提倡社会主义性道德，普及性知识，推进性教育，扫除性愚昧，预防性罪错，防治性疾病，张扬性文明。按照这一宗旨，对妇女性欲淡漠调治的阐述，是符合性学学会要求的。过去，性学是一个禁区，不敢公开正面讨论，致不少人对此愚昧无知，或越出道德规范而陷于性罪错，直接给妇女造成痛苦。今天终能打破这一禁区，成立专门学会加以研究，站在医学卫生的立场上，正确对待这一问题，开展性教育，普及性知识，可说是思想的一大解放。性生活是夫妻生活中带有高尚情感的生理本能行为，对于感情的和谐和身心的健康有一定的作用。我国古代有"房中术"，国外有性医学，作为一门独立的学科，有专著介绍，其目的主要是遵循生理和心理的要求，获得美满的性生活，以增进爱情，促进健康，繁衍后代，使生活过得愉快。与此同时，又要注意避免不必要的损害。根据这一要求，对于性的论述，不能视为黄色或诲淫的文字。其实，《素问·上古天真论》已纲要性地提到这方面的问题："能知七损八益，则二者可调。不知用此，则早衰之节也。"过去对七损八益的内容不甚了解，长沙马王堆汉墓出土的帛书《天下至道谈》是论述性事的专篇，文中阐明了七损八益的内容，认为两性交合时要掌握八益，避免七损，则可和调人体的阴阳，增强体质，延缓衰老。对《黄帝内经》七损八益之说，起到了补充具体内容的作用。

八益是什么？一曰治气，指房事前练气静息，使精神集中，气血流畅。二曰致沫，即将口中之津液徐徐咽下。三曰知时，即选择适当的时机。四曰蓄气，指养蓄精气，不使早泄。五曰和沫，指通过双方唇口的接触，共同将口津吞下。六曰积气，即等待脏腑之气至。七曰持赢，即节制房事，保持精力充沛。八曰定倾，指性生活时要适可而止，以免过度疲劳。

七损是什么？一曰闭，指下阴疼痛，无精可泄，称为内闭。二曰泄，指交合时体弱气虚，大汗淋漓，乃元气外泄之征。三曰竭，指纵欲无度，不加节制，以致阴精枯竭。四曰勿，指阴痿阳痿。五曰烦，指交合之际，心烦意乱。六曰绝，指性情躁急，强行交合，陷于绝境。七曰费，指不顾双方，粗暴行事，徒费精气。

夫妻性生活中，如能实践八益而杜绝七损，当可增进心身的健康，性欲淡漠者也可得到一定的改善。丈夫对妻子应给予真挚而热情的爱抚，爱抚不仅可令夫妇得到精神上的安慰，在交合前还会感到性的刺激，更易诱发性兴奋，则性欲淡漠自易消除。这对于中年以上的夫妇尤为重要。叶天士《女科证治》云："男女和悦，彼此动情，而后行事，则阳施阴受。"这是符合医理的，是调治性欲淡漠的主要方法。当然，有些身体虚弱之人，特别是肾阳不足或肾阴亏损者，仍需配合药物的调摄以治其本，兹分证论治如下。

1. 肾阳亏损证

多见于中年以上或产育过多、房劳过度之妇女。症见形体虚衰或虚胖，腰酸腹冷，神疲乏力，头晕目眩，面色无华，性欲冷淡，阴冷，带下清稀，或月经失调，久不受孕，舌淡胖苔白，脉沉细迟无力等。治宜温肾壮阳，可选用右归丸［《景岳全书》方，可改用汤剂，分量如下：熟地黄15克、山药20克、山茱萸15克、枸杞子15克、菟丝子20克、杜仲20克、当归12克、鹿角胶12克、附子9克、肉桂3克（另冲焗和药）］加淫羊藿12克、党参30克。亏损严重者，可再加蛇床子10克、炮姜10克。

余曾治一中年妇女，由于房劳过度，自诉精神疲乏，头晕目眩，腰膝酸软，下腹及阴部寒冷，全无性欲。勉强交合，亦全乏快感，带下清稀如水，月经紊乱无定期，时多时少，色淡质稀，小腹空坠，面色苍白无华，眼眶黯黑浮肿，舌淡黯苔白，脉沉细缓弱。此乃肾阳亏损、性功能不振之候。治以温肾壮阳之剂，并嘱停止房事3个月，以资调摄。处方：附子10克、肉桂心3克（另冲焗和药）、鹿角胶12克、当归12克、菟丝子20克、枸杞子15克、山茱萸15克、熟地黄20克、党参30克、蛇床子10克、淫羊藿12克、仙茅10克、炙甘草9克。经2个多月的调治，病体渐趋康复。

2. 肾阴不足证

多见于中年以上妇女或多产妇女。主要症状为带下减少，阴道干涩，交合时感到困难或疼痛，经量稀少，腰酸膝软，形体消瘦，神疲体倦，眼眶黯黑，或面有黯斑，眠少心烦，大便干结，口舌干燥不渴饮，舌嫩红少苔，脉细弱。此乃肾阴不足之候。治宜滋养肾阴，益精补髓。可选用龟鹿二仙胶（《兰台轨范》方，可改用汤剂，分量如下：龟板胶12克、鹿角胶12克、枸杞子20克、生晒人参10克）加肉苁蓉20克、熟地黄20克、山茱萸15克、牛膝20克。

又曾治一妇，年35岁，孕3产1人流2，形体消瘦，月经量少，阴道干涩无分泌物，交合时感到困难而无快感，腰部酸痛，大便秘结。舌红黯少苔，脉细。治以滋养肾阴。处方：龟板30克、鹿角胶10克、枸杞子20克、西洋参10克、山茱萸15克、熟地黄20克、山药20克、肉苁蓉20克、牛膝15克、菟丝子15克、甘草9克。服15剂后，分泌物逐渐增加，性生活已不感困难，余症亦减。

对于性欲淡漠的患者，宜节制房事，或暂停一段时间，以资休养。房事时需心情舒畅，双方和谐合作，事前可通过爱抚以刺激性兴奋，不宜仓促从事。身体虚弱、肾气亏损者，平时应兼用药物调治，并配合食疗，用血肉有情之品补益精血，效果更佳。

（见《罗元恺女科述要》。原文发表于《新中医》"女科述要"专栏）

第四章 世家验案

第一节　崩漏（4例）

【**案一**】沈某，女，34岁，已婚，四川人，化工技术员。1975年1月31日初诊。

患者从14岁月经初潮后，周期大致正常。近3年来，月经周期紊乱，阴道流血延续不断，结婚2年多同居未孕。来诊时自诉月经干净7天后，复见阴道流血2周未止，血量较多，色初暗红，现鲜红，无血块。伴心悸，腰痛，下腹坠痛，睡眠饮食均差，屡医未效。经诊断性刮宫术（诊刮术）检查诊为"子宫内膜增殖症"，属无排卵型"功血"，面色晦黄，舌淡红，苔白微黄，脉细略滑数。

诊断：崩漏。

辨证：脾胃不固，冲任受损。

治则：补肾健脾为主，佐以止血，以达塞流之效。

处方：二稔汤加减。

岗稔根30克　地稔根30克　制首乌60克　续断15克

白术15克　炙甘草5克　荆芥炭9克　仙鹤草20克

艾叶12克

4剂，每天1剂。

3月21日二诊：阴道流血近2个月不止，量时多时少，反复发热在38℃左右。2月初进某医院住院治疗，2月7日行诊刮术。病理报告为"子宫内膜增殖症"。临床上还发现有双侧附件炎，经治疗后于3月8日出院。现阴道流血暂止，但感头晕，腰腿发软，小腹胀痛，口淡纳差。舌淡红略暗胖，脉沉细。流血既止，须以补肾为主，兼理气血，俾能调整月经周期，恢复排卵，以收固本之效。

处方：补肾调经汤加减。

桑寄生15克　续断15克　益智仁10克　菟丝子15克

炙甘草6克　制首乌15克　党参12克　金樱子15克

4剂，每天1剂。

3月28日三诊：末次月经3月20日，现未净，量较多，伴头晕头痛，腰酸软，下肢酸麻乏力，口淡，纳一般，舌淡胖，边有齿印，苔薄白，脉弦细略数。经行已第五天，量仍多，必须塞流，以防崩漏不止。

处方：仍拟二稔汤加减。

岗稔根30克　地稔根30克　制首乌25克　菟丝子15克

熟地黄20克　金樱子30克　续断15克　炙甘草6克

党参12克

4剂，每天1剂。

5月12日四诊：前症好转，但本次月经6天干净后又见阴道流血几天，服药后方止。头晕腰痛，睡眠欠佳，梦多纳呆，带下清稀，舌淡红边有齿印，苔薄白，脉细弦弱。仍以补肾健脾为主，处方：

菟丝子15克　续断15克　制首乌15克　桑椹12克

干地黄20克　白芍12克　女贞子15克　墨旱莲15克

党参15克　炙甘草9克

3剂，每天1剂。

7月5日五诊：从3月至5月曾结合人工周期疗法治疗，但经量仍多，停药后仍紊乱如前，经后血性分泌物淋漓不断，现已1周多未净。伴头晕，腰酸，疲乏，纳呆。舌黯红，苔微黄，脉沉细弦。病势虽缓，但仍漏下不止，拟以滋养肝肾为主，兼以固气益血。

处方：滋阴固气汤加减。

熟地黄25克　续断15克　菟丝子15克　制首乌20克

党参15克　茯苓20克　白术15克　炙甘草9克

桑寄生20克

3剂，每天1剂。

9月13日六诊：本次月经于8月26日来潮，较大量出血6天后，仍点滴漏下达10余天。头晕腰痛，肢软乏力，纳差，舌黯红，脉细弱略弦。仍守前法，处方：

菟丝子20克　覆盆子15克　续断15克　桑寄生20克

党参15克　熟地黄25克　橘红5克　茯苓20克

4剂，每天1剂。

10月4日七诊：末次月经9月26日，量中等，6天干净，无漏下，但仍见头晕腰痛，睡眠饮食均差，夜尿多，舌淡黯，苔薄白，脉细弱。守前法以巩固疗效，处方：

菟丝子15克　覆盆子15克　续断15克　桑寄生20克

金狗脊15克　党参15克　炙甘草6克　佛手12克

3剂。按上方加减，每周服2～3剂，持续2个多月。

12月27日八诊：服药后精神好转，无头晕。月经从9月至12月已正常来潮，量中等，末次月经12月14日，现觉腰痛，纳差，胃脘隐痛不舒。舌淡红略黯，脉细弱略弦。患者经常服药将近一年，崩漏已愈，经调为"种子"做好了准备。此时预计是排卵期，按补肾健脾的原则，重用菟丝子、熟地黄，加入淫羊藿温补肾阳，兴奋性功能以促排卵。处方：

菟丝子25克　熟地黄20克　淫羊藿10克　桑寄生20克

党参15克　炙甘草6克　海螵蛸12克　春砂仁5克（后下）

4剂，每天1剂。

1976年2月7日九诊：月经正常，末次月经1月19日，间有心悸，腰痛，睡眠饮食仍欠佳。舌淡红苔少，脉弦细稍数。排卵期已过，继续滋肾补肾，佐以安神镇摄。处方：

菟丝子25克　熟地黄20克　生龙骨20克　桑寄生25克

夜交藤30克　金樱子25克　女贞子15克　炙甘草9克

金狗脊15克　桑椹15克

4剂，每天1剂。

3月20日十诊：停经2个多月，纳呆，恶心，乳房胀痛，心悸，腰痛，眠差多梦，尿妊娠试验阳性。舌黯红少苔，脉细数滑。妇科检查：子宫颈光滑、着色、软，子宫体前倾、软，增大如2个月妊娠，附件未见异常。此为早孕反应，兼见腹痛、小腹坠痛等症。治宜固肾安胎为主，以防胎漏。

处方：寿胎丸加减。

菟丝子25克　桑寄生15克　熟地黄25克　党参15克

枸杞子15克　金樱子20克　陈皮5克

4剂，每天1剂。

5月5日十一诊：妊娠3个多月，头晕腰痛，小腹坠痛，夜尿多，怕冷，胃纳较前增进。舌淡红，苔白略干，脉细滑。

处方：续用寿胎丸加减。

菟丝子25克　桑寄生15克　续断15克　党参15克

覆盆子9克　甘草6克　白术12克　制首乌25克

4剂，每天1剂。

其后，依上方加减，间歇服药。患者虽然在妊娠4个多月时曾反复阴道流血多次，仍能继续妊娠。

于1976年10月顺产一男婴，体重3 000克，母婴健康。

【案二】司徒某，女，19岁，工人，未婚。1977年11月19日住院。

患者阴道流血已1个多月，伴眩晕心悸。患者一向月经紊乱，14岁初潮，周期一般为28～40天，偶见 2～5个月一潮，持续时间7～30天不等，量多，用卫生纸3～10包。1974年4月曾因月经过多住院治疗。

前次月经为1977年5月，停5个月后于10月20日阴道流血，开始时量多如崩，继则或多或少，以后血量渐次减少，色淡红，无瘀块，但淋漓不断，至11月19日住院观察治疗。症见面色黄黯，眼眶黯黑，头晕目眩，心悸失眠，短气纳呆，腰酸无力，下肢时有抽搐，舌淡嫩，苔薄微黄稍干，脉弦细虚数。

实验室检查：红细胞12.4×10^{12}/升，血红蛋白38克/升。

肛查：子宫大小正常，活动好，无压痛，双侧附件未扪及包块。

诊断：崩漏。

辨证：脾肾两虚兼气血不足。

治则：补肾健脾，益气养血。

处方：

党参30克　制首乌30克　黄芪30克　白术25克

续断15克　鹿角霜20克　棕榈炭12克　阿胶12克（烊服）

砂仁3克（后下）

每天1剂，再煎。吉林参12克另炖服。

连服5剂后阴道流血减少。因重度贫血，输同型血300毫升。按上方去棕榈炭、鹿角霜、制首乌，加菟丝子、桑寄生、乌豆衣、五味子等，终于1977年11月29日阴道流血完全停止，精神好转，胃纳增进，眩晕心悸等均改善，依上法再投培脾补肾、益气养血之品以调经。1977年12月21日月经复潮，经量中等，6～7天干净，取得近期较好的疗效。

其后继续门诊中药治疗4个多月，在观察治疗期间，患者月经周期建立在28～32天之间，经量中等（一包卫生纸左右）。随访1年余，月经一直正常，精神面色均可。

【案三】易某，女，12周岁，中学生。1975年3月2日初诊。

主诉：近3个月来月经过频过多，时间延长。2月28日月经来潮，势如泉涌，昨天曾服凉血止血的中药，药后流血更多（一天用卫生纸一包多及很多棉花），不能坐立，经色鲜红夹有血块，腹微痛，汗多，疲乏，腰酸，自觉烦热，口干，小便微黄。面色苍白，精神不振。舌淡红略胖，舌尖稍红，苔薄白润，脉细滑略弦。

月经史： 11岁初潮，周期紊乱，经量偏多。近3个月来先期量多明显。某医院诊为青春期功能失调性子宫出血。

诊断： 血崩。

辨证： 肾阴未固，阴虚内热。

治则： 滋养肝肾，固气摄血。

处方：

党参18克　白术15克　岗稔根30克　地稔根30克

制首乌30克　干地黄10克　桑寄生15克　续断15克

煅牡蛎24克　甘草9克　蒲黄炭9克

2剂，每天1剂。并嘱用艾卷悬灸隐白穴（双）及大敦穴（双），交替选用，每天2次，每次15分钟。

3月3日下午再诊：患者3月2日下午和来诊当天上午各服上方一剂后，经量已减少大半，精神明显好转，但仍有腹部隐痛，睡后多汗，口干。舌淡红，舌尖稍赤，苔薄白，脉细滑略数。仍遵前法，佐以祛瘀止血。处方：

岗稔根30克　地稔根30克　党参18克　黄芪15克

白术18克　制首乌30克　益母草15克　血余炭9克

桑寄生15克

5剂，每天1剂。

服药后月经于8日完全干净。以后用滋养肝肾兼以补气法治疗，月经期则仍加入岗稔根、地稔根，经量多时则加入蒲黄炭、血余炭、紫珠草等，经过3个月的调治，月经已恢复正常，观察一年，无复发。

按： 本患者虽为初潮不久的少女，经色鲜红，并自觉有烦热感及口干，似有血热之象，但因大量出血，热随血泄，阴随血耗，故服凉血止血药出血反多。遵照《医宗金鉴》之义，仍当以补虚为主，但必须补而不燥，并能养阴涩血。

【案四】邓某，女，44岁，机关干部。1975年2月19日初诊。

主诉：月经周期紊乱并经量过多已2年。1974年12月8日突然大量出血，持续不断，至12月22日在某西医院急诊住院，诊为功能失调性子宫出血。25日刮宫，但仍反复出血，随后每天服甲地孕酮18格，至1975年2月2日出血停止并出院，但停服甲地孕酮又再出血。患者自觉神疲头晕，肢倦腰酸。面色晦黯，眼眶黯黑，脸颊部黯黑斑明显。舌色淡黯无华，舌体胖嫩，边有齿印，苔白略腻。脉细数弱不整，110次／分，尺脉沉涩。

诊断：崩漏。

辨证：脾肾两虚。

治则：健脾补肾。

处方：

黄芪30克　党参30克　制首乌30克　炙甘草12克

菟丝子18克　续断18克　白术24克　淫羊藿12克

艾叶9克

4剂，每天1剂。并嘱用艾卷悬灸隐白穴（双），每天2次，每次15分钟。

2月20日再诊：患者自行停服甲地孕酮，阴道出现中等量出血，但比以前停服妇宁片时的出血量减少。精神稍好，余症同前，舌脉大致同前。嘱逐渐减量服甲地孕酮。

仍守前法，兼以涩血。处方：

岗稔根45克　地稔根30克　制首乌30克　续断18克

党参30克　黄芪30克　炙甘草15克　金狗脊24克

菟丝子15克　艾叶炭9克

4剂，每天1剂。

2月26日三诊：患者26日起继续服甲地孕酮，减量为每天12格。来诊时已无阴道流血，舌淡胖，苔白略腻，脉沉细略数，102次／分。

处方：照上方去艾叶炭，并嘱每周炖服1～2次吉林参，每次9克。以后基本按此方加减运用。

3月24日四诊：谓月经于22日来潮，今天量少，初时鲜红，继而淡黯，自觉疲倦，精神比前增进。舌淡胖，边有齿印，脉弦细略数，92次／分。仍以滋肾固气涩血为治。处方：

岗稔根45克　　地稔根30克　　制首乌30克　　白术18克

党参18克　　续断15克　　熟地黄18克　　菟丝子18克

阿胶12克（烊服）　　炙甘草12克　　姜炭9克　　艾叶9克

4剂，每天1剂。

3月28日五诊：谓从26日起甲地孕酮已减为每天8格，27日阴道出血已停止，胃纳、精神增进，舌象已较红润，舌体亦不如以前胖嫩。脉细弱。处方：

菟丝子18克　　续断15克　　巴戟天18克　　淫羊藿12克

熟地黄18克　　党参18克　　白术15克　　制首乌24克

桑寄生18克　　五味子6克

以后按上方加减，至4月18日已完全停服甲地孕酮，未见出血现象。精神体力日增，胃纳可。眼眶及面部黯黑斑渐退，一直观察到1975年底，未发现阴道大量出血，身体恢复正常，并能坚持正常工作。

按：本例为更年期的功能性子宫出血，反复发作2年，气血耗损已甚，患者神疲体倦，眼眶面颊黯黑特著，舌淡胖，脉细数弱，尺部沉涩，乃一派脾肾俱虚之象，故始终以健脾补肾、固气涩血为治。唯患者体质偏于阳虚，故用药着重温肾补脾，固气摄血，使冲任得固，功能恢复，从而令多年崩漏之病经过3个月的治疗得以痊愈。

（见《罗元恺医著选》）

第二节　闭经（4例）

【案一】杜某，女，22岁。1986年10月12日初诊。

该患者向无月经来潮，形体消瘦，矮小，如未发育的女孩，乳房平坦，乳晕紫黯，情志抑郁，烦躁，口干，纳差，手心热，无带下，大便秘结。面色晦暗无华，唇红如涂脂，舌红少苔，脉弦细数。

诊断：原发性闭经。

辨证：肝肾阴虚，兼有内热瘀滞。

治法：滋肝肾，清内热。

处方：

生地黄20克　玄参15克　麦冬12克　墨旱莲15克

女贞子15克　山茱萸12克　太子参15克　山药15克

知母 12克　黄柏 10克

嘱每天1剂，水煎2次，分服。饮食以清润为宜，注意补充营养，忌辛燥刺激之品。

二诊：服药半月后燥热症状渐消，五心烦热已解，大便调，舌边红，苔薄白，脉弦细。则去知母、黄柏，加菟丝子20克、淫羊藿 6克、肉苁蓉20克以稍助肾阳。嘱再服10天。

三诊：诸症好转，有少许带下，舌红润，苔薄白，脉弦细。此为阴精渐充之征。宜滋养肝肾，佐以活血通经。处方：

生地黄20克　麦冬12克　女贞子15克　菟丝子20克

山药20克　　丹参15克　桃仁12克　茺蔚子15克

鸡血藤30克　山楂12克　麦芽30克

7剂，每天1剂。

四诊：服药后月经未潮，但胃纳渐进，舌脉同前。拟继续按滋阴、助阳、活血三法治疗。

调治3个月后，月经开始来潮，量少，色鲜红。乳房稍丰满，乳晕转淡红，体重增加，性情亦较开朗。

其后继续调治半年余，月经来潮数次，但周期较长。嘱用六味地黄丸、乌鸡白凤丸等继续滋肾调经。2年后随访，身高、体重均有增长，形体稍丰满，月经周期40～50天，唯经量偏少。

按：闭经病因复杂，有虚有实，而以肾虚、血虚或虚实夹杂者居多，纯实者少。原发性闭经多因先天肾气不足，天癸不至，冲任不盛，以致血海空虚，无余以下，经闭不行。

本例年逾18岁，月经未来潮，且形体发育较差，第二性征不明显，并有阴虚阳亢的脉证。此乃先天不足，肝肾阴虚，天癸不至之原发性闭经。既有阴虚内热，又因热灼阴血，以致瘀热互结，阻滞冲任，本虚而标实。治宜滋养肝肾以培其本，佐以清内热、活血脉以治其标。不可一味活血通经，以见血为快。若犯虚虚之戒，重损其阴，则治之愈难。

调经之法，贵在补泻有时。肾之阴阳调和，天癸依期而至，任通冲盛，子宫藏泻有度，是正常月经的保障。对于闭经的治疗，也要根据月经周期调节的规律，调理阴阳、气血的节律。应循天癸所至之期，以及子宫藏泻的规律，攻补兼施，使肾阴与肾阳平衡，精血充盈，冲任通盛，则月经按期来潮。这是月经周期治疗的依据。

治疗的第一阶段重在滋阴。以增液汤合二至丸滋养肝肾，增其津血，太子参、山茱萸、淮山药益气养阴，滋润肝脾，知母、黄柏清虚热。暂不予活血通经。第二阶段着重使阴阳互生，达到新的平衡。待燥热渐消，则去知母、黄柏，加菟丝子、肉苁蓉以平补肾阴阳，少佐淫羊藿以稍助肾阳，取其"阳中求阴"之意，使"阴得阳升而源泉不竭"。仍未活血通经。当肾阴渐复，精血渐充，则进行第三阶段的治疗，在填补阴精的基础上，加丹参、桃仁、茺蔚子等活血化瘀之品以通经下行。若经血未通，乃天癸未至、精血仍未盛满，不可强通之。宜继续滋养肝肾，作第二、第三轮的周期治疗，使天癸至、冲任通盛，血海由满而溢，则月经来潮有期。

原发性闭经的治疗较为困难，应分辨可治之症与不可治之症，需检查生殖道发育情况，有时还要查染色体。如属处女膜闭锁或阴道闭锁者，应行手术治疗；若无子宫或卵巢发育不全伴染色体异常者，已无治疗意义，应向患者及其家人说明。

【案二】王某，女，32岁。1991年10月26日初诊。

主诉：产后闭经1年余。患者曾因婚后5年不孕在本科治疗而怀孕，其后因晚期妊娠胎盘早剥在广西行剖腹产术。当时出血甚多，输血1 400毫升，新生儿夭折，身心受重创。产后月经停闭，曾在产后2个月时用人工周期疗法治疗，行经1次，若只用黄体酮则不能通经。患者形寒肢冷，头晕眼花，脱发日甚，阴毛脱落，腰膝酸软，阴道干涩，性欲减退。近8个月左眼有飞蚊感，睡眠多梦，不能正常工作。症见头发稀疏、枯黄，面色萎黄，眼眶暗黑，舌质淡黯，苔白，脉沉细。妇检：外阴阴毛稀疏，阴道潮红，分泌物少，宫颈光滑，子宫后倾，略小，附件未见异常。

诊断：继发性闭经（席汉氏综合征）。

辨证：肾阳虚衰，血枯经闭。

治法：温肾壮阳，峻补气血。

处方：

淫羊藿15克　仙茅12克　吉林参12克　炙甘草12克

当归30克　山药25克

每天1剂，煎2次，温服。另炖服人参10克。

12月15日二诊：返桂后按方连续治疗1个月，精神渐好转，畏寒减轻，带下稍增。12月3日月经来潮，量少，色淡，5天净。面色略有改善。舌淡暗，苔白，脉沉细。仍守前法。处方：

仙茅15克　淫羊藿12克　炙甘草12克　当归30克

党参30克　熟地黄20克　橘红6克

另炖吉林参6克和药。

按：本例为产后大出血所致之继发性闭经。因产下血过多，阴损及阳，命门火衰，冲任血海枯竭，无余可下，血枯经闭。并有脏腑失养，阴阳两虚的表现。

肾为先天之本，脾为后天之本。对此阴阳气血俱虚之重症，当大补先后天，峻补气血冲任。乃用二仙汤加减，以淫羊藿、仙茅温肾壮阳，补命门之火；人参大补元气；重用当归温养冲任，炙甘草和中且起激素样作用；党参、熟地黄、山药等补脾肾，益气养阴。全方使阴阳和调，气血充盛，脏腑、冲任得养，则经血下行。

【案三】覃某，26岁，未婚，生产建设兵团知青。1973年12月12日初诊。

主诉：年已26岁，从未来过月经，但有周期性下腹胀痛和带下增多情况。平时自觉有阵发性心悸，睡眠欠佳，容易惊醒，胃纳欠佳。近几天有下腹胀痛感。既往史：曾有甲状腺功能亢进史，经治疗后好转。身体较消瘦，某医院怀疑为子宫内膜结核，曾用抗结核治疗未效。又曾多次用西药人工周期疗法治疗，月经均未来潮。

检查：第二性征正常，肛检发现子宫比正常为小。舌尖有红点，脉弦细略数。

辨证：肝肾阴不足，兼有瘀滞之原发性闭经。

治则：滋肾安神，佐以化瘀行滞。

处方：

干地黄25克　黄精30克　牛膝25克　龙眼肉15克

山楂肉30克　桃仁10克　赤芍15克　青皮10克

茯苓25克

3剂，每天1剂。

12月18日二诊：服药后睡眠好转，胃纳增进，心悸减轻，月经周期征兆已过。舌面有红点，脉细略数。

治则：滋养肝肾为主，佐以化瘀散结。

处方：

黄精30克　生地黄30克　牛膝20克　龙眼肉15克

麦冬15克　山楂肉30克　丹参15克　白芍15克

青皮10克　茯苓60克　浮水石30克

6剂，每天1剂。并嘱每晚睡前服己烯雌酚1毫克，连服22天，以期中西药配合，增强疗效。

12月24日三诊：服药后精神续见好转，胃纳睡眠均佳，心跳减轻，舌脉如上。治则：滋养肝肾为主，兼散结化瘀行气。处方：

生地黄25克　熟地黄20克　黄精30克　山楂肉30克

枸杞子10克　青皮10克　白芍15克　桑椹15克

玄参15克　夏枯草15克　浮水石30克

6剂，每天1剂。

1974年1月7日四诊：精神胃纳均好，白带增多，月经未潮。舌红少苔，脉弦细。治则：滋养肾阴为主，佐以疏肝。处方：

菟丝子20克　熟地黄25克　黄精30克　枸杞子15克

牛膝20克　桑椹15克　白芍15克　川芎6克

党参15克　炙甘草10克　香附12克

4剂，每天1剂。

1月11日五诊：患者精神好，月经未潮，舌有小红紫点，脉弦细略滑（已烯雌酚已服完），有下腹胀痛的月经周期征兆。治则：补血活血，佐以化瘀通经。处方：

当归15克　川芎10克　熟地黄20克　生地黄25克

赤芍12克　山楂肉30克　刘寄奴15克　红花10克

桃仁12克

4剂，每天1剂。

1月28日六诊：患者月经周期征兆已过，月经仍未潮。舌黯红，苔薄微黄，脉细弱。治则：滋肾补肾。处方：

熟地黄20克　生地黄20克　牛膝20克　淫羊藿15克

枸杞子15克　菟丝子20克　枳实12克　当归15克

以后按上述方法，平时以滋养肾阴为主，佐以温补肾阳，资其化源，至有月经周期征兆期间，则着重活血化瘀通经，因势利导。服药至1974年5月，月经开始来潮。追踪至1975年2月，月经基本按期正常来潮。

按：本例为子宫发育不良之原发性闭经。患者曾有过甲状腺功能亢进史。从中医辨证来说，她一向身体稍瘦，眠食欠佳，常有心悸，舌有红点，少苔或薄黄苔，脉弦细略数。结合甲亢史，患者主要为肝肾阴虚，肝气郁结，虚火偏亢。肾阴为月经主要之化源，肝肾阴不足，化源不充，加之肝气郁结，故月经不能按期疏泄，但尚有周期性的小腹胀痛和白带增多等月经周期征象，这说明天癸之机能并非缺如，舌面有红紫小点，这是气血瘀滞之征。如能一方面滋其化源，一方面疏肝行气、活血化瘀，因势利导是可以奏效的。故采用先补后攻，边补边攻之法，即平时用滋补法，在有周期征兆时用活血去瘀通经法，反复坚持一段时间，我们称之为中药人工周期疗法。本例过去曾多次用西药人工周期疗法未效，本次以中药为主，曾短期配服己烯雌酚以促进卵巢之功能。有些病例单用中药或西药治疗未效，改用中西药结合则是可以取得疗效的，覃某是其中之一。在中药用药过程中，曾重用山楂肉，目的是消导化瘀以助通经；夏枯草、浮水石、玄参等咸寒散结，目的是防治甲亢，因甲亢可以导致月经失调，从中医角度来说，这属肝郁、肝火之范围，适当合并处理，对通经是有帮助的。

【案四】张某，女，22岁，工人。1976年4月10日初诊。

主诉：8个月前工作时被一铁棒击伤头部，当时昏迷不醒，醒觉后后遗头脑胀痛，夜梦多，鼻干，口干而淡，大便干结，3~4天1次，从此月经便不来潮，至今已8个多月。症见面色较青，舌淡红，苔微黄，脉细弱。

诊断：闭经。

辨证：脑髓督脉受伤，气血失调。

治则：活血宁神，佐以镇潜。

处方：

当归12克　川芎10克　丹参15克　远志6克

磁石30克　桑椹30克　牛膝25克　枳实12克

熟地黄25克　白术10克

6剂，每天1剂。

二诊：服药后有少量白带，余证同上。依上法兼佐以温通。处方：

当归15克　川芎10克　牛膝20克　肉桂心1.5克

桑椹30克　香附12克　菟丝子25克　白术12克

党参15克

6剂，每天1剂。

三诊：服药后精神好转，白带增多，仍头晕梦多，脉缓弱，舌淡红。仍以活血为主，佐以行气通窍镇潜之品，照前两方以泽兰、钩藤、生地黄、枳实等加减。服药至5月底，月经于5月25日来潮，持续5天净，量中等，色黯红，经前两天有下腹痛，无明显血块。以后仍继续门诊，月经基本按期来潮，追踪4个月均正常。

按：本例为脑震荡引起的继发性闭经，故治法以活血宁神镇静为主，适当佐以行气之品。药后阴道有分泌物排出，这是闭经患者的良好反应。对于这种白带不仅不应该止涩，反而应以能逐渐增加为好，因为这是闭经患者阴液充足之征，与带下病之由于湿热蕴郁者不同。本例能于服药1个多月后使经闭8个多月的患者月经复通，效果尚称满意，因此种闭经主要由于气血紊乱失调所致，故应以调理气血为主，佐以宁神镇静镇痉法，使髓海安宁，气血调顺，月经自可恢复。

（见《罗元恺妇科经验集》）

第三节　痛经案（3例）

【案一】谭某，女，28岁，已婚，技术员。于1975年6月25日初诊。

患者以往无痛经史，从1973年婚后不久呈渐进性痛经。疼痛时间以经前至经行中期为甚，腰腹和肛门坠痛难忍。剧痛时呕吐，出冷汗，不能坚持上班。月经周期基本正常。从1975年2月开始，经量增多，经期延长达10多天，血块多，块出痛减。大便溏，有时每天大便3次。婚后2年余，同居未孕。曾在几间医院检查，均诊为"子宫内膜异位症"，治疗未效。末次月经6月10—24日。

检查：外阴阴道正常，宫颈有纳氏囊肿，白带较多，子宫体后倾，活动受限，较正常胀大，宫后壁表面可触及几粒花生米或黄豆大的硬实结节，触痛明显。左侧附件增厚，有压痛，右侧附件可触及索状物，压痛。舌象：舌淡黯，边有小瘀点，苔薄白。脉象：弦细数。

中医诊断：①痛经；②不孕。

西医诊断：①子宫内膜异位症；②不孕症。

辨证：气滞血瘀。

治则：活血化瘀，行气止痛。

处方：失笑散加味。

五灵脂10克　蒲黄6克　大蓟15克　茜草10克

九香虫10克　乌药12克　广木香6克（后下）　益母草25克

岗稔根30克

3剂，每天1剂。

9月13日二诊：近两月经前服上方数剂，痛经稍减。末次月经 8月30日至9月6日，经后仍有血性分泌物，纳差，治依前法加强活血化瘀之力。处方：

田七末3克（冲服）　　五灵脂10克　　蒲黄6克　　九香虫10克

橘核15克　　干地黄25克　　白芍20克　　甘草9克

每天1剂。

9月24日三诊：服上药十余剂后，痛经明显减轻，舌淡略黯，脉弦细。照上方去干地黄、木香，加乌药12克、续断15克、首乌25克、党参15克，调理气血。

10月28日四诊：末次月经10月24日，现经行第五天，腹痛腰酸大减，经量亦减，无甚血块。舌淡黯少苔，脉弦细略数。拟二方予服。

方一：仍依前法，处方如下。

田七末3克（分两次冲服）　　五灵脂10克　　蒲黄6克　　益母草30克

九香虫10克　　鸡血藤25克　　山楂子20克　　续断15克

桑寄生25克　　白芍15克　　甘草9克

嘱在经前2～3天及经期服，每天1剂。

方二：

大金不换（草药）20克　　九香虫10克　　当归12克　　白芍16克

甘草9克　　乌药12克　　橘核15克　　广木香6克（后下）

嘱在平时服，此方以调理气血为主，佐以缓急止痛，使气血畅行不致瘀阻积痛。

1976年8月7日五诊：患者回当地依上方按月调治半年，诸症渐减，末次月经7月30日来潮，5天即净，经期无腹痛腰坠，经量中等，仅觉口干苦，睡眠欠佳，多梦，舌稍淡黯，少苔，脉弦细数。仍拟二方。

方一：

五灵脂10克　　蒲黄6克　　九香虫12克　　香附12克

丹参15克　　赤芍12克　　牛膝15克

拟订上方，目的是除去积瘀，以巩固疗效。

方二：

女贞子20克　墨旱莲15克　丹参16克　干地黄25克

夜交藤30克　白芍15克　九香虫6克　香附9克

此方平时服。因久用活血化瘀行气辛燥之品，必伤阴血，致口干苦、失眠多梦。故邪去八九后，用二至丸加味以滋养肝肾，补益阴血。

12月8日六诊：前症悉除，5个月来无痛经，月经期准，量中等，5天净。末次月经11月16日。现仅觉痰略多，色白清稀，舌淡稍黯，脉弦细略滑。检查：子宫后倾，正常大小，宫后壁未触及明显结节，无触痛，双侧附件略增粗，无压痛。因患者较肥胖，痰湿稍重，处方拟芍药甘草汤合二陈汤加味以调理。

白芍20克　甘草6克　当归12克　九香虫10克

香附 12克　陈皮6克　法半夏12克　丹参15克

茯苓25克

3剂，每天1剂。随访2年，无复发。

按：子宫内膜异位症是妇科常见病之一，除渐进性的剧烈痛经外，常合并月经过多、不孕症，给患者带来极大痛苦。

中医古籍中虽没有子宫内膜异位症的病名，但从其临床症状来看属于痛经、月经过多及癥瘕等范畴。其发病机理为气滞血瘀，阻滞胞中，恶血久积而致痛，气滞血瘀则冲任失调而致月经过多和积瘀成癥等。方中以失笑散、田七、益母草等活血化瘀止痛为主药，瘀既得化，"通则不痛"；佐以九香虫、乌药、广木香等行气止痛，"气为血之帅""气行则血行"，故活血药常与行气药并用。又因血具有"寒则涩而不流，温则消而去之"的性质，结合病者的体质，故选用具有温肾作用的行气药中九香虫、乌药，使血温运通达。木香善调肠胃滞气，兼治肛门坠痛，便溏不爽。大便调畅，也有利于子宫直肠陷窝结节的吸收。同时常配伍张仲景之芍药甘草汤以缓急止痛。待瘀消痛止后，以扶脾养血而善其后，使气调血旺而无留瘀之弊。

从现代医学的病理角度来看，异位的子宫内膜在卵巢内分泌的影响下，也发生充血、渗血、出血及剥脱等月经样变化。这些变化，对周围组织相当于异物刺激，能引起纤维性反应等。现代药理研究表明，活血化瘀药物可以通过改善微循环而使增生或变性的结缔组织复原，并有调整某些内分泌机能的作用。

本例经用活血化瘀法为主治疗后，不但痛除经顺，而且子宫体的结节和增厚的附件也得以软化吸收。应用本法治疗数例，均获得较满意的疗效，值得继续探讨。

【案二】 珍妮特，女，34岁，英国籍英语教师。1989年2月8日初诊。

主诉： 经行腹痛19年，以经行首日为甚。

该患者从15岁月经初潮始，每月均有痛经，尤以第一天为甚，长期需口服或注射止痛药。两年前在英国诊为"子宫内膜异位症"，手术切除左侧卵巢巧克力囊肿。术后痛经减轻，近期又逐渐加重。经量多，色黯，有血块，持续7~8天，周期尚准。末次月经1月18日。胃纳欠佳，形体消瘦，舌淡黯，苔白，脉沉细迟缓。已婚4年，夫妇同居，性生活正常，未孕。

诊断： ①痛经。②不孕。

辨证： 寒凝血瘀，胞脉阻滞。

治法： 温经散寒，活血化瘀。

处方：

小茴香10克　桂枝12克　干姜5克　蒲黄9克

五灵脂10克　当归12克　川芎10克　白芍15克

乌药15克　苍术9克　鸡内金10克　谷芽30克

嘱每天1剂。另加服田七痛经胶囊，每天3次，每次3粒，并戒生冷寒凉之饮食。

服药1周后，月经来潮，痛经大减，经量亦减少，夹小血块。自诉是月经来潮后从未有过的舒畅，几乎不感觉腹痛，称中药为"魔水"。

其后仍按上方加减调理，巩固疗效。

按： 此例患者痛经迁延近20年，病程较长，痛势较剧，并有月经过多，经期较长，经色暗、有血块等血瘀的表现，舌淡、脉沉迟则属寒象。英国较寒冷，且较潮湿，久被寒湿所侵，血为寒凝，瘀阻胞脉，"不通则痛"，故痛经日甚，且渐成癥瘕包块，胞脉、胞络阻滞，艰于孕育。

方用王清任之少腹逐瘀汤加减，以小茴香、桂枝、干姜温经散寒，温通经络；蒲黄、五灵脂化瘀止痛；当归、川芎养血活血；乌药行气止痛；白芍缓急止痛；苍术燥湿健脾；谷芽、鸡内金消导化瘀散结，醒脾胃。配合田七痛经胶囊温经活血，行气止痛，使积瘀消散，痛经即解。

痛经以实证居多，又以血瘀最为常见。由于经前血海充盈，冲任之气较盛，若受情志或寒热之邪所伤，气滞、寒凝或热灼，均可导致血瘀，瘀阻胞中，经血不得畅下，或寒凝胞宫，血脉凝涩不通，则有痛经之疾，且其痛较甚。气血虚弱或肝肾不足者，冲任空虚，胞脉失养，虽有腹痛，其痛亦轻。故痛经以实证居多，其痛在经前或经行第一、第二天，腹痛的性质常为胀痛或绞痛，经行不畅，有血块，块下则痛减。常见于原发性痛经（包括膜样痛经）、子宫内膜异位症、子宫腺肌症、盆腔炎等病症。所创田七痛经胶囊以田七、蒲黄、五灵脂、川芎、延胡索等活血化瘀，行气止痛，配以小茴香暖宫散寒止痛。曾治疗251例痛经，有效率89.2%，药理实验提示有解痉和镇痛的作用。

实证之痛经的治疗，重在经前用药，选用行气活血、走而不守之品，使经行畅顺，通则不痛，可预防或减轻痛经。若痛经缓解，仍需继续调理3个月左右，以巩固疗效，否则容易复发。

此例并有不孕症，经检查，发现输卵管阻塞。因病人要回国，未能继续治疗不孕症。

【案三】梁某，32 岁，未婚，音乐工作者。1990 年 6 月 3 日初诊。

患者痛经 10 多年，每于经前 10 多天（相当于排卵期）便疼痛 1～2 天，腹痛难忍，需卧床休息及服止痛药，至月经来潮前又再次腹痛，月经干净后逐渐缓解。经色黯红，夹有小血块，经量不多，周期准。末次月经5月20日。大便干结，形体消瘦，烦躁易怒，舌黯红，脉弦细。

诊断：痛经。

辨证：肝肾阴虚夹有瘀滞。

治则：滋养肝肾，佐以化痰。

处方：六味地黄汤、二至丸合失笑散加减。

生地黄20克　山茱萸15克　牡丹皮12克　山药20克

泽泻15克　女贞子15克　墨旱莲15克　五灵脂10克

蒲黄9克　丹参15克　穿山甲12克　乌药15克

守上方以白芍、香附、青皮、桃仁、鸡血藤等药出入，经过 3 个周期的调治，周期性腹痛已减大半，不需服用止痛片，嘱其继续调理。

按：此例症状较特别，经间期腹痛伴经行腹痛，且疼痛较甚，病程较长。辨证为阴虚夹瘀，属虚实夹杂之证。由于肝肾阴虚，每逢经间期阴阳转化之机，阴阳冲激，阴不维阳，则阳气易亢，热灼冲任、胞脉，以致血脉瘀阻，不通则痛。待阴阳转化之后，其痛稍解。而经期阴血下泄，阴虚益甚，胞脉失养，故再次腹痛。治法以养阴为主，佐以化瘀止痛。取六味地黄丸与二至丸滋养肝肾，为固本之法，失笑散加丹参、穿山甲活血化瘀，止痛散结，经前再加桃仁、鸡血藤等活血通经，香附、青皮等行气止痛。连续调理几个周期，效果较好。

（见《罗元恺妇科经验集》）

第四节 月经前后诸症（2例）

【案一】吴某，女，20岁，未婚，服务员。1976年10月29日初诊。

患者15岁月经初潮，月经先后一周不定。近年来每于经前及经期烦躁易怒，悲伤欲哭，性情孤僻，不能控制。伴心悸，失眠多梦，健忘，头顶痛，面目及四肢轻度浮肿，纳欠佳，溺黄。末次月经10月22日。舌淡红有瘀点，苔微黄，脉沉细。

诊断：经行情志异常。

辨证：肝郁气滞，肝气横逆犯脾。

治则：疏肝解郁，佐以健脾。

处方：

郁金12克 佛手12克 丹参15克 茯苓25克

夜交藤30克 白蒺藜12克 泽泻15克

每天1剂。

11月19日二诊：月经届期，前症又现。治以疏肝解郁，养血通经。处方：

郁金12克 白芍15克 丹参15克 合欢皮12克

夜交藤30克 甘草6克 牛膝15克 茯苓25克

桑寄生25克

每天1剂。

12月10日三诊：末次月经11月26日来潮，前症稍减，但面目和四肢仍轻浮，时有腹胀，舌淡红，尖有红点，苔薄白微黄，脉沉细。虽肝郁稍解，但脾伤未复，仍需疏肝健脾。处方：

郁金12克　青皮6克　丹参12克　白术12克

茯苓25克　桑寄生30克　夜交藤30克　泽泻12克

每天1剂。

12月31日四诊：药后经前诸症显著减轻，但睡眠仍较差，舌淡红，苔白，脉弦稍滑。仍守前法，佐以宁神之品。处方：

郁金12克　百合25克　香附子10克　丹参12克

白芍15克　白术12克　茯苓25克　甘草6克

夜交藤30克

每天1剂。

1977年1月21日五诊：月经应期来潮，现经行第二天，前症悉除。自觉心情舒畅，眠纳均佳，仅有面目轻浮，舌脉同前。守前法以善其后。处方：

郁金12克　香附子10克　白芍15克　茯苓25克

丹参12克　牛膝15克　夜交藤30克　川草薢20克

每天1剂。

随访2年余，未见再发。

【案二】杜某，女，39岁，已婚，医院职工。于1973年6月29日初诊。

患者曾足月顺产两胎。近年余经前后头顶痛，口舌生疮，经后面目虚浮，胃纳差，平素血压偏低，曾患梅尼埃病。月经周期常提前4～5天，量中等。末次月经6月24日。现经水适净，面色较黄，舌质淡红，苔薄白，脉细弱。

诊断： 经行头痛，经行口糜。

辨证： 血虚肝旺，虚火上炎，兼有脾虚。

治则： 滋肾养肝为主，佐以健脾益气。

处方：

熟地黄15克　生地黄15克　女贞子15克　山药25克

党参15克　太子参15克　甘草6克　生龙骨30克

3剂，每天1剂。冰硼散一瓶，蜜调外涂口舌溃烂处。

7月27日二诊：本次月经刚净2天，口舌生疮较前减轻，但头痛仍剧，至今未止，舌心红，脉弦细。

治则： 滋肾益阴，佐以平肝潜阳。

处方：

熟地黄15克　生地黄15克　黄精30克　枸杞子15克

白芍12克　山药15克　杭菊花10克　钩藤15克

4剂，每天1剂。

8月10日三诊：月经将潮，烦躁，口微苦，唇、舌各有一溃疡面，头顶痛稍减，舌苔微黄，脉弦细。治宜滋肾柔肝养血。处方：

生地黄25克　黄精30克　桑椹15克　山药20克

白芍15克　郁金12克　桑寄生20克　制首乌15克

4剂，每天1剂。

10月5日四诊：近两月来，经前服上方加减5～6剂，经前后头顶痛显著减轻，口舌生疮已除，仍守前法。处方：

熟地黄20克　黄精30克　女贞子15克　白芍12克

制首乌25克　天麻9克　白芷9克　山药20克

陈皮5克　生龙骨30克

4剂，每天1剂。

随访5年无复发。

按： 以上两例，属于西医之"经前期紧张综合征"范围，但对其病因尚未完全明确，可能与自主神经系统功能紊乱、性激素紊乱有关。中医文献中，该病以各种兼症而命名，如经行烦躁、经行头痛、经行浮肿、经行泄泻等。从临床症状来看，其发病机理大概有三种：一是肝郁气滞，平素肝郁恚怒，情志不舒，经期阴血下注血海，肝失血养而更郁，出现烦躁易怒，经前乳胀，甚或悲伤欲哭，失眠多梦等。二是脾虚或肝气横逆犯脾，可致经前浮肿、泄泻等。三是血虚肝旺，或因肝郁化火所致，或因肾虚血少不能涵养肝木致阴虚肝旺，出现头痛、口糜烂等。例一属肝郁脾虚，故以郁金、香附、白芍、佛手疏肝解郁，丹参、夜交藤养血宁心，茯苓、山药、白术健脾，使肝郁得解，脾土得健，心神得安，则经前烦躁失眠诸症得除。例二以阴血虚肝气旺为主，故始终以滋肾养血柔肝之生地黄、熟地黄、黄精、桑椹、女贞子、白芍之属为主，佐以生龙骨、钩藤、杭菊花之类以祛风而镇摄浮阳，滋水涵木，故头痛、口糜烂诸症悉除。

（见《罗元恺医著选》）

第五节　经行吐衄（2例）

【案一】蔡某，女，25岁，未婚。1975年12月17日初诊。

主诉：经行口鼻出血，伴腹痛。患者13岁月经初潮后，周期基本正常，有痛经史。自23岁至24岁，偶有几次经前鼻衄，几滴而止，诊为"倒经"，经服中药而愈。1975年9月25日正值经前，下夜班午睡后，突然大量鼻衄，从口鼻中涌出，色鲜红夹有血块，即到广州某医院急诊。一昼夜中经注射药物和填塞鼻腔处理未能止血，入该院五官科住院。检查所见："鼻中隔左侧前下方有糜烂面，有多量血液涌出"。内科会诊认为鼻出血与内科关系不大。入院后六天，共鼻衄约2 000毫升，输血600毫升。住院18天鼻衄暂止而出院，出院诊断为"代偿性月经"。自从9月大量鼻衄后，至今未愈，月经周期不定，经量减少，经色深红，痛经。昨天下午鼻衄，量少，经行第三天，未净，量不多，色暗红。睡眠欠佳，纳差，疲倦，面色晦黄，唇黯，舌黯尖红，边有瘀斑，苔白微黄厚腻，脉弦滑。

诊断：经行吐衄。

辨证：肝郁化火，火气上逆，兼有脾虚湿郁。

治法：清肝降火，引血下行，佐以健脾化湿。

处方：

生地黄15克　牛膝15克　牡丹皮9克　黑栀子9克

赤芍9克　丹参12克　佛手12克　山楂肉15克

绵茵陈15克　藿香6克

3剂，每天1剂。

12月27日二诊：服药后胃纳转佳，睡眠好，但头晕，舌黯红稍淡，苔薄白，唇黯，脉滑略弦。服上方脾湿稍化，除继续引血下行外，兼养血和肝。处方：

干地黄25克　　白芍15克　　牛膝15克　　丹参12克

黑栀子12克　　山楂子15克　　赤芍9克　　香附9克

茯苓20克　　桑寄生20克

4剂，每天1剂。

1976年1月14日三诊：月经9日来潮，现未净，12日衄血20毫升左右。面色仍稍晦黄，唇黯红，舌有瘀斑，苔白微黄腻，脉弦滑。仍守前法，并加强疏肝之品。处方：

柴胡6克　　茯苓25克　　白芍12克　　白术12克

黑栀子9克　　牡丹皮9克　　丹参12克　　牛膝12克

桑寄生15克

3剂，每天1剂。

2月11日四诊：末次月经2月6日至10日，量较前几次稍多，色暗红，有血块。经期中仅有少许血丝从鼻孔流出，心烦不安，胃纳欠佳，舌尖红，边有瘀点，苔白略厚，脉弦滑。治则如前。处方：

牛膝15克　　丹参15克　　茯苓20克　　白术12克

白芍12克　　佛手12克　　桑寄生15克　　干地黄20克

黑栀子9克

4剂，每天1剂。

3月15日五诊：月经将潮，今日来自觉喉中有血腥味，但未见鼻衄，自觉胸膺和小腹胀痛，夜寐不宁，小便短赤。舌淡黯，边有瘀点，苔白略腻，脉弦滑。肝气尚郁，兼有瘀滞，治法除继续引血下行外，加强解郁行气化瘀之品，以巩固疗效。处方：

丹参12克　　川牛膝15克　　黑栀子12克　　牡丹皮12克

桃仁12克　郁金12克　茯苓20克　白芍15克

山楂肉15克　青皮9克

4剂，每天1剂。

6月12日六诊：末次月经5月25日，五天干净，量中等，色深红，痛经减轻，无鼻衄，仅于经后自觉喉中有血腥味。舌尖红，质淡黯，苔白，脉细弦略滑数。守前法。处方：

丹参12克　牛膝15克　黑栀子9克　茯苓25克

生地黄20克　白芍20克　山药15克　车前子15克

香附9克

5剂，每天1剂。

9月22日七诊：近几个月来已无鼻衄，亦无自觉喉中血腥味。痛经减，腰痛已瘥。精神好，胃纳可，月经正常。末次月经9月16日，量中等。面色红润，舌质淡黯尖稍红，苔白略腻，脉弦滑。处方：

丹参15克　牛膝15克　黑栀子9克　茯苓25克

山药15克　甘草3克　北沙参15克　女贞子15克

墨旱莲15克。

4剂，每天1剂。

【案二】周某，女，23岁。1993年7月21日初诊。

主诉：经期鼻衄及咯血两个月。患者自6月始每逢月经期鼻衄3～4日，咯血一两次，量少。末次月经7月19日，未净，经行首日咯血数口，色黯红，鼻衄则每天少许，仰头片刻可止。经量偏多，色黯红，有血块，伴下腹痛，经前乳胀，口苦，纳差，平时无吐衄。舌尖略红，苔微黄，脉弦细。

诊断：①经行吐衄。②痛经。

辨证：肝郁脾虚，肝气上逆，兼有瘀滞。

治法：和肝健脾，降气化瘀。

处方：

柴胡 6 克　黑栀子10克　郁金15克　白芍15克

茯苓25克　山药30克　白及10克　茜草15克

海螵蛸15克　桃仁15克　泽泻15克　益母草25克

7剂，每天1剂。嘱经后继续调治。

7月28日二诊：经净吐衄即止，乳胀亦减，但头晕，舌苔稍厚白。仍守上法，以龙骨20克、牛膝15克易泽泻、益母草。连服2周。

8月18日三诊：月经适来潮，量中，色黯红，有少许血块，无咯血及衄血，腹痛亦大减，仍有乳胀。舌淡红苔白，脉弦滑略数。仍服药巩固：

白芍20克　郁金15克　龙骨25克　牡蛎25克

海螵蛸20克　茜草15克　牛膝20克　桃仁12克

山药30克　五味子6克　山楂15克　丹参20克

10月复诊谓已停经，妊娠试验阳性，嘱其静养安胎。

按：经行吐衄，中医文献多认为肝郁化热、气逆上冲、冲任气血逆乱所致。如《女科证治准绳》说："妇人鼻衄者，由伤动血气所致也。凡血气调和则循环表里经络，涩则不散。若劳伤损动而生热，气逆流溢入鼻者，则成鼻衄也……凡鼻衄虽多因热而得此疾，亦有因怒气而得之者。"因经期血海满溢，冲脉之气较盛，火热挟冲气上逆，损伤血络，迫血妄行，则有吐衄之症。经后血海偏虚，热随经血下泄，冲气相对不盛，上逆之症自解，则吐衄自止，故经行吐衄有明显的周期性。

案一病程较长，衄血多而经量少，舌黯尖红，烦躁不安，脉弦滑，此为气郁化热，气火上逆之重症，治法必须以养阴清热、引血下行为主，故处方始终以丹参、牛膝、黑栀子、干地黄、牡丹皮等为主药，以达到养阴清热和引血下行之目的，佐以疏肝行气解郁，适当选用柴胡、郁金、青皮、佛手、白芍之类，同时因其出血过多，故间用桑寄生以养血和肝。但由于患者面色黄晦，胃纳欠佳，肢体疲倦，舌苔厚腻，故亦佐以茯苓、山药、茵陈、藿香等以健脾化湿，使脾胃调顺，月经通畅，而逆经之患可除。本例经行吐衄，鼻衄量曾达2000毫升，持续六天，需要住院输血，出血量之多，持续时间之长，是较为罕见的。经五官科和内科会诊，已排除该两科的病变，均认为属于妇科的"倒经"，诊断比较明确。后经门诊中药治疗，收到较满意的效果，且经观察一年，已无复发，月经正常，疗效稳定。婚后随访，已正常生育。

案二病程较短，衄血不多，而经量偏多，且有痛经，在肝郁气逆之中兼有瘀滞，又因肝气横逆，损伤脾气。故治法需疏肝降气，祛瘀止血，佐以健脾。方中以柴胡、白芍、郁金等疏肝和血，栀子、茜草等清肝凉血，海螵蛸、白及等固涩止血，益母草、桃仁等化瘀滞，茯苓、山药等健脾益气。用药一个周期吐衄已止，痛经大减，疗效甚佳。继而用龙骨、牡蛎镇潜浮阳，牛膝、桃仁通经下行，既止上部之血，又通下部之经，以图巩固。

经行吐衄主要责之于热、责之于肝。因血海为肝经所司，肝郁化火之实热，或肝阴不足、阴虚阳亢之虚热，均可在经前、经期冲气较盛之时挟冲气上逆，以致气血逆乱，阳络伤而血上逆。治法重在清肝镇潜。清肝应配合疏肝和养阴，以固本清源，镇潜旨在止上逆之血，又当辅以引血下行，条达气机，使经血以下行为顺。宜用柴胡、郁金、栀子、牡丹皮等疏肝清热，牛膝、丹参、桃仁、益母草等活血通经并引血下行，海螵蛸、龙骨、牡蛎等镇潜止血，并应强调经前清肝降逆，经后疏肝养肝调经，取效后不宜马上停药，应继续调理1～2个周期，以巩固疗效。

（见《罗元恺妇科经验集》）

第六节　绝经前月经过多（2例）

【案一】孙某，女，49岁，中学教师。1973年9月5日初诊。

近3年来月经过频过多，每月来潮二次，周期17～20天，每次持续时间9～10天，用卫生纸4～5包。经色淡红，夹有血块。末次月经8月16日。经常头目眩晕，胃纳、睡眠均差，经前后面部虚浮，掌心烦热。

患者身体消瘦，面色晦黄，额部和颊部有明显黯黑斑。舌淡无苔，脉细弱略弦。体检：血压90／60毫米汞柱。实验室检查：红细胞$3.61×10^{12}$/升，血红蛋白105克/升。

诊断： 绝经前月经过多、月经先期。

辨证： 气血两虚。

治则： 补气健脾，养血涩血。

处方：

党参30克　白术15克　炙甘草9克　制首乌30克

黄精30克　续断15克　岗稔根30克　地稔根30克

藕节25克

4剂，每天1剂。

9月10日二诊：月经昨天来潮，周期较前有所推迟，量仍多，头晕，睡眠差，经色由淡转红，舌光少苔，脉细弱。按上方去黄精加黄芪20克，姜炭6克。4剂。

9月20日三诊：本次月经持续6天净（9月15日来潮），经量较前减少，用卫生纸3包。仍觉头晕，浮肿不明显。舌淡少苔，脉细弱。月经净后，着重于健脾滋肾养血，以资调补。处方：

党参20克　山药20克　炙甘草9克　熟地黄20克

黄精25克　金樱子20克　何首乌25克　岗稔子20克

白术15克

以后按上方加减化裁，以枸杞子、女贞子、金狗脊调配其间，月经期则加入乌梅、五味子等酸涩之品，服药至11月底，月经周期已推迟至30～36天，持续时间5天，量比前减少一半，约用2包卫生纸。面部浮肿减，体重增加2千克，面色较润泽，黯黑斑亦减退。

【案二】向某，女，47岁，工人。1978年8月3日初诊。

月经过多已几年，血块特多，每次用卫生纸5～6包，末次月经7月10日，现将潮。小腹坠痛，肢冷自汗。面色苍黄晦滞，面部布满黯斑，唇色淡暗，舌淡白胖嫩如水泡猪肝样，有齿印，脉沉微弱。

患者于1951年曾行痔疮手术，1957年做输卵管结扎术，1969年做胃切除术。

诊断：绝经前月经过多。

辨证：脾肾阳虚。

治则：温补脾肾，佐以养血涩血。

处方：

熟附子6克　炮姜5克　炙甘草9克　党参30克

白术18克　何首乌30克　岗稔根30克

4剂，每天1剂。

8月24日二诊：持续服上药后于8月6日来潮，本次经量比前大减，仅用卫生纸2包多。血块亦减，但仍觉肢冷，时有自汗。舌淡胖有齿印，但舌色较红活，脉沉细。续用前法，并稍增大用量。处方：

熟附子10克　炮姜6克　炙甘草9克　白术15克

黄芪15克　制首乌20克　陈皮6克

以后继续用上方加减，连续服药两个多月，诸症均减。月经已恢复常量，血块不多，精神较好，胃纳增进，已收到近期疗效。

按： 以上2例均属绝经期前的月经过多，案一偏重于血气虚损，特别偏于血虚。血属阴，故呈气阴两虚之象，而有掌心烦热、睡眠欠佳等症，故治法以补气养血滋阴涩血为主，选用药物除参芪术草以补气外，同时用黄精、熟地黄、何首乌等以滋阴养血。案二则一派脾肾阳虚之象，故见肢冷自汗，面色苍黄，舌淡嫩胖特甚。治法应着重温阳益气，故用药以姜、附、参、术为主，佐以养血收涩之品。经两个多月的治疗，均收到近期疗效。一用滋补，一用温补，临床见症大致相同，而用药各异，主要是因为辨证施治。

绝经前的月经异常，以月经过多较常见。在出血期间，以止血为先，血止之后，则需要详细检查，以排除子宫、卵巢的器质性病变。以免延误诊治，不可忽略。

（见《罗元恺医著选》）

第七节　盆腔炎（1例）

【病案】黄某，女，26岁。1992年12月30日初诊。

患者右少腹痛伴腰痛1年余。曾因人流不全行清宫术，其后发现盆腔炎，经常少腹痛，腰痛，时轻时重，经前下腹胀，经期腹痛尤甚。末次月经12月15日，量中，色黯，质稠，有血块。平时口干，睡眠不宁，带下黄稠，尿短赤、涩痛，大便秘结。舌暗红，苔厚白，脉细弦。

妇科检查：外阴、阴道正常，子宫颈光滑，子宫后倾，正常大小，质中，有压痛，双侧附件增厚，压痛。

诊断：慢性盆腔炎。

辨证：湿浊蕴结，气滞血瘀。

治法：行气活血化湿。

处方：

丹参20克　桃仁15克　乌药15克　郁金15克

山楂15克　藿香10克　香附10克　鸡血藤30克

桑寄生30克　麦芽45克

7剂，每天1剂。

1993 年1月6日二诊：腹痛减轻，仍有腰痛，带下减少，二便调。舌暗红，苔白，脉细弦。诸症好转，时近经前，乃守上方，加益母草25克。

2月3日三诊：末次月经1月14日，痛经减轻，经后时有下腹隐痛，便秘。舌淡红，苔微黄，脉弦细。湿热未除，加生薏苡仁、冬瓜子各30克，去桑寄生、麦芽，以利湿通便。

治疗后症状及体征改善，半年后妊娠。

按：慢性盆腔炎病程较长，往往反复发作，甚至影响生育。此例以少腹痛为主，伴有腰痛和带下异常，为湿浊蕴结日久，以致气滞血瘀。故以丹参、桃仁配乌药、香附活血行气，佐以藿香、麦芽化湿浊，经前加益母草使经行畅顺，瘀血得以导下，二便不畅则用冬瓜子、薏苡仁利湿通便。湿浊化解，瘀滞消散，则胎孕易成。

（见《罗元恺妇科经验集》）

第八节　不孕（7例）

【案一】李某，女，29岁。1977年5月18日初诊。

患者婚后3年，同居未孕。月经15岁初潮，周期或先或后，淋漓不畅，经行下腹剧痛，经量多，色暗，有血块，块下则痛减。痛甚时伴呕吐，冷汗，头晕，肢冷，不能坚持工作。经前数天则乳房胀痛，烦躁。末次月经4月23日。舌黯红，苔薄白微黄，脉弦细略数。

妇检：外阴、阴道正常，子宫颈光滑，子宫前倾屈，略小，质中，活动正常，双侧附件正常。

配偶精液检查正常。

诊断：①月经先后不定期；②痛经；③不孕症。

辨证：气滞血瘀，兼肝郁肾虚。

治法：先予活血化瘀，行气止痛；继以疏肝补肾，调经助孕。

处方：

蒲黄10克　五灵脂10克　益母草15克　山楂肉15克

白芍15克　丹参20克　乌药12克

每天1剂。

1978年1月11日二诊：服药后痛经减轻。因公务外出，停治半年，痛经如故。上次月经12月20日来潮，持续11天方净，1月3日又来经，量多，有血块，5天净。现头晕，纳差，腰酸。舌淡红，苔薄白微黄，脉细弱略数，尺脉尤弱。经后血海空虚，以补肾健脾为主，佐以行气活血。处方：

菟丝子12克　桑寄生25克　熟地黄20克　续断15克

党参15克　茯苓25克　山楂12克　香附10克

乌药10克

嘱每天1剂，服至经前一周。

2月1日三诊：月经将潮，下腹隐痛，乳房胀，舌淡红，脉弦细滑。经前气血壅盛，宜活血行气通经。处方：

蒲黄6克　五灵脂10克　艾叶10克　香附12克

乌药12克　当归12克　川芎6克　甘草6克

4剂，每天1剂。

2月5日四诊：服药后月经来潮，痛经明显减轻，经量中等。来经2小时取子宫内膜检查，病理报告为"分泌期子宫内膜"。经后腰酸，小腹隐痛，胃纳一般，二便调。舌淡红，苔微黄，脉弦细。因月经适净，胞脉、血海空虚，宜补肾填精，精充血旺，遂能摄精成孕。处方：

菟丝子15克　黄精25克　金樱子30克　桑寄生30克

女贞子15克　白芍15克　甘草6克　益母草12克

10剂，每天1剂。

3月18日五诊：停经47天，头晕，纳差，恶心欲呕，胃脘胀。舌淡暗，苔微黄，脉细滑略数。妊娠试验阳性。脉证及辅助检查均证实为早孕。治宜补肾安胎，和胃止呕。拟寿胎丸合二陈汤加减：

菟丝子15克　续断15克　桑寄生20克　党参15克

茯苓25克　法半夏10克　陈皮6克

另生姜6克，取汁入药液同服。4剂，每天1剂。其后妊娠反应渐解，孕期顺利，于1978年11月足月分娩，母子健康。

按：不孕症病因复杂，证候不一，故医无定方。须随证随人，灵活施治。本例属原发性不孕，并有痛经和月经先后无定期，妇科检查提示子宫发育欠佳，为本虚标实之证。治疗则应根据标本缓急，攻补兼施。经前气血充盛，血海满盈，气机怫郁，则血脉壅滞，若素有血瘀痛经之疾，经前见乳胀、腹痛等症，是为月经将潮之兆，气血壅滞之征，当以行气活血为主，条达气机，使经脉流畅。本例痛经较甚，有血瘀证候，故经前以失笑散加味，配丹参、益母草或当归、川芎等活血行血，乌药、香附等行气疏肝，重在消除痛经以解决其标证。月经净后，气血随经血下泄，血海相对空虚。本例素有子宫发育不良，属禀赋不足，肾气薄弱，故经后腰酸、头晕，此为本虚之象。治宜补肾填精，健脾养血，故以菟丝子、桑寄生、续断等补肾气，熟地黄养肾阴，党参、茯苓等健脾益气，稍佐香附、乌药等行气疏肝，以免过于滋腻。在痛经改善后，更加入黄精、金樱子、女贞子等填补肾精，固本以助孕。 这种治法是按月经周期的不同阶段，顺应其生理性的阴阳消长、气血盈亏变化的节律，攻补兼施，标本兼顾。对于虚实夹杂的病例，尤为适用。

【案二】刘某，女，30岁。1992年9月19日初诊。

患者结婚3年，同居，未避孕，但未怀孕。素月经规则，量中。近一年则经量减少，色暗，仅用半包卫生巾。经间期阴道少许下血，色鲜红，1～2天自止。末次月经9月13日。平时带下少，阴道干涩，少腹胀痛，性欲差。眼眶黯，形体瘦削，舌淡红，苔白，脉弦滑。

妇科检查未见异常。配偶精液正常。

诊断：①月经过少。②经间期出血。③不孕症。

辨证：肝肾阴虚。

治法：滋养肝肾，调经助孕。

处方：

生地黄15克　山茱萸12克　牡丹皮12克　墨旱莲15克

女贞子15克　白芍15克　山药20克　丹参20克

太子参20克　桑寄生25克　牛膝15克　泽泻15克

10剂，每天1剂。

10月10日二诊：上次经后未再出现经间期出血。诸症改善。舌尖红，苔微黄，脉细弱。守上法继续调补。处方：

桑寄生25克　菟丝子20克　山药20克　珍珠母20克

熟地黄15克　太子参15克　丹参15克　山茱萸12克

鸡血藤30克　麦芽40克

嘱每天1剂，每次经后服14剂。

1993年1月16日三诊：经治疗后已无经间期出血，末次月经12月24日，量中，经后行输卵管通水术，有少许阻力，回流5毫升，提示输卵管通而不畅。舌淡红，苔白，脉细。拟活血通络，疏肝养血以助孕。处方：

丹参20克　益母草20克　赤芍15克　郁金15克

桃仁15克　乌药15克　牡丹皮12克　枳壳12克

川芎10克　青皮10克　麦芽45克

7剂，每天1剂。

2月9日四诊：停经40余天，妊娠试验阳性，喜获妊娠。嘱注意饮食、休息，慎养其胎。

按：此例属原发性不孕，并有月经过少、经间期出血，为肝肾阴虚之证。一方面因精血亏损，血海不盈，则经量减少，另一方面又因阴分不足，阳气内动，在经间期氤氲之时，阴火不维阳，热扰冲任，出现非时之下血。经候不调，则难以摄精成孕。治法当以调经为先，经调而后子嗣。调经之法，不离辨证。首先用六味地黄丸合二至丸加减，养阴益精，充养天癸，虚火自平。其后经间期出血已止，则重在滋肾，用菟丝子、桑寄生、熟地黄等，佐以疏肝镇潜，用麦芽、珍珠母，以巩固疗效。调理三个月后，经候如常，但发现输卵管通而不畅，此为冲任不畅，胞络阻滞，则予活血通络、疏肝养血之剂，使气血条达，脉络畅顺，而胎孕易成。

【案三】胡某，女，31岁，医务工作者。1976年11月20日初诊。

患者结婚6年，同居不孕，14岁月经初潮，向来月经延后10天左右，经色淡红，量中等，有少许血块。末次月经11月18日。今年9月份月经来潮6小时内取子宫内膜活检，病理报告为"分泌期子宫内膜，腺体分泌欠佳"。输卵管通水术提示"基本通畅"，但久不受孕，近3年来腰酸痛楚（经照片未发现腰椎病变），常头晕，疲乏，纳差，最近脱发较甚，怕冷，睡眠欠佳，二便尚调，面青白虚浮，唇淡，舌淡黯略胖，苔白，脉沉细。

妇检：外阴、阴道正常，子宫颈光滑，子宫体前倾，较正常略小，活动可，无压痛。双侧附件正常。

丈夫精液检查正常。

诊断：①月经后期。②不孕症。

辨证：脾肾阳虚。

治则：温肾健脾补血。

处方：

菟丝子25克　淫羊藿12克　破故纸15克　续断15克

党参15克　白术15克　当归12克　制首乌30克

每天1剂。

1977年1月29日二诊：本次月经逾期13天。仍觉腰痛，纳呆，守前法。处方：

菟丝子25克　淫羊藿10克　桑寄生30克　金狗脊16克

党参20克　白术15克　茯苓25克　陈皮6克

当归12克

5月4日三诊：近两个月来常服上方加减，腰痛减轻，睡眠、胃纳好转，舌淡黯，苔白微黄略腻，脉细稍弦。处方：

菟丝子20克　淫羊藿10克　仙茅10克　金樱子18克

党参15克　白术15克　茯苓25克　神曲10克

7月30日四诊：服药后月经按时于本月20日来潮，量中等，腰痛减，但觉头晕，疲乏，健忘。守前法，稍佐以祛风。处方：

菟丝子25克　破故纸15克　淫羊藿12克　党参25克

白术20克　炙甘草6克　当归12克　川芎6克

白芷10克

每天1剂。

10月12日五诊：前症渐见好转，但稍劳累则腰酸痛乏力，怕冷，胃纳一般，月经较前准。仍以温肾健脾养血为治。处方：

淫羊藿10克　仙茅10克　菟丝子25克　续断12克

黄精15克　制首乌15克　鸡血藤30克　党参20克

白术20克　炙甘草6克　陈皮5克

11月12日六诊：服上方十余剂后头晕已除，腰痛不甚，胃纳转佳，月经依期，末次月经11月6日，4天干净。舌淡胖，苔白微黄，脉弦滑略缓。仍以温肾健脾治之。处方：

菟丝子25克　覆盆子12克　破故纸15克　淫羊藿10克

党参20克　白术15克　当归12克　艾叶10克

此后，按此方加减，每月经净后服8剂，身体康复，月事以时下，至1978年3月怀孕，孕期正常。

【案四】饶某，女，36岁，医生。1978年4月15日初诊。

患者婚后同居5年余，未有子嗣。经全面检查亦大致正常，四处求医，未见疗效。今年初曾在广州某医院取子宫内膜（月经来潮3小时）活检，病理报告为"分泌期子宫内膜，腺体分泌欠佳"。

月经15岁初潮，周期尚准。但自1973年婚后出现月经先后无定期，后期为多，有时2～3个月始一潮，经量少，甚则点滴一天即净，色暗红，经前乳胀。曾用人工周期疗法治疗几个月，停药后依然如故。平素头晕、疲倦不耐劳，腰酸痛，尿清长，四肢不温，胃纳一般，白带较多。

面色晦黄，有黯斑。舌淡略黯苔白，脉沉细尺弱。

丈夫精液检查正常。

诊断：①月经后期，月经过少。②不孕症。

辨证：脾肾两虚，兼有肝郁。

治则：补肾健脾为主，佐以疏肝解郁。

处方：

菟丝子25克　覆盆子10克　枸杞子15克　金樱子25克

当归12克　川芎6克　何首乌25克　党参20克

香附子10克

每天1剂。

4月26日二诊：自服上方加减十多剂，腰痛稍减，余症同前。处方：

菟丝子25克　淫羊藿10克　党参20克　白术15克

鸡血藤30克　白芷6克　香附子10克

每天1剂。

5月3日三诊：药后经来无乳胀，精神较前好些。仍以补肾健脾养血治之。处方：

菟丝子25克　淫羊藿12克　续断20克　金狗脊20克

党参20克　白术15克　制首乌30克　白芷10克

6月25日四诊：回单位自行照上方服食后，月经较准，末次月经6月23日，一天干净，量比前稍多，头晕腰痛减，四肢较暖，纳可，舌淡红苔白，脉细沉。处方：

菟丝子25克　覆盆子10克　党参20克　枸杞子15克

金樱子25克　制首乌25克　川芎6克　当归12克

香附子10克

嘱经净后每周服4剂，复渣。连服两三个月后复诊。

9月23日五诊：遵医嘱服上方，诸症均见好转，月经准时于7月23日来潮，经量增多，四天干净。经后仍依上方上法服药至8月20日。现停经两个月，头晕欲呕，纳差，疲乏，在当地做妊娠试验呈阳性。舌淡红，苔白略腻，脉沉细滑。

妇检： 外阴、阴道正常，子宫颈软、着色，子宫体前倾、软，增大如孕两个月，双侧附件正常，诊为早孕。治宜补肾健脾安胎，拟寿胎丸合四君子汤加减。

观察至妊娠6个月，均无异常。

【案五】 王某，女，32岁，医生。1976年4月5日初诊。

主诉： 结婚4年多未孕。一向月经不调，周期35～50天不等，量或多或少，末次月经3月10日。经期少腹胀痛，腰酸。经北京、广州西医院诊断为多囊性卵巢综合征。使用氯米芬治疗。经广州孙逸仙纪念医院郑惠国教授推介，要求中医治疗。

妇检： 外阴发育正常，未产式，阴毛较粗而密，阴道可容二指，子宫颈光滑，子宫大小正常，平位，左侧可扪及卵巢增大如荔枝样。

左乳晕有一黑毛长约4厘米，足毛较多。舌嫩红少苔，脉沉细。

诊断： ①月经后期；②不孕症。

治法： 补肾养血，行气调经。

处方：

菟丝子30克　熟地黄20克　当归15克　川芎10克

党参15克　枳壳12克　牛膝15克　淫羊藿10克

肉苁蓉15克　枸杞子15克

嘱每次月经净后配服，两日1剂。留渣再煎，连服10剂。

以上方为基础，选用乌药、香附、何首乌、川楝子、白芍等适当加减化裁。经过半年的治疗，月经周期已基本恢复正常，30～35天一周期，经量中等，持续5～6天。仍嘱继续服药调治，按上方以桑椹、金樱子、黄精、女贞子等出入其间。

1977年2月怀孕，孕后2个月，曾因房事引起少量阴道流血的先兆流产症状，经治疗后胎元得以巩固，至年底安然产下一女婴，母女健康。

按：本例确诊为多囊性卵巢综合征的不孕，采取中西医结合的药物疗法（未动手术），经过7个月左右的治疗，效果是满意的。有些病单独中医或单独西医治疗疗效不够理想，改用中西医结合治疗，可以起到互相促进、增强疗效的作用，这不独本病为然。

【案六】何某，女，29岁，工人，已婚。1977年4月30日初诊。

患者自诉结婚同居3年半未有怀孕。月经13岁初潮，周期先后不定，量中等，经期3～6天，经期腹痛，平时稍劳累则头晕腰酸，性欲较差，睡眠多梦易醒。经几间医院检查诊为"幼稚型子宫"。最近取月经期子宫内膜活检，病理报告为"增殖期子宫内膜"。形体消瘦，面色晦黄，眼眶黯黑，舌淡红，苔常，脉沉细尺弱。

配偶精液检查正常。

诊断：不孕症。

辨证：先天肾气不足，冲任虚弱。

治法：滋补先天之肾，健运后天之脾，佐以理血调经。

处方：

菟丝子15克　金樱子15克　桑寄生30克　党参15克

白术12克　炙甘草6克　当归9克

3剂，每天1剂。

5月7日二诊：如前症，末次月经净3天，腰痛，夜尿多，睡眠、胃纳一般，舌脉同前。本次月经净后结合注射绒毛膜促性腺激素。方守前法。处方：

菟丝子25克　金樱子20克　桑寄生30克　枸杞子12克

党参15克　当归12克　白术9克　炙甘草6克

乌豆衣15克

每天1剂，连服10余剂。

9月17日三诊：按上方中西医结合调治3个月经周期，痛经减，腰痛除，经色较前红，但仍觉健忘，夜尿3～4次，眠差。大便干结不爽。末次月经9月3日。舌淡，苔白，脉弦细。依前法加强温肾暖宫之品。处方：

菟丝子25克　熟地黄20克　金樱子30克　淫羊藿9克

白术15克　乌药12克　肉苁蓉15克　当归12克

覆盆子12克

每天1剂，连服10余剂。

10月26日四诊：停经53天，纳差，恶心呕吐，神疲乏力，乳房胀痛，腰微酸，舌淡红，苔薄白，脉细滑。妇检：外阴、阴道正常，子宫颈软，着色，子宫体后倾，增大如孕7周，质软，活动好。双侧附件正常。喜获早孕，治宜补肾养血安胎。处方：

菟丝子25克　桑寄生20克　覆盆子12克　肉苁蓉15克

桑椹15克　续断15克　黄精25克　当归9克

党参20克

4剂，每天1剂。

11月9日五诊：近几天阴道有少许出血，下腹微痛腰酸，自服上方后流血减少。大便干结，夜尿3～4次，头晕，纳差，舌淡红，少苔，脉弦细滑尺弱。此乃先天肾虚，致孕后胎元不固，以致胎动不安。治宜补肾健脾、止血安胎，拟寿胎丸加味。处方：

菟丝子25克　续断15克　桑寄生18克　阿胶9克（烊化）

金樱子20克　党参25克　白术15克　陈皮5克

4剂，每天1剂，嘱卧床休息，严禁房事。

11月19日六诊：服上方后阴道出血已止，妊娠76天，仍有腰痛，少腹下坠感，头晕，纳差，作呕，夜尿稍减，舌淡红，苔薄白，脉细滑，仍以补肾健脾安胎。处方：

菟丝子25克　桑寄生15克　续断15克　覆盆子9克

党参25克　白术15克　黄芪15克　橘红6克

4剂，每天1剂。

嗣后间中来诊，按上方加减出入，妊娠足月于1978年6月顺产一女婴，母女安康。

按：本例属先天性子宫发育不良的原发性不孕症，且有月经先后不调及痛经史，采取中西医结合治疗，以绒毛膜促性腺激素以促其排卵，中医治法则以补肾调经着手，补肾药特别是菟丝子似有促进子宫发育的作用。党参补气，当归补血，气血双补，对虚人有调经的功用，患者肾虚证候较为明显，因此，治法以补肾为主，兼以健脾补血益气，经过半年时间之治疗，已获妊娠，效果较著。

【案七】李某，男，33岁。1991年9月1日初诊。

患者结婚3年，同居，未育。房事正常，有射精，性欲较旺盛。时常口干、口苦，腰酸，大便烂，小便黄。面色潮红，唇红，舌黯红，苔薄黄，脉弦略数。

精液常规：精子计数 12×10^9／升，活动率20%，异形率10%。

前列腺液检查：卵磷脂小体（+++），白细胞（++）。

诊断：不育。

辨证：湿热下注。

治法：清热燥湿，健脾益气。

处方：

苦参15克　车前子15克　牛膝15克　赤芍15克

牡丹皮12克　栀子12克　山药25克　太子参20克

甘草6克

每天1剂。

10月5日二诊：按上方服药1个月，诸症减轻，二便调，舌黯红，苔白，脉弦滑。复查精液，精子计数提高为 30×10^9／升，前列腺液检查示白细胞仅0～5／HP。现湿浊已消，治以健脾益精为主，佐以渗利水湿。处方：

党参15克　太子参20克　茯苓20克　山药30克

车前子15克　泽泻15克　牛膝15克　苦参12克

山茱萸10克　甘草6克

每天1剂。

1992年6月3日三诊：按方间断服药半年，精子计数达 50×10^9／升，活动率50%。无不适。舌略红，苔白，脉弦。守上方，去苦参，加生地黄、白术各15克。

半年后随访，谓其妻已怀孕。次年生育一女。

按：此例不孕乃男方前列腺炎所致。慢性前列腺炎往往影响精液质量，使精子活动率下降，精子数减少，或液化时间延长等，并可出现湿热或寒湿的证候。本例主要表现为湿热下注，有较明显的热象，故使用苦参、栀子等苦寒燥湿，泽泻、车前子利水渗湿，佐以太子参、山药等健脾运湿。因湿热蕴结，可导致血脉阻滞，运行不畅，故佐以牡丹皮、赤芍等凉血活血。症状好转，则着重健脾益肾，适当清利以善后，使湿浊去，男精壮而胎孕成。

（见《罗元恺妇科经验集》）

第九节　胎漏、胎动不安、滑胎（9例）

【案一】黄某，32岁，演员。1978年10月8日初诊。

停经两个多月，阴道少量出血5天，色鲜红，小腹隐痛，有下坠感，腰微酸。停经50多天时，曾做妊娠试验为阳性。一年前曾自然流产2次，均发生于早孕2个多月，尚未生育。

患者形体稍瘦，常有头晕腰酸，本次孕后有轻度妊娠反应，且感疲倦，近日工作较劳累，没有注意适当休息，即出现阴道流血。舌色稍淡，但尖边较红，脉细滑，略弦。

诊断：胎动不安。

辨证：肾阴不足，兼有肝经虚热。

治则：滋肾健脾，益气安胎，佐以养肝清热止血。

处方：

菟丝子25克　续断15克　桑寄生15克　阿胶12克（烊服）

墨旱莲15克　女贞子15克　白芍10克　生甘草5克

荆芥炭6克

4剂，每天1剂。留渣再煎，并嘱卧床休息。

服药3剂后，阴道流血和腹痛已逐渐停止，但仍有腰酸和大便干结。后按上方去荆芥炭、白芍，改用桑椹15克、肉苁蓉15克，再服4剂。

药后诸症基本消失，舌脉亦正常。按二诊方去墨旱莲改用山药15克，续服6剂，俟后每周服药3剂，以兹巩固，至妊娠5个月后停药，足月顺产一男婴。

【案二】陈某，女，36岁。于1976年3月17日初诊。

患者结婚7年余，尚未有子。婚后前3年连续堕胎4次，每次孕后虽经中西医安胎，终未奏效。每次怀孕，两三月后必应期而堕，末次堕胎迄今已四载，曾在各地医院诊治，虽各方面检查未发现异常，但治疗后仍未复孕。向来月经量较多，色淡红，有小血块，每次用卫生纸两三包，末次月经2月25日。现觉神疲体倦，腰酸痛，下腹坠胀，夜寐不安、多梦，胃纳欠佳。面色青白，上唇有黯斑，舌淡红，苔微黄略腻，脉细滑。患者连续堕胎4次，继发不孕，兼月经过多，三病虽异，其源则一，皆由肾气亏损所致。

诊断：① 滑胎。②月经过多。③继发性不孕症。

辨证：肾气亏损，冲任不固，脾气虚弱，失于闭藏摄纳。

治则：补肾健脾为主。

处方：

菟丝子30克　桑寄生25克　熟地黄25克　淫羊藿10克

金狗脊10克　党参20克　白术15克　炙甘草9克

每天1剂，水煎服。

5月22日二诊：按上方加减，间中服药已2月余，前症改善，现月经刚净，神疲，腰微酸，白带多，质稠，经后仍以补肾扶脾为主，使精血充足。处方：

菟丝子25克　桑寄生25克　淫羊藿10克　党参15克

白术15克　枸杞子15克　巴戟天15克　山茱萸12克

茯苓20克

每天1剂。

6月19日三诊：经量较前减半，但经后仍觉腰酸，下腹坠胀，尿频，失眠纳差，舌淡黯，苔薄白，脉细弦缓。治以滋肾宁神。处方：

菟丝子25克　干地黄25克　枸杞子15克　金樱子25克

夜交藤30克　何首乌25克　巴戟天15克　龙眼肉15克

山茱萸12克

每天1剂。

8月18日四诊：近两个月来经净后服上方10余剂，精神好转，已无腰酸腹坠感，经量已减（约用卫生纸1包半）。现经行第4天，舌黯红，苔薄黄，脉缓略弦。治宜补肾健脾摄血。处方：

熟地黄20克　桑寄生25克　何首乌30克　岗稔根30克

墨旱莲15克　女贞子15克　党参20克　白术12克

鹿角霜12克

每天1剂。

9月29日五诊：停经45天，胃纳一般，食后呕吐，下腹胀，神疲，腰酸，矢气频，大便干结，3天一行。妊娠试验阳性，舌黯苔薄白，脉细弦滑。喜知有孕，嘱绝对禁止房事，注意休息，用补肾健脾、益气安胎之法，拟寿胎丸加减，以防再次滑胎。处方：

菟丝子25克　桑寄生20克　续断15克　桑椹15克

党参15克　茯苓25克　陈皮5克

3剂，每天1剂。

10月20日六诊：妊娠两个多月，腰酸，下腹坠痛，纳差，欲呕，身有微热，口苦眠差多梦，舌黯，尖稍红，苔微黄，脉细滑尺弱。审其脉证，肾虚夹有胎热，宜在前法基础上佐以清热安胎之法。处方：

菟丝子25克　桑寄生15克　续断15克　党参15克

北沙参15克　黄芩10克　白术12克

3剂，每天1剂。

以后基本上以寿胎丸合四君子汤加减化裁。胎元终得巩固，妊娠顺利，于1977年5月中旬足月顺产一男婴，体重3.5千克，母婴均健康。其后全家移居香港，再次妊娠并生育一男孩。生育两胎后，还曾怀孕2次，均无流产之先兆，乃做人工流产以终止妊娠。

【案三】陈某，女，29岁，已婚，军人。于1978年4月12日初诊。

患者停经49天，头晕纳差，胃脘胀，疲乏多梦，夜尿多。患者1972年结婚，在1972—1975年间连续自然流产4次。每孕后虽经中西医结合保胎，但仍在妊娠2～3月时应期而堕，至今已6年，尚无子女，思想苦闷。一向以来月经大致正常。舌质红嫩，苔薄白，脉沉细滑尺弱。

诊断：①早孕。②滑胎。

辨证：先天肾气不足以摄载胎元，以致滑胎，耗损气血。

治则：补肾健脾，养血安胎。

处方：

菟丝子25克　续断15克　覆盆子10克　枸杞子15克

党参20克　白术15克　熟地黄25克

3剂，每天1剂。嘱禁止房事。

4月19日二诊：妊娠两个月，纳差，腰酸腹胀，心情较紧张，舌黯红苔白，脉沉滑。守前法，处方：

菟丝子25克　续断15克　金狗脊15克　党参30克

白术15克　陈皮6克　制首乌30克

4剂，每天1剂。

4月22日三诊：纳差，频频嗳气，小腹隐痛，腰酸，脉舌同前，上方加艾叶9克，以温宫止痛安胎，嘱每天服1剂。

5月4日四诊：服上方10余剂后，症状好转，但夜尿6～7次，食后尚觉胃脘胀，并有嗳气，仍按前法，佐以调气降逆之品。处方：

菟丝子25克　桑寄生15克　续断15克　覆盆子12克

党参30克　白术15克　制首乌30克　砂仁5克（后下）

5剂，每天1剂。

依此方加减，服至3个月，以后，间中加减服用，孕期顺利，于1978年12月6日顺利分娩一男婴，母婴无恙。

【案四】黄某，女，32岁，已婚，工人。1977年7月13日初诊。

患者停经40天，一周前曾阴道出血少许。近一周自觉口淡，纳呆，作呕，伴腰酸楚，下腹隐痛，肠鸣便溏。患者婚后曾连续三次堕胎，均于妊娠40多天时，末次堕胎为1976年8月。舌淡红，尖稍红，苔薄微黄，脉细弦略滑。

诊断：①胎动不安。②滑胎。

辨证：冲任虚损，夹有虚热。

治则：补肾安胎为主，佐以养阴。

处方：

菟丝子30克　桑寄生20克　续断15克　地稔根25克

墨旱莲20克　女贞子15克　太子参30克　白芍12克

制首乌25克

每天1剂。

8月1日二诊：按上方加减连服10余剂，精神好转，腰痛除，腹痛减，纳呆，欲呕，择食，眠差，二便调，舌淡红，苔薄白，脉滑。妊娠试验阳性。虚热已退，治以补肾安胎为主，佐以和胃止呕。处方：

菟丝子20克　桑寄生20克　续断15克　熟地黄20克

乌豆衣15克　党参20克　炙甘草6克　苏叶9克

每天1剂。

8月15日三诊：依上方服10余剂，诸症已见好转，但昨夜突然复见阴道出血少许，淡咖啡色，伴下腹痛和腰酸，精神紧张，眠差纳呆，舌淡红，苔白，脉滑。此为胎动不安之征，有再次堕胎之虞，即以补肾健脾、养血止血安胎为治，以防重蹈覆辙。处方：

菟丝子25克　桑寄生25克　续断15克　阿胶12克（烊服）

党参25克 白术12克 炙甘草6克 制首乌25克

每天1剂。

8月18日四诊：药后流血止，腹痛除，仅觉有轻微腰酸，胃纳略增，口淡欲呕，舌淡红，苔白，脉滑，仍以补肾健脾为主。处方：

菟丝子25克 续断15克 桑寄生15克 党参25克

白术16克 茯苓25克 制首乌25克 陈皮3克

3剂，每天1剂，嘱煎好药后加鲜姜汁3滴。

其后仍依此方加减，间中服食。1978年3月足月顺产一男婴，母子平安。

【案五】徐某，女，30岁，医疗器械厂工人。1978年4月22日初诊。

患者结婚5年，自然流产4次（1975、1976年各流产2次），均在妊娠2个多月时发生。月经基本正常，周期23～30天，持续3～4天，经期有中度的腰腹痛。末次月经4月11日。舌黯红，脉细弱。

诊断：习惯性流产。

辨证：脾肾虚损。

治则：补肾健脾，佐以养血。

处方：

菟丝子30克 熟地黄25克 枸杞子15克 党参26克

白术15克 当归12克

10剂。

5月10日二诊：月经5月7日来潮，昨天已净，经行时仍有轻度腰酸腹痛，但较前轻快。舌质稍红，少苔，脉弦细滑；经净以后，阴血耗损，便有肝肾阴不足之象。

治则：滋养肝肾，佐以养血疏肝。

处方：

枸杞子15克 黄精15克 女贞子20克 桑椹15克

桑寄生20克　墨旱莲15克　白芍12克　制首乌20克

青皮6克

6月24日三诊：自上次月经来潮后，现逾期18天未潮，自觉恶心呕吐，腰酸腹胀，并有轻微下坠感。妊娠试验阳性，此为早期妊娠反应。舌瘦薄淡黯，脉弦细略滑。因有滑胎4次之病史，故虽目前无先兆流产征象，但为预防计，治应补肾健脾益气安胎。处方：

党参30克　白术15克　茯苓5克　菟丝子25克

续断15克　制首乌30克　陈皮4.5克

7剂。

7月30日四诊：服药后症状略如前，已停经80多天，无阴道流血，胃纳尚可，二便正常，仍守前法，照上方去茯苓，加桑寄生20克、白芍12克。

4剂。

9月9日五诊：妊娠已4个多月，除有腰酸痛感外，无其他不适。舌较前红润，脉滑略细。其4次堕胎均在妊娠2个月左右，现已4个多月，从未有过阴道出血，胃纳、精神均好，说明胎元已基本巩固，但仍应固肾健脾，使先后天充足，以保胎元。处方：

菟丝子25克　续断15克　桑寄生15克　金狗脊15克

制首乌30克　党参15克　白术15克　白芍10克

嘱其每周服2～3剂，服至妊娠6个月为止。至1979年1月初已正常产下一男婴，母子健康。

【案六】胡某，女，39岁，干部。1973年6月22日初诊。

结婚10多年，先后堕胎5次。每次妊娠2月余必堕胎，虽经积极保胎而未效，屡孕屡堕。末次妊娠在一年前，当时在停经50天时进行妇科检查，诊断为早孕。但妇检后出现阴道出血，终至早期流产。现觉神疲，腰痛，尿频，小腹坠痛，月经常延后，量少。舌黯红，苔微黄腻，脉沉细尺弱。

配偶体检及精液检查未见异常。

诊断：滑胎。

辨证：肾气亏损，冲任不固，气血虚弱。

治则：补肾养血调经为先。

处方：

桑寄生25克　续断15克　当归12克　白芍15克

杜仲25克　山药25克　乌药12克

4剂，每天1剂。

8月24日二诊：按上方加减已服2个月。精神好转，月经恢复正常，尿频减轻，但仍腰痛，小腹坠痛，口干渴。末次月经8月3日。舌尖红，苔微黄腻，脉沉细弱。在前法基础上加强补肾，处方：

覆盆子15克　黄精30克　菟丝子12克　女贞子16克

熟地黄30克　山药25克　莲须9克　乌药12克

益智仁12克

4剂，每天1剂。

9月7日三诊：月经逾期4天未潮，小腹坠痛，疲倦，纳呆，尿清长，舌淡有红点，苔微黄腻，脉沉细。守前法，处方：

乌药12克　益智仁15克　覆盆子15克　杜仲25克

黄精30克　续断15克　菟丝子15克

4剂，每天1剂。

10月12日四诊：停经2个多月，纳呆，恶心呕吐，乳房胀，妊娠试验阳性。9月21日曾有少许阴道出血，色黯红，伴腰酸，小腹坠，照上方加减连服几剂后，阴道出血一周乃止。舌淡黯，脉细滑。曾有胎漏见症，必须继续固肾补气，养血安胎。处方：寿胎丸加减。

菟丝子30克　覆盆子12克　续断15克　杜仲20克

桑寄生15克　党参20克　白术12克　黄芪15克

艾叶12克

6剂，每天1剂。

以后依此方加减，每天1剂，服至妊娠4个月。

嘱禁绝房事，腰痛时，炖服吉林参6克。

12月28日五诊：妊娠4个多月，心悸，胃纳增，时觉膀胱胀，午后尤甚，每见腰痛、腹坠时，即遵医嘱服吉林参6克，服后自觉下腹有升提之感，腰痛、腹坠等症随之消失。舌淡黯，苔薄白，脉滑数。仍按前方加减。处方：

菟丝子25克　桑寄生15克　续断15克　覆盆子15克

党参25克　黄精30克　炙甘草6克　陈皮3克

生龙骨20克　肉苁蓉12克

6剂，每天1剂。

后依上方加减间服至妊娠足月。于1974年5月8日产一男婴，健康无恙。

按：胎动不安与滑胎原因很多，但与肾、脾、气血、任脉关系较为密切。孕育的主要脏器为子宫，胞脉系于肾，肾气盛，阴阳和，方能有子。五脏之中，肾与妊娠的关系最为密切。妊娠以后，胎儿能否不断发育成长，亦与肾气有极重要的关系。肾主闭藏，肾以载胎，故肾气不固者，孕后亦会堕胎。经脉之中，以任脉与胎孕最为密切。"任者妊也"，"冲任之本在肾"，肾气不足，亦会使任脉不固，而致胎动不安。除肾气与任脉之外，气血是否充盛和调亦极重要，妊娠以后，赖气以系胎、血以养胎，气血不充或不调，则胎失所系养，亦足以导致胎动不安而滑堕。而气血之充盛，则主后天之脾至关重要，故胎动不安，必须着重调补肾脾，以达到调理气血冲任之目的。至于屡孕屡堕的滑胎，更应以补肾固气为主，佐以养血。对于滑胎、胎动不安，可以寿胎丸加参、芪、术、草为主，适当佐以熟地黄、黄精、何首乌以滋肾养血（如无阴道流血，可去阿胶，因阿胶较滋腻，易滞脾），务求肾脾兼顾，气血双补，阴阳调治，才能取得预期的效果。如滑胎5次之患者，年龄较大，体型较肥胖，且夜尿较多，主要为脾肾阳虚，故加入覆盆子、益智仁、桑螵蛸、乌药之类，以温敛肾气，并益以杜仲、肉苁蓉之品，以加强补肾安胎之功。

此外，凡有早期流产史者，应于下次妊娠前加以调理，妊娠以后必须禁绝房事，以免耗损肾气，扰动冲任。此点极为重要，否则端恃药物，亦属徒劳。

【案七】 袁某，女，37 岁。1993年7月3日初诊。

停经 3 个月，阴道出血 3 天，伴恶心、呕吐。患者曾连续自然流产 5 次，流产后月经常常后期而至，现停经已 3 个月，但近 1 周才出现恶心、呕吐、头晕，近 3 天有少许阴道出血，色淡。无腰腹痛，胃纳尚可。形体胖，眼眶黯黑，舌淡红，苔白，脉沉细滑。有糖尿病史。

尿 HCG 定量： 5000国际单位/升。

诊断： ①胎漏。②妊娠恶阻。③滑胎。

辨证： 脾肾虚弱，冲任不固。

治法： 健脾补肾，养血和胃安胎。

处方：

菟丝子25克　党参25克　桑寄生15克　续断15克

杜仲20克　阿胶12克　艾叶10克　陈皮3克

制首乌25克　枸杞子15克

每天 1 剂，留渣再煎。

7 月 10 日二诊：阴道下血已止，仍头晕，恶心，近日咳嗽，痰涎清稀。舌脉同前。B 超示子宫内活胎约 8 周。守前法，佐以宣肺止咳。处方：

菟丝子25克　桑寄生20克　太子参20克　制首乌25克

陈皮3克　法半夏12克　茯苓20克　山药30克

甘草6克　百部10克　紫菀15克　北杏仁10克

每天 1 剂。

7月31日三诊：近日皮肤瘙痒，有风团样疹块，无腰腹痛，无下血，仍恶心。舌淡红，苔薄黄，脉细滑。守前法，佐以疏风止痒。处方：

菟丝子25克　桑寄生20克　续断15克　杜仲20克

阿胶12克　太子参30克　防风6克　荆芥6克

川芎6克　牡蛎20克　白芍15克　甘草9克

每天 1 剂。

8月28日四诊：孕 4 月余，自觉有胎动。时有恶心，余无不适。舌暗红，苔白，脉细滑。守前法以巩固疗效。处方：

菟丝子20克　桑寄生15克　党参20克　山药30克

枸杞子15克　熟地黄15克　太子参20克　牡蛎15克

防风6克　荆芥6克　阿胶10克　陈皮3克

隔天 1 剂。

用药调治至妊娠6月余。继续随访，至足月剖宫产一男婴，体重4千克。母子平安。

按：此例曾滑胎5次，且为高龄孕妇，孕后有胎漏，并有糖尿病史。其证属脾肾虚弱，冲任不固。法以健脾补肾为主，脾肾并重，安胎以防再次流产。方药以寿胎丸加参为主，重用菟丝子、党参，并配伍山药、杜仲、枸杞子、何首乌等，以加强健脾固肾、养血安胎之功。治疗期间，出现恶阻、咳嗽、皮肤瘙痒等症状，亦随症予以调治。如荨麻疹，俗称"风疹块"，为血燥生风之象，用荆芥、防风、川芎、熟地黄等养血祛风，效果颇佳。此与西医之风疹病毒感染不同，应予说明，因风疹病毒为致畸因素之一，病者不解二者之别，常混淆之。

【案八】罗某，女，29岁。1994年1月19日初诊。

患者曾在1990—1992年间连续自然流产3次，均予清宫。其后月经尚准。现停经42天，腰酸，乳胀，纳差，二便调。末次月经12月8日。面色苍白，舌淡红，苔白，脉细。

妊娠试验阳性。

诊断：①早孕。②滑胎。

辨证：肾虚。

治法：补肾固冲，佐以健脾安胎。

处方：

菟丝子25克　桑寄生15克　党参25克　白术15克

山药25克　杜仲20克　续断15克　阿胶10克

制首乌25克　陈皮3克　覆盆子15克

每天1剂。滋肾育胎丸，每次6克，每天3次，淡盐水送服。

2月2日二诊：孕55天，晨起干呕，食后胸闷，恶心，纳差，头晕，无腰腹痛。舌淡红，苔白，脉细滑。证以脾虚恶阻为主，治以补肾健脾，和胃止呕。处方：

菟丝子30克　桑寄生20克　党参30克　杜仲20克

覆盆子15克　肉苁蓉20克　山药25克　白术15克

山茱萸15克　砂仁5克（后下）　茯苓20克　法半夏10克

每天1剂。

2月23日三诊：孕2月余，仍恶心，泛酸，纳差，厌肉食。舌淡黯，苔白，脉滑。守前法以巩固疗效。处方：

菟丝子30克　桑寄生20克　党参30克　山药25克

杜仲20克　续断15克　砂仁5克（后下）　茯苓20克

法半夏12克　佛手10克　海螵蛸15克　制首乌20克

隔天1剂，孕14周停药。

孕期随访，过程顺利，足月顺产。

按：此例有滑胎史，孕后虽无阴道出血，但出现腰酸，再次流产的危险性较大，需"预培其损"，以免胎元殒堕。故妊娠诊断明确后，即予补肾安胎，固摄冲任。以寿胎丸为主方，合四君子汤加减，并给予滋肾育胎丸。药后腰酸明显改善，但出现恶阻症状，故佐以健脾和胃、降逆止呕，以砂仁、法半夏、陈皮等出入其间，疗效较好。凡胎动不安或有滑胎史的患者，孕后有恶心呕吐，是胎气较盛、冲气上逆之象，乃是安胎之佳兆。当然，若呕逆频作而且剧烈，则应积极处理，以防变证。

【案九】廖某，女，29岁。1992年4月22日初诊。

患者结婚6年，1987年至1991年间早期自然流产4次、葡萄胎1次。其中葡萄胎发生在1989年，避孕2年后，再次妊娠流产。末次自然流产是在1991年4月。屡次堕胎后，月经常后期而至，周期37～40余天，经期5天，量中，色红，有血块，经行下腹痛，腰酸。末次月经3月13日。头晕，纳差，睡眠梦多，口干，疲乏，二便调。面部黯斑，舌暗红，苔白，脉沉细。

妇检未见异常。配偶精液常规检查各项正常。双方染色体正常。

诊断：①滑胎。②月经后期。

辨证：脾肾两虚，冲任不固。

治法：健脾补肾，益气养血，调经固本。

处方：

菟丝子25克　桑寄生25克　续断15克　山药20克

山茱萸12克　熟地黄15克　太子参20克　炙甘草9克

鸡血藤30克　五味子5克　玉竹15克　酸枣仁20克

每天1剂。

5月6日二诊：4月25日月经来潮，量中，无血块，无腹痛，仍疲乏，有夜尿。舌淡红，苔白，脉细。守前法继续调治。处方：

菟丝子20克　桑寄生20克　续断15克　山药20克

山茱萸15克　熟地黄15克　茯苓15克　制首乌30克

党参20克　炙甘草9克

每天1剂。

6月10日三诊：末次月经5月29日，周期较准，无头晕、腰酸等症，纳可，口干，舌淡红，苔白，脉细。守上方，去茯苓、何首乌，加肉苁蓉20克、淫羊藿10克。

12月9日四诊：停经40余天，末次月经10月25日。现头晕，纳差，晨起呕恶，乳房胀，腰酸，舌尖红，苔白，脉细滑。妊娠试验阳性。诊为早孕。嘱卧床休息，禁房事，忌生冷之品及绿豆、薏苡仁。治法：补肾健脾安胎。处方：

菟丝子25克　桑寄生20克　续断15克　山药25克

熟地黄15克　茯苓15克　党参25克　白术15克

阿胶10克（另溶）　杜仲20克　枸杞子15克

每天1剂。另服滋肾育胎丸，每次6克。每天3次。嘱服药安胎至怀孕3个月。

1993年1月23日随访，已停经12周，B超示子宫内妊娠，活胎。

按：此例滑胎4次，屡孕屡堕，肾脾大伤，以致冲任不充，月经后期。治疗当以回本调经为先。经两个周期的调理，月经周期恢复正常，数月后再次妊娠，孕后即予补肾健脾安胎治疗，用寿胎丸合四君子汤加味，并予滋肾育胎丸，用药至孕3月余，B超证实胎儿正常发育。《景岳全书·妇人规》指出，妊娠数堕胎的治疗应"预培其损"。其具体应用就是在孕前调经固本，使脾肾健旺，孕后辨证安胎，治疗时间应超过以往堕胎的孕周，使冲任固、胎元健，则无殒堕之虞。

（见《罗元恺妇科经验集》）

第十节　产后病（2例）

【案一】产后不寐。

肖某，女，29岁，已婚，医务工作者。1976年9月11日初诊。

患者从第2胎顺产后的第一天开始，至今2月余，彻夜不寐，或经几夜失眠后稍能入睡，但寐而易醒，醒后又不能再入睡。伴头晕，腰痛，极度疲倦，纳呆，脱发，经治疗无效。因乳汁不足，婴孩已由家人行人工喂养。面色青黄无华，舌淡黯，尖边有小瘀点，苔黄腻，脉沉细弱。

诊断：产后不寐。

辨证：产后失血，伤及心脾，阴血内耗，神不守舍。

治法：补益心脾，养血安神。

处方：

柏子仁12克　夜香牛15克　磁石30克　北沙参15克

夜交藤30克　茯苓25克　干地黄25克　乌豆衣15克

桑寄生30克

4剂，每天1剂。

9月25日二诊：服药后夜间稍能入睡，仍觉头晕腰痛，疲倦。月经9月22日复潮，量较多，现将净。舌淡黯胖，苔微黄腻，脉弦细缓。守前法，加入制首乌、丹参以加强养血宁神之效。处方：

柏子仁9克　夜香牛15克　夜交藤30克　制首乌25克

磁石30克　钩藤15克　茯苓20克　丹参20克

桑寄生15克

4剂，每天1剂。

10月9日三诊：产后3月余，服药期间睡眠好转，但停药后仍失眠，严重脱发，头晕腰痛。舌尖红，质黯红，边有小瘀点，苔白，脉弦细缓。"发乃血之余"，脱发严重乃血虚之症。在前法基础上重用制首乌、熟地黄以补血。处方：

柏子仁9克　夜香牛15克　夜交藤30克　磁石30克

桑寄生25克　丹参15克　茯苓15克　制首乌30克

熟地黄20克　鳖甲30克

4剂，每天1剂。

10月16日四诊：睡眠好转，头晕疲倦稍减，仍脱发，头顶至枕部有麻木感，纳欠佳。舌黯红胖，苔白，脉弦细缓。已能入睡，病有转机，仍守前法。处方：

丹参15克　党参15克　桑寄生30克　鸡立藤30克

夜香牛20克　制首乌30克　乌豆衣15克　炙甘草6克

白术12克

4剂，每天1剂。

10月30日五诊：睡眠明显好转，但纳差，口淡，腰痛。舌黯红胖，苔薄微黄，脉右弦细、左沉细弱。纳差口淡舌胖为脾虚之象，在养血安神之品中，佐以健脾开胃之品，俾气血生化之源健旺，则诸疾可除。处方：

丹参16克　制首乌30克　谷芽30克　夜交藤20克

苏叶9克　桑寄生30克　夜香牛18克　茯苓18克

山药18克

4剂，每天1剂。

11月30日六诊：近半月来失眠已除，每夜可熟睡6个多小时，精神爽，胃纳进，但觉腰酸痛，矢气频，舌尖稍黯红，苔白，脉沉细弱。心脾两虚之症已渐恢复。腰为肾之外府，腰酸痛、脉沉细为肾虚之象。拟补肾养血为主，佐以行气止痛。处方：

夜香牛20克　柏子仁9克　夜交藤30克　桑寄生30克

续断15克　乌药12克　金狗脊15克　茯苓20克

佛手12克

4剂，每天1剂。随访半年，疗效巩固。

按："不寐"即所谓"失眠"，原因颇为复杂，证有虚有实。张景岳指出："寐本乎阴，神其主也。神安则寐，神不安则不寐；其所以不安者，一由邪气之扰，一由营气不足耳。有邪者多实，无邪者皆虚。"本例为产后阴血骤虚，不能上荣于心而成"营气不足"之不寐，故治宜养血为主，而患者胃纳差，养血不宜滋腻碍脾。以制首乌、桑寄生、乌豆衣以养血，取其养血而不腻，茯苓、山药、谷芽健脾开胃。再用柏子仁、夜交藤、磁石、丹参养心除烦，镇静宁神，标本兼顾，使阴血充足，心脾畅健，神志安宁，不寐之症因而得愈。

【案二】产后恶露不绝

曹某，女，30岁，已婚，工人。1976年9月25日初诊。

第二胎足月顺产后至今71天恶露淋漓不净。开始量多，现已减少，色淡红，无臭气，无血块，无腹痛。自觉头晕神疲，纳呆，缺乳，睡眠尚可。面色不泽，舌黯红，尖有小瘀点，苔白，脉弦细弱。

诊断：产后恶露不绝。

辨证：冲任受损，气虚不能摄血。

治则：益气健脾养血，佐以收涩止血。

处方：

党参20克　白术15克　炙甘草9克　艾叶9克

血余炭9克　桑寄生30克　益母草15克　制首乌30克

3剂，每天1剂。

9月29日二诊：药后恶露已净，余症好转。仍守前法，服3剂以巩固疗效。

　　按：《医宗金鉴·女科心法要诀》说："产后恶露……日久不断，时时淋漓者，或因冲任虚损，血不收敛，或因瘀行不尽，停留腹内……"今患者恶露色淡红，无臭气，无腹痛，而见头晕，神疲，纳呆，面色不泽，是因产后调理失宜，冲任虚损、血气不足之象。相当于现代医学的"子宫复旧不全"。故以党参、白术、炙甘草健脾益气以摄血，桑寄生、何首乌补血而收敛，艾叶、血余炭止血，益母草活血祛瘀兼收缩子宫。拖延了71天之恶露不绝，服药三剂即可治愈，这贵在辨证准确，方药配伍得宜。

（见《罗元恺医著选》）

第十一节　阳痿验案（1例）

【病案】彭某，男，28岁，工人。1977年2月4日初诊。

患者结婚1年多，仍阳痿不举，有遗精，未能房事。曾注射丙酸睾酮及鹿茸精40支，疗效不显。自觉神疲，胃纳一般，腰酸膝软，夜尿多。形体瘦弱，面色苍白，舌淡红，苔少，脉弦略细。

诊断：阳痿。

辨证：肾脾亏损。

治则：滋肾壮阳，益气健脾。

处方：

熟地黄25克　黄精30克　菟丝子30克　枸杞子15克

淫羊藿12克　仙茅9克　金樱子30克　党参20克

7剂，每天1剂。

2月11日二诊：服上方7剂后，阳痿已好转，可以房事，但持续时间甚短，且无射精。舌润，苔少，脉弦稍缓。遵前法，守前方，加炙甘草6克以补中和药。

3月11日三诊：服上方近一个月，阳痿已除，并能射精，但精液较稀少。咽部微痛（咽部有轻度充血），舌尖稍红，脉弦大而弱。肾阳已复，而肾阴仍亏。治宜滋养肾阴，益其化源。处方：

黄精30克　菟丝子20克　干地黄20克　金樱子25克

炙甘草6克　枸杞子10克　白芍12克　五味子6克

6月17日四诊：间中服食上方加减，近3个月来无阳痿及遗精现象，能正常射精，精神好，腰痛减，胃纳、睡眠尚可，已无任何不适。舌淡红，苔白转微黄，脉弦细略数。续用补肾益气之剂以善其后。处方：

熟地黄20克　菟丝子25克　淫羊藿12克　枸杞子12克

金樱子25克　党参20克　仙茅10克　黄精20克

此后，按上方随症加减，间中调治，不久其妻已受孕。

按：阳痿亦称阴痿症，多与肾、肝、阳明三经有关。此患者见面色苍白、神疲、腰酸膝软诸症，乃元阳不足，故以淫羊藿、仙茅温肾壮阳，补益命火，又因其形体较瘦，舌苔少，脉弦，真阴亦不足，故以熟地黄、黄精、金樱子、枸杞子滋益肾阴，以便从阴引阳，从阳引阴，菟丝子添精益髓，缩小便，平补肾阴肾阳，党参益气补脾，补而不腻。张景岳云："善补阳者，必于阴中求阳，阳得阴助则生化无穷；善补阴者，必于阳中求阴，阴得阳助，则泉源不竭。"此至理之言也。阳痿，不能只知其火之不足，应知其肾水亦亏，只壮阳而不滋阴，则真阴益亏，阴阳不能互相滋生和协调，则阳痿之病亦难痊愈。此例阴阳双补，益气养肝，使阴阳调和，肝肾得养，阳明气盛，宗筋不弛，则阳痿可除矣。

（见《罗元恺医著选》）

第五章 世家验方

第一节　滋肾育胎丸

【组成】菟丝子、续断、阿胶、桑寄生、党参、白术、人参、杜仲、巴戟天、熟地黄、制首乌、鹿角霜、枸杞子、艾叶、砂仁。

【功效】补肾健脾，养血培元，固气安胎。

【主治】胎漏、胎动不安（先兆流产）和滑胎（习惯性流产）。症见孕后腰酸，小腹下坠，绵绵作痛，或阴道少量下血，色淡或淡黯，质稀。或屡孕屡堕者。全身症状可见口淡，纳差，头晕耳鸣，夜尿频多，面部黯斑或眼眶黯黑，舌淡或淡黯，苔白，脉细滑或沉细略滑，尺脉较弱。

【用法】炼蜜为丸。每服6克，每天3次。淡盐水送服为宜。胎漏、胎动不安者，服药至孕3个月左右。滑胎者，孕前服药3～6个月，预为调治，孕后继续用药3～4个月，以防再次流产。用药期间忌服生薏苡仁、绿豆、萝卜。孕后宜卧床静养，勿房事，避免劳累。

【方解】胎漏、胎动不安、滑胎的病机，主要关乎肾脾、冲任、气血。"胞脉系于肾"，"肾以载胎"，"肾旺自能萌胎也"。若先天肾气不足，或后天耗损，房劳、堕胎，肾虚冲任不固，胎失所系，为流产之主要因素。而脾虚气血不足，胎失所养，也是流产的病机之一。本方以菟丝子、续断、桑寄生、杜仲、巴戟天补肾固冲，人参、党参、白术补气健脾，熟地黄、枸杞子、何首乌滋阴养血，阿胶、艾叶、鹿角霜固冲任止血，砂仁理气调中。其中菟丝子性平而味甘辛，能平补肾阴肾阳，补而不燥，滋而不腻，为安胎首选药物。配人参和党参之补气健脾、益气生血，肾脾合治，先天与后天并重，故能巩固胎元。

【辨证要点】证属肾虚或肾脾两虚。以腰酸，小腹下坠、隐痛，或阴道少量下血，色淡，头晕，口淡等为主症。无实热之证候表现。

按： 本方是罗元恺从多年的临床实践中总结出来的验方。1981年通过专家鉴定，由广州中药一厂生产。1983年获卫生部科技成果乙等奖。对胎漏、胎动不安和滑胎有预防和治疗的双重作用。现已广泛应用于临床。此外，对肾虚型不孕、不育、月经不调等也有良效。

第二节　田七痛经胶囊

【组成】田七末、醋炒五灵脂、蒲黄、川芎、延胡索、广木香、小茴香、冰片。

【功效】活血化瘀，行气温通止痛。

【主治】经行腹痛，属气滞血瘀，或寒凝血脉。并可治胃脘痛之属气滞者。

【用法】每服3～6枚，每天3次。经前3～5天始，连用7天。治疗痛经宜使用3个月经周期。痛经严重者可在经前2周开始用药至月经来潮。

【方解】痛经多因于瘀。瘀阻胞脉，经血不得畅下，不通则痛。瘀血可由气滞、寒凝所致。故经行腹痛一症，以气滞血瘀、寒凝血脉之证候最为常见。本方以蒲黄、五灵脂、田七活血化瘀止痛；广木香行气止痛；延胡索行气活血，亦有止痛之功；小茴香温经散寒；川芎养血活血调经；冰片芳香开窍，其性走窜，引药入于病所。全方活血而不伤正，祛瘀而不留邪，止痛效果确切。蒲黄、田七对子宫平滑肌有兴奋作用，有助于经血排出，使瘀血得去，通则不痛。

【辨证要点】证属气滞血瘀或寒凝血脉。症见经前或经期小腹胀痛、绞痛或冷痛，经行不畅，色黯，有血块，血块排出则痛减，胸胁、乳房胀痛，或恶心呕吐，汗出，肢冷。

按：本方是罗元恺治疗痛经的经验方。1984年通过鉴定，由广州敬修堂药业公司生产。荣获广州市科委三等奖。对气滞型胃脘痛亦有良效。

第三节　二稔汤

【组成】岗稔根30～50克、地稔根30克、党参20～30克、白术15克、桑寄生15克、制首乌30克、熟地黄15～20克、棕榈炭10克、赤石脂20克、续断15克、甘草9～15克。

【功效】补气摄血，固本止崩。

【主治】崩漏，因脾虚不能摄血，经血暴下如崩，头晕，肢冷，面色苍白，舌淡胖，苔白，脉虚大。

【用法】每天1剂，水煎2次，温服。

【方解】岗稔根、地稔根均为华南地区的草药，性味甘涩平，补血摄血而止崩漏；党参、白术、甘草补气健脾，补气以摄血；桑寄生补肝肾而益血，续断益肝肾而止崩；熟地黄滋肾养血，制首乌养肝肾而益精血，并温敛止血，滋而不腻，补而不燥；棕榈炭、赤石脂敛涩止血，以收塞流之效。

【辨证要点】脾虚冲任不固，统摄无权，不能制约经血，而致暴下不止。阴道出血量多，色淡红，质稀，或腰酸，小腹下坠，头晕，神疲，气短，面色苍白。

【加减运用】血量特多者，加五倍子10克、阿胶12克，并炖服人参10克。有血块用者，加益母草15～30克。经色淡而小腹冷痛者，加艾叶15克，或以姜炭易棕榈炭。经色鲜红者，加墨旱莲20～25克，紫珠30克。

第四节　滋阴固气汤

【组成】熟地黄20克、续断15克、菟丝子20克、党参20克、黄芪20克、制首乌30克、白术15克、阿胶12克、炙甘草10克、牡蛎30克、岗稔30克、山茱萸15克。

【功效】滋养肝肾，固气止血。

【主治】崩漏，脾肾虚损，冲任不固，经血漏下不止。

【用法】每天1剂，水煎2次，温服。

【方解】熟地黄、续断、菟丝子、山茱萸滋养肝肾，党参、黄芪、白术、炙甘草补气健脾，制首乌、岗稔、阿胶养血涩血，牡蛎镇摄收敛。全方兼顾肾、肝、脾、气血，以调理冲任，"澄源"以固本。

【辨证要点】脾肾虚损，冲任不固，以致崩漏下血，淋漓不止，或暴崩之后，出血减少，而成漏下者，症见阴道出血量少，色淡红，质稀，腰膝酸软，头晕耳鸣，口淡纳差，面色无华，舌淡胖，苔白，脉沉细。

【加减运用】出血增多者，加海螵蛸、鹿角霜、赤石脂之类固摄止血药或炭类涩血药。

第五节　补肾调经汤

【组成】熟地黄25克、菟丝子25克、续断15克、党参20克、白术15克、枸杞子15克、黄精25克、金樱子20克、鹿角霜15克、桑寄生25克、制首乌30克、炙甘草10克。

【功效】补肾健脾，养血调经。

【主治】崩漏、月经不调之属脾肾虚损，冲任不固，经水失期，或经行有期但无排卵者。

【用法】月经净后，每天1剂，水煎2次，温服。

【方解】熟地黄、菟丝子、金樱子、续断、鹿角霜滋肾补肾，枸杞子、黄精、制首乌、桑寄生养血调经，党参、白术补气健脾，使肾气充盛，血气和调，冲任得固。

【辨证要点】脾肾虚损之崩漏、月经过多、月经先后不定期，经血已净，腰膝酸软，头晕耳鸣，口淡纳差，面色无华或面部、眼眶黯黑，舌淡胖或淡黯，脉沉细。

【加减运用】预计将到排卵期时，可加温补肾阳之品如淫羊藿、补骨脂、巴戟天、仙茅之类；腰痛甚者，加金狗脊、杜仲、乌药之类；月经逾期1周以上未潮者，加当归、牛膝以通经。

按：崩漏为妇科危重、疑难病症之一。暴崩之际，急需止血以救急，止血之后，当调经以固本。古人有"塞流、澄源、复旧"三步之法。罗元恺根据崩漏以脾肾虚损、不能固摄冲任为主的病机，拟定二稔汤、滋阴固气汤、补肾调经汤三方作为脾肾虚损型崩漏在崩中、漏下及血止后各个不同阶段的基本方，通过补气摄血、养肝肾止血、补脾肾调经，循序渐进，使冲任得固，月经恢复正常。在出血期间，一般不宜用当归、川芎，因其辛温动血，走而不守，用之往往增加出血，可用何首乌、阿胶之类养血止血。兼血瘀或血热者，在出血期间可用祛瘀止血、凉血止血之法，但止血之后，仍需调补肾肝脾以调经，因冲任之本在肾，着重补肾，兼顾肝脾气血，才能巩固疗效，调整周期，促使排卵，此乃固本之法。

第六节　补肾固冲丸

【组成】菟丝子240克、续断120克、阿胶120克、熟地黄180克、鹿角胶90克、白术120克、党参150克、川杜仲90克、枸杞子120克、巴戟天120克、当归头90克、砂仁20克、大枣50枚、吉林红参30克。

【用法】研细末，炼蜜为丸，每次6克，每天2次，连服3个月为1个疗程，月经期停服。

如属难免流产，应及早设法助其排出，方药可用四物汤加味：当归15克、川芎9克、赤芍12克、生地黄25克、牛膝20克、益母草30克、枳壳12克。

如属死胎，可用脱花煎加芒硝：当归25克、肉桂3克、川芎9克、川牛膝15克、芒硝15克（后下）、车前子9克、红花3克，以助其速下。

【加减运用】气虚者加黄芪25～30克，阴虚者加熟地黄15～20克。

广府 **罗氏** 妇科世家

第六章 世家治学

第一节　漫谈中医的"学"和"教"

一、关于学习中医的问题

1. 中医是否难学

"中医理论抽象、深奥、难懂、难学"，这是初学者往往会有的想法。其实，中医学并不神秘，中医中药来源于历代劳动人民与疾病作斗争的医疗实践和经验积累，中医的理论是从医疗实践的观察中总结出来的，并吸收了当时朴素的哲学观点作为说理工具，具有一定的规律性，即理、法、方、药，是有条理的，也是不难理解的，关键在于我们的学习态度和思想方法而已。由于中医理论包含有浓厚的辩证观点，所以学习时不能用机械唯物主义的观点来衡量它，必须运用辩证唯物主义的观点去理解它、认识它，这样中医的理、法、方、药就不难理解了。

中医的阴阳、五行、脏腑、经络学说，对病因、病机的认识，辨证方法的掌握，治疗、方药的确立和运用，都是从整体观念出发而具有对立统一的内容。这种朴素的辩证思想，贯穿于整个中医学的全过程。如能掌握这一主要脉络，则中医学是不难理解的。学习时只要循序渐进，深入研究，对各个环节的学习，可以互相启发，达到融会贯通、水到渠成之妙。

2. 怎样学习

学习中医，首先要排除"中医不科学"的民族虚无主义思想，批判那种崇洋轻土、崇西轻中的观点。毛泽东同志曾指出："中国医药学是一个伟大的宝库，应当努力发掘，加以提高。"目前已有事实证明这一评价是非常正确的。现在世界已掀起了"中医热""中药热"，针灸在中国是一种古老的治疗方法，但在世界各国却是一种新的疗法，也已为很多国家所应用和研究。近年来不少化学药品由于抗药性增加而降低了疗效，而且毒副作用较大，许多国家已废除了一二百种化学药品，而倾向于从天然动植物中提取有效成分，一方面其具有良好的疗效，另一方面其毒副作用也较少，显示出天然药物的优势。中医药在这方面具有巨大的潜力和远大的前途。针灸能用于麻醉进行手术，曾震动了世界。气功可以防病治病，已为人们所熟知，通过对气功中运气和发气的研究，证明中医所说的气、经络、穴位等是有一定的物质基础的，问题在于需用新的科学方法去研究它、认识它。中医现代化，就是要用最新的科学知识和技术去发掘它并加以认识。

中医与西医是两种不同的理论体系，不要以目前的西医学为中心，把中医内容生搬硬套于西医理论之中，不应将中医药的理论经验中符合西医观点的视为合理，否则便认为不合理，这是把中医学同化于西医学之内的办法，这无异于从理论上否定和消灭中医。西医要发展，中医也要发展，现在两者都未达到登峰造极的地步，应该互相渗透，取长补短，共同向更完善的方向发展和提高。人体是医学的研究对象，是客观存在而又活着的机体，深入研究下去，中西医可能会产生一些共同的认识。例如微循环是一种较新的研究项目，但中医很早已提出血脉之最远端和最浅表者为"孙络"，并观察其外在的形态和色泽作为诊察体内变化的表征，如望面色、察舌色、验指甲等诊法，可以认为是应用微循环最早的例子。对一种事物，发现、研究后而加以应用，或发现、应用之后才加以研究，途径虽各不同，却并不矛盾，甚或可以说是殊途同归。

学习中医只可循序渐进，不能急于求成。对于基本理论，着重理解其主要观点，对其中的重点、要点应牢记下来。如中医脏腑学说对脏腑功能的论述，有些与西医学说是相同的，有些却有很大的差别。因中医理论有其独特的体系，多与临床治疗有紧密的联系，如"心主血脉"，这和西医学说的血液循环系统中的心脏作用大致相同，但中医又认为心主神明。神明，主要是指精神意识，这点与西医的认识就不同了，唯中医治疗精神不宁的患者，往往用"宁心"的方药可收到安神的效果，故学习时仍应把这些内容牢记，以便通过临床实践进一步加以体验并研究其机理。至于药物的四气五味、升降浮沉及归经，方剂君、臣、佐、使配伍的规律等，也应熟记。因为对中药的运用，不仅要认识其功能，还要分清药性的寒、热、温、凉、平，药味的酸、苦、甘、辛、咸，趋向的上升或下降，以及其对哪一个脏腑经络比较有亲和力等，掌握好了这些才能收到预期的效果。例如寒痰咳嗽，则须用温热性的化痰止咳药，如胆南星、半夏、橘红、麻黄、白芥子等，若属肺热的痰嗽，则要用清凉的祛痰止咳药，如浙贝母、天竺黄、瓜蒌仁、桑白皮、礞石等，否则不仅不能取效，反会使病情加重，这是中医的特点。

基础理论的学习固然重要，但更重要的是临证实践。理论用以指导临证，通过实践而体验理论，相辅相成。中医有一句名言："熟读王叔和，不如临证多。"因为实践是第一性的，理论是第二性的，理论是由实践而来，并非来自凭空的想象。故理论的学习，实际上是间接学习前人的经验，但如不亲自去辨证施治和处方用药，就不可能把前人的经验变为自己的经验，进而把理、法、方、药掌握到手。"读书是学习，使用也是学习，而且是更重要的学习。"这句名言，完全适用于学习中医者。

学习中医，自学是很重要的。在自学时要多加思考。"学而不思则罔，思而不学则殆。"思考，就是提出问题或发现问题。有了问题之后，通过努力从各种途径加以解决，这是一种很好的学习方法。过去很多中医是靠自学成才的，今天有了在学校学习这样良好的学习条件，经过两三年时间，可以在老师指导下入门，并打下牢固的基础。如何深入下去，还得在临证工作中不断提高。"拳不离手，曲不离口"，学了必须经常加以运用，否则便会忘记甚或完全丢掉，这违反了"学以致用"的原则，而且对于人力、时间都是一种极大的浪费。

二、关于教学工作问题

中医教学工作，是党的教育事业的一部分。忠诚于党的教育事业，这是对中医教育工作者的要求。医务人员大多喜欢做诊疗工作而不愿意教学。有人认为教学是输出，没有什么收获，而诊疗则可以积累临证经验，是一种收益。其实，这是一种错误的认识，古人言："教学相长。"在中医教学的过程中，教师应研习与课程相关的资料，必然对医学领域的理论会有更多的了解，这对一个医务工作者来说，也是一种长进，是很有好处的。况且从事医学的人，有培育下一代的责任，要振兴中医事业，必须从中医教育事业着手。从事中医教学，是一项光荣的任务，但必须注意下列几项问题。

1. 应具有一定的临证经验

医学是一种实践的科学，尤其是中医，不论是基础学科还是临床学科都要以临证为基础。中医的基本理论、诊断学、中药、方剂等，如果离开了临证实践，就无法把这些课讲好。如前所述，中医是以治疗实践为基石的。故中医教师，不论讲授哪一门学科，均需把具备一定的临证经验作为先决条件，故教师不应脱离临床，或者临证与教学交替进行，或者课余仍进行一定的临证。这样，理论不会脱离实际，同时可以提高理论认识，故教学亦会有很大的收获，并非单纯的输出，思想上明确了，就会大大提高教学的兴趣和积极性。

2. 认真备课

备课是上课前重要的工作环节，首先要求熟识课程的内容，同时要找出其中的重点和难点，加以详细讲解。例如感冒，中医要辨别风寒与风热，如何分辨？这是重点。风寒要用辛温解表方如麻黄汤之类，风热则用辛凉解表方如银翘散之类，这是要点。这些内容必须讲深讲透，使学员先有一种理论上的认识。最好辅以病例进行示范教学，那就更形象化和具体化了。

备课、讲课要分对象。大学本科班、西医学习中医班与进修班等各有不同的要求，基础与起点各异，理解力也不一样。因此，讲课内容的繁简、深度、广度应有所差别，故备课不能一劳永逸，不能对什么班种都用同一个讲稿。例如西医学习中医班、中医进修班学员对疾病已具有一定的认识，故对于其临床表现可以略讲，重点是讲中医的辨证论治。因为中医对每一种病都要辨别寒、热、虚、实证候并分别用药，西医则只要确诊是什么病就用什么药，所以要着重讲中医诊治上的特点。本科班学生则尚未接触临床，对疾病缺乏感性认识，因而对疾病的每个证候都要详细介绍。如果是中医进修班，则应对疾病的辨证论治做比较有深度、广度的专题阐述，并要多介绍研究的进展情况和新成就。根据不同的教学对象，在备课时要写出不同的讲稿。至于材料的收集，在精不在多，例子要有代表性，以求举一反三。若贪多务得，形成材料堆砌，重点不突出，则不可能收到预期的效果。

运用示意图解释中医病机或诊断方法，可以使学生一目了然，把复杂的机理或过程用简明扼要的图表解释清楚，固然是一个好办法，但也不宜千篇一律都用图解，一要忌公式化，二要忌烦琐。如过于形式化和机械化，反而达不到重点突出的效果。

3. 临证实践的教学

临证，是学习中医过程中的重要环节，应认真加以指导，这是理论联系实际的具体体现。通过临证实践，可以加深对理论的认识。实践、认识，再实践、再认识，经过这样多次的反复，医术自然会得到巩固与提高。

临证治病，是运用中医理、法、方、药的全过程。一般来说，诊治一种疾病，能够把病较快地治好，则证明辨证与方药对头了，否则应进一步检查对这个病的认识是否正确，处方遣药是否恰当，以便订正治疗方案。当然，限于中医药界目前的认识水平，有些病还不能治愈（或者由于疾病与人体本身的自然规律，实在无法治愈，不一定属于诊治原则的错误）。这就需要我们本着研究精神进行深入的探讨。对一些难治的病或诊断上存疑的病症，必须组织病例讨论，以便集思广益，少犯错误。随着时代与科学的进展，人类对于各种疾病的认识总是不断提高的，在大量的临证实践中应该有所发现，有所发明，有所创造，有所前进，这有待指导老师及学员共同努力。

临证实习是医学教育的最后一个环节，也是最重要的阶段，需要发挥教与学两方面的积极性来完成。

以上是有关中医的"学"和"教"问题，这些本来是老生常谈，无甚新意，关键在于对这些工作是否重视和在实际工作中如何认真实施。

（见《罗元恺论医集》）

第二节　如何把临床课教学工作做好

作为一个临床课教师，其工作既不同于医院的医生，也不同于基础课教师。临床课教师既要有丰富的临床经验，也要有深厚的理论基础，不仅要有本专业的学识，也要有其他各科的一般知识，并要掌握好教学方法，善于引导，才能把临床课教学工作做好。

我从事临床课教学几十年，有一些经验和体会，愿与同道共同讨论。

一、理论联系实际

1. 本专业的理论要与中医基本理论相联系

中医学有系统的理论，如阴阳学说、脏腑经络学说、病因病机、四诊八纲、治法方药等，是指导各科临床实践的理论基础。内、外、妇、儿各科，总离不开这些理论范围，这充分体现出基本理论的重要意义。正如《黄帝内经》指出："知其要者，一言以终，不知其要，流散无穷。"什么是"要"？是指具有纲领性的基本理论，如不能认真地掌握好它，就不可能很好地辨证，辨证不明，就难以论治。其结果只有头痛医头、脚痛医脚，或者以方套病，对号入座，那就丢掉了中医药学的精华，疗效必不会好。因此，对每门中医专业临床课老师来说，必须全面地、系统地熟识中医的基本理论。

但是，各门专业临床课又有它本身的特点，故对于某方面理论的理解和运用，由于各科有其着重点，因而对其深度和广度的要求，又各有不同。例如伤寒着重六经辨证，要注意六经的涵义和传变的规律，温病着重卫气营血辨证，要掌握卫气营血的主证和注意其顺传或逆传，并时时预防其伤阴。内科杂病着重脏腑辨证，要分清寒热虚实表里阴阳。儿科则要注意患儿脏腑娇嫩、形气未充、稚阴稚阳、易虚易实、易寒易热、变化迅速的特点，处方用药，与成年人不尽相同。妇科主要是与生殖有关的经、带、胎、产诸疾，脏腑则着重于肾、肝、心、脾，经络则着重于冲、任、督、带。可见各个临床学科又有其本专业的基本理论，各科的教师必须精通它，才能指导本专业的实践，解决本专业的实际问题。不过，各专业的理论都是由中医基本理论派生出来的，而不是孤立的，二者之间有着紧密的联系，这是普遍性与特殊性的关系，共性与个性的关系。特殊性与个性是寓于普遍性和共性之中的。我们认识矛盾，目的是为了解决矛盾，"不同质的矛盾，只有用不同质的方法才能解决。"（《矛盾论》，《毛泽东选集》第一卷第777页）因此，对于各科本身的特点，应该全面地认识它、掌握它，并加以解决。毛主席指出："关于矛盾的特殊性的问题应当着重地加以研究，并用足够的篇幅加以说明。"（《矛盾论》，《毛泽东选集》第一卷第771页）各临床课本专业的基本理论，是解决各该科特殊性问题必不可少的知识，必须重点加以研究和讲述。

2. 理论要能指导本专业的临床实际

理论不是凭空想出来的，而是通过无数次的实践，把客观规律性的东西予以归纳、概括、抽象，有系统地加以说明，因而反过来能够指导实践。因此，理论必须是客观实际的反映。祖国医学的理论是几千年来劳动人民与疾病斗争的经验总结，它具有丰富的实践基础，因而是唯物的，虽然在长期的封建社会中，不可避免地掺杂一些唯心的东西，但这不是主流。两千多年来，祖国医学采用了朴素的唯物辩证观点来理解人体的生理、病理现象，故其理论是具有朴素的唯物辩证思想的。

理论可以用来分析事物的本质和矛盾之所在，以便找到解决的方法。疾病的发生，是邪正斗争的表现，病邪与正气是对抗性的矛盾。各科各有其特有的病种和重点的组织系统，因而各有其本专业的基础理论。以妇产科为例，主要是研究有关生殖系统的病变。从中医的理论体系来说，与妇产科疾病有关的脏腑问题主要是肾、脾、肝之功能失调，并需辨别其在气还是在血，经络问题主要是冲任二脉的损伤，六淫所伤主要在于寒、热、湿的入侵，外感与内伤之中主要着重于内伤。常用治疗原则，可概括为滋肾温肾、健脾和胃、疏肝养肝、调理气血、清热解毒、渗利水湿、温经散寒、清热解毒等。经、带、胎、产和妇科杂病都可根据这些原则来辨别病情，分析病变和处方用药。如能深入地准确地掌握这些理论内容，则妇产科疾病是不难认识的，也是能加以解决的。当然，作为一个临床教师，还需要从临证实践中不断加以体验，这就是理论联系实际。

二、教师不能脱离临床实践

1. 加强临床实践

理论的钻研和临床实践是互相促进的。"理论的基础是实践，又转过来为实践服务。"（《实践论》，《毛泽东选集》第一卷第283页）"认识从实践始，经过实践得到了理论的认识，还须再回到实践去。"（《实践论》，《毛泽东选集》第一卷第291页）临床医学更是如此。课堂讲授，主要是从理论上做系统的阐述，也是根据疾病的客观实际做有条理的说明，这应该是认识疾病与治疗疾病的经验总结。因此，临床教师决不能离开临床实践，否则讲授内容便成为无源之水，无本之木，教学质量便得不到提高，讲起来更不会生动活泼，结果理论成为空洞的理论或教条式的罗列，甚或脱离实际。但是，光有一般的临床实践，而不能把它总结，提高到系统的理论来讲述，学生便无从理解疾病的概况及其发展规律，那就更谈不上举一反三了。作为一个临床课教师，偏于哪一方面都不行。正如斯大林所指出的："离开实践的理论是空洞的理论，离开理论的实践是盲目的实践。"（斯大林《论列宁主义基础》）我认为临床课教师应该有一半时间从事临床实践，有一半时间从事课堂教学（包括备课）。这样，既可以总结经验，又可以钻研理论，以达到教学相长之目的。教研室应该从时间上适当地轮流安排，这样循环往复，可使每个教师得到提高，这也是理论与实践相结合的体现。"实践、认识，再实践、再认识，这种形式，循环往复以至无穷，而实践和认识的每一循环的内容，都比较地进到了高一级的程度。"（《实践论》，《毛泽东选集》第一卷第295页）每一个临床课教师必须遵循这一程序来提高自己的业务水平。

2. 讲授要结合实际又须系统扼要

怎样才能系统地提纲挈领地授课呢？这需要教师下一番功夫。"课程要精简"，这不仅是科目的设置问题，而且是关系到每一门课的讲授内容问题。课程必须系统讲述，这是大前提，但讲授应该精简扼要，提纲挈领，最忌繁杂。例如每一个病的分型辨证，应该对最常见的最突出的两三个证型进行系统讲述。分型不宜过于繁复，选方用药也应如此。一个病或一个证型选择一个代表方，并指导其加减运用便可以了，这有利于学生掌握。又中医有"异病同治"的原则，一个方有一个法，病虽不同，但证型、病机相同者，可用同一治法和方药加以处理。因此，一个方是可以治疗多种疾病的，如四物汤、逍遥散、定经汤、八珍汤、温经汤、补中益气汤、归脾汤、完带汤、失笑散、左归饮、右归饮等，都是妇产科常用的方药，但有些又可用于其他科。其实，每一个专科如能掌握若干个常用处方，并能熟练地加减运用，则思过半矣。同时，在讲述每一种病的时候，可选择一些典型病例介绍，以资启发。此外，在适当时候结合病例见习，使理论与实践紧密地联系起来，可以加深学生对疾病的认识。

3. 启发思考，培养研究能力

对高等医学院校学生的培养，不仅要求其有独立治疗常见病的能力，还应培养其科学研究的能力，使他们能够成为创造中医新医学新药学的骨干力量。因此，对他们的要求是：在医学领域中的造诣既要有深度，也要有广度；在学术观点上，应容许百家争鸣，故对于各家学说，包括现代最新的理论，应扼要地予以介绍，以启发其独立思考的能力，使他们能提出新的问题。对于各方面的学说，只要不是反动的、封建迷信的、唯心的、形而上学的，就不宜过早地加以否定，因为一种新的理论，有些是要经过很长一段时间才能加以证实的。中医的经络学说，已经有了两千多年的历史，到现在还未找到它的实质，但通过针刺麻醉这一事实，可以说它是客观存在的。世界上有很多尚未被认识的东西，但没有不可认识的事物。"世上无难事，只要肯登攀。"一切客观的事物，终究是会逐渐被人们认识的。

（见《罗元恺医著选》）

第三节　中医妇产科的历史与展望

一、远古时代对产育的认识

中医妇产科源远流长。据出土甲骨文的资料，可上溯到四五千年以前。殷墟甲骨文的卜辞中，有询问妇女产育情况者，可见那时对孕产的重视。现存最早有文字可考者，《易经》有"妇孕不育，凶"，和"妇三岁不育"之言。古代所以注重产育，主要由于当时人口稀少，而孕产对母婴的存活和健康关系甚大，故特别引起重视。

我国现存2500多年前一部民族诗歌集《诗经·大雅》有"载震（同娠）载夙（同肃），载生载育，……先生如达，不坼不副，无灾无害"（注：坼副，难产也）。这是周人颂扬祖先姜源生育后稷之赞歌。此外，《诗经》还提到民间采集益母草、茜草、菟丝子、枸杞子等妇产科常用的草药。周朝的《山海经》更提到一些"食之宜子"和"食之使人无子"等药物。虽然，由于年代久远，这些物品的名称现已难于考证，但可反映古人对产育的注意。不仅如此，先人还关注到优生优育的问题，《礼记》有"取妻不取同姓"之言。《正义》注云："礼，取妻不取同姓，辟（同避）违礼而取，故其生子不能蕃息昌盛也。"《晋语》云："同姓不昏（同婚），惧不殖也。"《左传》云："男女同姓，其生不蕃。"远古聚族而居，同姓主要为同一氏族，多有近亲血缘关系，近亲成婚，会影响下一代的健康成长，故以礼制限之。这是一种原始的优生观点。古时也提倡晚婚，《周礼》云："令男三十而娶，女二十而嫁。"又曰："三十曰壮，有室。"后世医家注曰："男虽十六而精通，必三十而娶，女虽十四而天癸至，必二十而嫁。"古代还有"胎教"之说。妊娠以后，主张孕妇谆正言行，创造优良环境以进行"胎教"。汉初刘向《列女传》记载文王之母孕后"目不视恶色，耳不听淫声，口不出傲言"。上述这些措施，具有优生优育之意义。

《史记·楚世家》记载其先祖"吴回生陆终，陆终生子六人，坼剖而生焉"。《史记·集解》注释云："若夫前志所传，修己（大禹之母）背坼而生禹，简狄（殷契之母）胸剖而生契……近魏黄初五年，汝南屈雍妻王氏生男儿，从右胳下水腹上出，而平和自若，数月创合，母子无恙，斯盖近事之信也。从今况古，固知注记者之不妄也。"按《后汉书·华佗传》有"酒服麻沸散，既醉无所觉，因刳破腹背，抽割积聚。若病在肠中，则断截湔洗，除去疾秽，既而缝合，傅以神膏，四五日创愈，一月之间即平复"的记载。从上述史料来看，我国古代是有过剖腹产的。

二、中医妇产科学的萌芽

现存2000多年前的中医典籍《黄帝内经》，其中涉及妇产科的条文达30条之多，内容包括有生殖器官的名称、妇女生长发育以至衰老各时期的情况、疾病的机理，以及月经病、带下病、妊娠病、杂病等的诊断、治则、预后，并记载有第一张方子四乌贼一藘茹丸以治月经病。初步将医学实践上升为理论，并指导诊疗，这是中医妇产科学术发展的起始阶段。

《黄帝内经》成书的前后，曾有过妇产科专书，惜均已佚。据马王堆汉墓出土文物证实，公元前2世纪有《胎产书》。《汉书·艺文志》记载汉初李柱国校正方伎书时有《妇人婴儿方》19卷。东汉张仲景撰著《伤寒杂病论》过程中，曾参考《胎胪药录》。《金匮要略》记载的妊娠病、产后病、杂病脉证并治3篇，可能是在《胎胪药录》的基础上，结合他本人的经验，收集前人的有效方药总结而成。这是中医妇产科著述的雏形，对后世起到启迪的作用。

早在战国时代，扁鹊过邯郸曾为"带下医"，这是见诸文字记载最早的妇产科专业医生。公元前2世纪的名医淳于意所遗留下来的医案中，有难产和闭经的治验（《史记·扁鹊仓公列传》）。汉初，医事制度设有"女医"，也称"乳医"，师古注云："女医，视产乳之疾者。"即妇产科医生。有文献可查者，妇女最早当"女医"者为义姁（《汉书·义纵传》）和淳于衍（《汉书·外戚传》），她们都是宫廷中的妇产科医生。从战国至汉初，均有妇产科专业医生。可见我国在2000年前妇产科已有一定的发展并逐渐形成具有独立性的专业。

三、中医产科的发展

上述的《胎产书》《胎胪药录》，顾名思义，都属产科范畴。据《古今医统》记载，仲景弟子卫汛著有《妇人胎脏经》，是属产科者，而《金匮要略》3篇妇人病，也以妊娠病居首。孙思邈在《备急千金要方·妇人方》中，首先论述妇产科内容及其病证。现存最早的妇产科专书为唐代咎殷的《经效产宝》。其后，宋朝成立了太医局，内设九个科，其中有"产科"一门，并设置产科教授。故宋代产科专著较多，如杨子建的《十产论》、朱端章的《卫生家宝产科备要》、李师圣的《产论》、郭稽中的《产育宝庆集》、陆子正的《胎产经验方》、虞流的《备产济用方》、李辰拱的《胎产救急方》等，不一而足。从历史来看，我国的妇产科学首重产科，直至宋朝时代，仍是如此。以后由于封建社会旧礼教的限制，男医师不能直接参与接产工作，而妇女又极少当医生，接产工作委于没有医药学问的"稳婆"之手，因而影响了产科的发展。在唐、宋期间，医家对产育提出过不少合理的措施。如《千金方》云"断脐不得以刀子割之"，这是防止新生儿破伤风的一种措施。该篇又提出"凡产后满百日乃可合会"，以免过早的房事影响产妇的健康。对于妇女因身体情况及患有疾病不宜生育者，

《诸病源候论·妊娠欲堕胎候》指出："此为妊娠之人羸瘦或挟疾病，既不能养胎，兼害妊妇，故去之。"《千金方》和《外台秘要》均载有去胎方及针灸下胎法，这是最早的有关人工流产的记载。《十产论》记述有多种转胎位手法以解决难产问题。陈自明《妇人大全良方·将护孕妇论》提出："妇人妊娠以后至临月，……须时时步行，不可多饮酒，不得负重或登高涉险，……既觉欲产，不得喧哄、人力杂乱、大小怆惶，惊动产妇。……勿令饥渴，恐产妇无力困乏也。"这些都是从实践中总结出来的好经验，对孕产妇提出了合理的保护性措施。

四、妇科学术与诊疗方法的发展

金、元时代是我国医学史上百家争鸣的时期，其中以刘完素、张子和、李东垣、朱丹溪等四大家为主。以刘完素为代表者称"寒凉派"，以张从正为代表者称"攻下派"，以李东垣为代表者称"补土派"，以朱丹溪为代表者称"滋阴派"。金元四大家虽不是妇科名家，但在妇科方面均有一定的影响。

刘完素亦称刘河间，他认为六淫之中以火热之邪为主，提出"六气皆从火化"之说。故治法主用寒凉，这种方法也往往用于妇科。如《素问病机气宜保命集》说："女子不月，先泻心火，血自下也。"用寒凉泻火之法以通经。又在《宣明论方·妇人门》中，阐述白带属湿热冤结之理，认为"下部任脉湿热甚者，津液涌溢而为带下"。不得概认为寒。又在《素问病机气宜保命集·妇人胎产论》提出："妇人童幼天癸未行之间，皆属少阴，天癸既行，皆从厥阴论之，天癸已绝，乃属太阴经也。"这是后世治疗少女的女科病着重肾经，青壮年妇女着重肝经、绝经后着重脾经论治的根据。他又提出："大抵产病天行，从增损柴胡；杂证从加添四物。"在以四物汤作妇科通用方中，主张："春倍川芎，夏倍芍药，秋倍地黄，冬倍当归。……春防风四物，夏黄芩四物，秋天门冬四物，冬桂枝四物，此四时常服随证用之也。"这些按四季用药的论点，对后世有一定的影响。直到今天，不少妇科书仍持此说作为对妇女不同阶段用药的重点。

张子和著有《儒门事亲》，善用汗、吐、下三法以驱病，属攻下派。他认为"养生当论食补，治病当论药攻"。戒人不可随便拟补，他说："余虽用补，未尝不以攻药居其先，何也？盖邪未去而不可言补，补之则适足资寇。"这种观点，也常用于妇科，在他的医案中，往往用吐、下之法驱逐痰水以治月经病而取效。他总结出"贵流不贵滞"的理论，认为痰水之邪容易与气血相搏结而为病，故必须将痰水驱逐，血气才能流通而无恙。

李东垣提出"内伤脾胃，百病由生"的论点，著有《脾胃论》。阐明"人以脾胃中元气为本"和"夫脾胃不足，皆为血病"的论点，着重升阳益气，调补脾胃，后世称之为补土派。这种观点，也同样运用于妇科的治疗，他在《兰室秘藏·妇人门》中论述经闭不行，引用《黄帝内经》"二阳之病发心脾，有不得隐曲，女子不月"之文，谓："妇人脾胃久虚，或形羸气血俱衰，而致经水断绝不行，……病名曰血枯经绝，宜泻胃之燥热，补益气血，经自行矣。"其论经漏，则认为："皆由脾胃有亏，下陷于肾，与相火相合，湿热下迫，经漏不止，……宜大补脾胃而升举血气。"此法今天用治崩漏下血，仍多取效。对于产后用药，主张以补血为首要。如在《半产误用寒凉之药论》指出："妇人分娩及半产漏下，昏冒不省，瞑目无所知觉。盖因血暴亡，有形血去，则心神无所养，心与包络者，君火相火也，得血则安，亡血则危，……亡血补血，又何疑焉？……今当补而升举之，心得血而养，神不昏矣。"李氏补脾升阳，益气补血之法，对妇产科疾病的治疗具有广泛的作用。其代表性的方剂如补中益气汤、调中汤等。

朱丹溪著有《格致余论》《脉因证治》《丹溪心法》《局方发挥》《产宝百问》《胎产秘书》等。治病主张因时、因地、因人的禀赋等而有所区别。治法着重气、血、痰为主。理论上提出"阳常有余，阴常不足"之说，反对当时盛行的《太平惠民和剂局方》中多用辛燥之剂，重视保存阴精，为养阴派的倡导者。对于产前调治，主张清热养血，提出"产前安胎，黄芩、白术为妙药也"。"产后诸病，忌用白芍，以黄芩、柴胡主之"。在《脉因证治·经候》中指出："将来作痛，乃气实也，桃仁、红花、香附、枳壳、连翘，不及期者，乃血热也，四物加川连。"不过，滋阴降火只是朱氏常用治法之一，其实他也善用温补，而不是固执不变的。他又曾用"皮工"之法以治子宫脱垂，方用五倍子煎汤洗濯下脱之子宫使其皱缩，令其自行慢慢缩复，这是妇科的一种外治法。

明代的医家继承了前人的理论与经验而加以综合和发挥，因而出现了不少内容颇为详尽而系统的妇科专书。如薛立斋的《女科撮要》和《校注妇人良方》，赵献可的《邯郸遗稿》，王肯堂的《证治准绳·女科》，万全（密斋）的《广嗣纪要》和《万氏妇人科》，张景岳的《妇人规》等。

薛立斋比较重视脾肾，但亦重视五脏辨证。他的《女科撮要》上下两卷，上卷列妇科常见病证，包括经候不调、带下、乳痈、乳岩、阴疮等；下卷有保胎、小产、胎衣不出、产后腹痛等。每病证先论列病因、病机及治则，然后列举临证治验，每卷之后总附各证方剂。论述精要，切于实用。如在《经闭不行》云："夫经水，阴血也，属冲任二脉主，上为乳汁，下为月水。其为患有因脾虚而不能生血者，有因劳伤心而血少者，有因怒伤肝而血少者，有因肾水不能生肝而血少者，有因肺气虚不能行血而致月经停闭者，治疗之法，若脾虚而不行者，调而补之；脾郁而不行者，解而补之；胃火而不行者，清而补之；脾胃损而不行者，调而补之；劳伤心血而不行者，静而补之；怒伤肝而不行者，和而补之；肺气虚而不行者，补脾胃；肾虚而不行者，补脾肺。经云：损其肺者益其气；损其心者调其荣卫；损其脾者调其饮食，适其寒温；损其肝者缓其中；损其肾者益其精。审而治之。"薛氏偏于补益，但着重脏腑辨证。他还提出烧灼断脐法以预防脐风（新生儿破伤风），这是对产科和儿科的一大贡献。薛氏对陈自明的《妇人大全良方》加以校注，名为《校注妇人良方》，实质上是以陈自明的《妇人大全良方》作为基础，加以整理修改补充，删改了不少方药，也增加了不少医案或疾病内容。如对乳痈、乳岩的鉴别，并明确指出乳痈为易治，乳岩则难治。又如对癫痫、风痉、破伤风三症的鉴别，颇符合实际，而为陈氏原书所未有者。

万全的《万氏妇人科》分为调经章、带下章、胎前章、产后章、保产良方等。在各章之前，写有"济阴通元赋"一篇，以便诵读，内容概括了经、带、妊娠之情况和治疗原则，颇为扼要。对月经病着重脾虚、冲任损伤和脂痰凝塞。养胎着重脾胃，认为"孕妇有疾，只以和胎安胎为本，所感外伤、内伤之症，以末治之"。他又在《广嗣纪要》中提出："种子者男子要清心寡欲以养其精；女子则要平心定气以养其血。"因为男子精气清冷，女子经血不依期，往往为导致不孕的主要原因。并提出螺、纹、鼓、角、脉为"五不女"，乃女子先天生理缺陷而致不孕。螺，谓阴户如螺丝样，旋入内，影响性交与生育；纹，指阴户小如箸头，虽可通，难交合；角，又名角花、角花头，指阴蒂过长，状如阴中有角；鼓，指女子阴户绷急似无窍，乃处女膜坚韧如鼓皮，以致不能性交，俗称"石女"；脉，指女子无月经。这五种情况均可影响受孕。

王肯堂的《证治准绳·女科》是综合前人有关妇产科的论述和治疗方药，分门别类编次成书，内分治法通论、调经门、杂证门、胎前门、产后门等。每门分为若干证，证后有方。他对陈自明、薛立斋之说，多所采用，取其以养正为主。但对于陈氏在《妇人大全良方》中具有迷信的内容，则概行摒弃，可见他对前人文献的整理，是发扬其合理部分而扬弃其不合理部分的。其后武之望所编的《济阴纲目》基本上是以该书为蓝本。由于其内容较完备，故两书的流行颇广。但因王氏之女科为六种证治准绳之一，卷叠繁多，而武氏之书则以妇科单独刊行，故流传更广。此外，李时珍的《本草纲目》对妇女的月经和乳汁也有详尽的论述。"女子，阴类也，以血为主，其血上应太阴，下应海潮，月有盈亏，潮有朝夕，月事一月一行，与之相符，故谓之月水、月信、月经，经者常也，有常轨也。天癸者，天一生水也。……女人之经，一月一行，其常也；或先或后，或通或塞。其病也；复有变常而古人并未言及者；不可不知。有行期只吐血衄血，或眼耳出血者，是谓逆行；有三月一行者，是谓居经，俗名按季；有一年一行，是谓避年；有一生不行而受孕者，是谓暗经。"又说："乳乃阴血所化，生于脾胃，摄于冲任，未受孕则下为月水，既受孕则留而养胎，已产则赤变为白，上为乳汁，此造化玄微，自然之妙也。"

张景岳的《景岳全书·妇人规》是一部既有理论又有治法方药，系统性较强的妇科专著。他认为妇人须注重冲任、脾肾、阴血，因女子以血为主，其生理特点主要是月经，妇科疾病首重调经。《妇人规·经脉诸脏病因》云："女人以血为主，血旺则经调而子嗣，……故治妇人之病，当以经血为先。""调经之要，贵在补脾胃以资血之源；养肾气以安血之室，知斯二者，则尽善矣。"张氏对"天癸"有独到的理解，在《景岳全书·传忠录》指出："元阴者，即无形之水，以长以立，天癸是也，强弱系之，故亦曰元精。"认为天癸属于元阴，并且是一种肉眼看不见的阴液，这是相对其他肉眼可见的阴液（如血液、精液）而言，故称为"无形之水"，但其作用甚大，直接关乎人体的生长、发育、生殖以及身体机能的强弱。这种诠释颇为精当。对妇科病的诊治，张氏强调辨证。首倡"辨血色"以分月经病之寒热虚实，在临床上具有重要意义。认为妊娠、产后诸疾，均有虚有实，应随证随人，辨证施治，不能执成不变。他指出："盖胎气不安，必有所因，或虚或实，或寒或热，皆能为胎气之病，去其所病，便是安胎之法。故安胎之方，不可执，亦不可泥其月数，但当随证随经，因其病而药之，乃为至善。若谓白术、黄芩乃安胎圣药，执而用之，鲜不误矣。"批评世人滥用芩、术安胎之弊。对于朱丹溪提出"产后当大补气血，即有杂证，以末治之"一说，亦有异议，认为"凡产后气血俱去，诚多虚证，然有虚者，有不虚者，有全实者，凡此三者，但当随证随人，辨其虚实，以常法治疗，不得执有成心，概行大补，以致助邪，此辨不可不真也"。景岳发挥了肾-命门学说，重视真阴与命门之火，提出"阳邪之至，害必归阴；五脏之伤，穷必及肾。此源流之必然，即治疗之要着"。他创制了滋补真阴的左归丸和温补命门之火的右归丸，流传甚广，至今仍为滋肾、补肾的代表方剂。

清代妇产科统称为妇科或女科，著述颇多。肖慎斋编有《女科经纶》，主要是分门别类将前人的理论加以归类，以便查考，但无方药治疗，与《诸病源候论》体例相似。由于是综合各家之言，故内容更为丰富。沈尧封著有《女科辑要》二卷，共八十节，对于妇女的经、带、胎、产、生理、病理，诸病的辨证施治等，作了较全面而系统的阐述。书中各节，首先选录历代医家的有关论述，能明晰源流，释疑辨惑。其次阐明作者自己的学术观点，尤能注重实践，发前人所未发，最后附录医案和方药，以便临床运用。因此，王孟英称之为"世罕传本"，为之续按，张山雷认为是书"大有取之不尽，用之不竭之妙"，以之授课，能"示女科之涯略"。可见此书是一本学验宏富的妇科专著。沈金鳌著《沈氏尊生书》七种，《妇科玉尺》即其中之一。书中既采集前人之说，也参以己见，有所发挥。列求嗣、月经、胎前诸疾、小产、临产、产后、带下、崩漏及妇女杂病等内容，对孕育之法、带下的病因病机、证治等有独到的见解。如《求嗣》篇提出："养精之法有五：一须寡欲，二须节劳，三须息怒，四须戒酒，五须慎味。养血之法，莫先于调经，盖经不调，则血气乖争，不能成孕。"而孕育之时机，妇人"一月止有一日，一日止有一时"。这种见解，颇合实际。对带下则提出气虚、湿热及痰、风寒入于胞门、伤于五脏等四因，治法重视健脾燥湿，亦注意舒肝补肾等。陈修园著有《女科要旨》，主要是讲述心得体会和经验。内容精简扼要，颇有参考价值。阎纯玺编有《胎产心法》，是近代的一本产科专书，主要论述妊娠诊断、妊娠病、产褥病及产后病，提出"凡妇人受胎之始，必固其根，临产之际，必防其变，既产之后，必保其生"。内容比较周详。此外，还有无名氏的《竹林女科》，对临床也有一定参考价值。

在清代的妇科专著中，对后世影响较大、流传较广者，是傅山的《傅青主女科》。该书之体例和方药与其他妇科书截然不同，别树一帜。祁尔诚在序言中说："其居心与仲景同，而立方与仲景异，……谈症不落古人窠臼，制方不失古人准绳，用药纯和，无一峻品，辨证详明，一目了然。"书中说理通俗，方药实用，为后世医家所推崇。其学术观点认为妇科病主要在于肾、肝、脾以及血气和冲任督带的失常。在病因方面较注重房室所伤，认为房事不节，则相火内动，导致火热动血，甚则肾水受伤，可引起崩漏、堕胎、产后血崩等病症。他创制的方药独具特色，如调补肾肝脾的定经汤、养阴清热的两地汤、用于脾虚崩漏的固本止崩汤、用于脾虚带下的完带汤、临产调理气血的保产无忧散、用于产后血瘀且化裁无穷的生化汤等，不胜枚举。

《医宗金鉴·妇科心法要诀》是吴谦等奉清政府之命编辑的医学教科书。内容完备而简要，附有歌诀，便于初学者诵读，是一部医学入门书。此外，在清代还有一部具有科普性质的产科著作——《达生篇》。该书主要说明分娩是天然之理，以解除世人对生产的恐惧心理，避免难产。书中提出临产六字真言：睡、忍痛、慢临盆。对指导产妇顺利分娩有一定意义。

五、近代的趋势与发展

清末以来的近百年间，中医学虽然一度受到轻视和歧视，但由于它具有实际的疗效，为人们所信赖。"野火烧不尽，春风吹又生"，中医学一直在实践中发展。

鸦片战争以后，由于西洋医学的输入，对中国医学产生了一定的影响，出现"中西医汇通"的浪潮。唐容川、张锡纯、陆渊雷等是其中的代表。他们虽没有妇科专著，但在其著述中都有论及妇科的内容，如唐容川的《血证论》，有专门论及经血、崩带、瘀血、蓄血、产血、经闭、胎气、抱儿痨等章节。他认为："血所以运行周身者，赖冲，任、带三脉以管领之，而血海胞中，又为血转输归宿之所，肝则司主血海，冲、任、带三脉又为肝所属，故补血者，总以补肝为要。"又认为"生血之源又在脾胃"，归脾汤、人参养荣汤、补中益气汤、炙甘草汤等之所以广泛地应用于血证治疗，都是以调理脾胃为基础。调经之法，则血热者宜清，血滞者宜行、宜祛，血寒者宜温，血虚者宜滋、宜养。这些论述，对妇科的诊治，都具有指导意义。

张锡纯的《医学衷中参西录》有《妇人科》和《妇人方》的内容。比较重视调理脾肾和活血祛瘀，如理冲汤、理冲丸、安冲汤及固冲汤之用治月经病，寿胎丸之用于安胎等，效果显著，为后世医家所常用。

陆渊雷在《金匮今释》妇人三篇的注释中，也是采用中西医汇通的方式，例如对"妇人少腹满如敦状，……此为水与血俱结在血室也"的注释："渊雷案，少腹满如敦状，或为卵巢囊肿，或为子宫血肿，得之生后，则因生产时产道有创伤，其后结缔组织粘连，遂成锁阴，而发为子宫血肿也。"这都是中西汇通之例。

张山雷著述有《沈氏女科辑要笺正》（亦名《女科读》），该书以清代沈尧封的《女科辑要》为基础，结合自己的临床经验加以注释及引申其义，故曰笺正。除录用原文外，还有王孟英的按语，张氏本人的笺正、医案等。他强调辨证施治，反对固执不变。他说："相体裁衣，本是医家真谛。"强调医家治病要因人、因证而施治。对于方药的使用，具有独到的见解。如世人很多用胶艾汤、奇效四物汤以治妇女血证，但因这两张处方都有当归，他认为："当归一药，富有脂液，气味俱厚，向来视为补血要剂，固亦未可厚非，在阳气不足之体，血行不及，得此温和流动之品，助其遄行，未尝非活血益血之良药。惟其气最雄，走而不守，苟其阴不涵阳而为失血，则辛温助动，实为大禁。"反对世俗谓"当归补血，归其所归"之空谈，并勇于吸收新知，在书中适当引用了一些新说。

此外，严鸿志辑有《女科精华》《女科证治约旨》《女科医案选粹》，均属《退思庐医书》之一。恽铁樵撰有《妇科大略》，秦伯未编有《妇科学》，蒲辅周著有《中医几种妇女病的治疗法》，时逸人编有《中国妇科病学》，等等，均有一得之见，足供参考。

六、当代中医妇科学成就

新中国成立后由于得到政府中医政策的支持，通过中西医的合作和努力，对中医妇科学的研究取得了丰硕的成果。

在中医妇科理论方面，提出了"肾主生殖""肾-天癸-冲任-胞宫轴"等观点，对月经周期调节中的阴阳气血节律探讨，并开创中药周期治疗，对中医妇科古籍的整理、校勘和点注，如《点校妇人大全良方》《点注妇人规》《傅青主女科校释》《医宗金鉴·妇科心法要诀白话解》等。

在教育方面，自1956年开办首批中医学院以来，组织各地中医妇科名家编写了数版《中医妇科学》教材，以及教学参考丛书，还编写了《中国医学百科全书·中医妇科学》。培养了大学本科学士和硕士、博士研究生等各种层次的专业人才并开展了对全国名老中医药专家的学术经验继承工作，出版了各地名医的学术经验专集，如《刘奉五妇科经验》《王渭川妇科治疗经验》《朱小南妇科经验选》《哈荔田妇科医案医话选》《百灵妇科》《罗元恺医著选》等。

在临床研究方面，也取得长足的进展。随着时代的发展，对一些病症的概念有了较准确的认识，逐步建立了统一的诊疗标准，使临床资料具有可比性，提高了临床研究的水平。在临床研究和新药开发方面取得了大量的研究成果。如采用中药宫外孕1方、宫外孕2方非手术治疗宫外孕，中药或针灸促排卵，中医药防治自然流产，耳针或艾灸矫正胎位，中药锥切治疗宫颈癌，中药引产等。

通过临床与实验研究探讨中药药理作用。如补肾药对下丘脑-垂体-肾上腺、性腺轴的调节作用，及其对免疫系统的调节作用；活血化瘀药通过改善微循环与血液流变学，对月经不调、痛经、慢性盆腔炎、子宫内膜异位症的作用及其机理；草药重楼对子宫的持续性兴奋作用。并证实了中药周期调经对神经-内分泌的调节作用，针灸促排卵对脑啡肽的作用，寿胎丸、滋肾育胎丸治疗先兆流产及其对子宫平滑肌和黄体功能的调节，滋阴、清热、活血中药对自身或同种免疫抗体的抑制作用，以及对抗精子抗体所致之免疫性不孕、血型抗体而致的新生儿溶血症的防治等中医药治疗机理。

七、前景的展望

中医妇科学在理论和临床上具有显著的特色与优势，尤其是在调经、助孕、安胎等方面，以其有效、安全和简便，深受广大患者的欢迎，具有广阔的应用前景和深入研究的价值。

我国现有近30所中医院校和相应的中医研究机构，有数以千计的中医院，已有中医妇科学博士和硕士授权点多家。中医妇科学的人才队伍日益壮大，研究条件日渐完善，今后的发展应着眼于中医的特色，发扬学科之优势，提高学术水平。

（1）理论研究方面：中医学强调整体观，从人与自然的"天人相应"观、"有诸内必形诸外"的脏象、诊法，都体现了这种宏观的整体观念。应采用现代科学的方法，从宏观-微观-宏观的角度阐明人体与自然、整体与局部的有机联系，探讨病与证的实质，经络的本质，脏腑、天癸、冲任、胞宫与神经-内分泌系统的联系。此外，还要系统整理中医妇科的医籍资料，进行收集、校勘、注释、出版，并总结和继承老中医的学术思想与临床经验，以免失传，在前人的医籍、医案中发掘其精华，深入研究。

（2）临床研究方面：中医学的另一特色是辨证论治。临床上往往既要诊病，又要辨证，研究中医病与证的关系、西医的病与中医的证的关系，建立病证结合模型，探讨证的实质，阐明其病机，研究其治疗机理，均有许多问题有待解决。

（3）方药研究方面：中药取材于天然的植物、动物和矿物，以复方使用为主。中药品种繁多，成分复杂，功效也往往不是单一的。通过临床和实验的研究，逐步阐明中药复方的作用机理与环节，并可扩展某些单味中药和中药复方的功效与应用范围。研究中药的剂型与给药途径，节约资源，提高疗效，也有利于急症的救治。对疗效确切的验方，应开发新药，造福社会。

除此之外，在妇科急症处理、计划生育等领域，尚有大量工作要做，还需继续努力。

（见《罗元恺妇科经验集》）

第四节 《黄帝内经》有关妇产科条文阐释

我国古典医著《黄帝内经》论及与妇产科有关的内容达三十条，涉及解剖、生理、组织胚胎、病理、疾病、诊断、治法、方药等各方面，对后世妇产科学的发展，具有深远的影响。一个学科的存在，有源有流，《黄帝内经》这些条文可说是中医妇产科之源头，为了深入研究一门学科，应该从源到流，以了解其发展之全过程。《黄帝内经》主要是运用古代自然哲学的基本原理，结合人体的实际情况以探讨医学上的问题，它是唯物的，而且范围广泛，由于全书不是出于一时一人之手，故往往分散而不集中。为了使有关妇产科的条文有所联系，有必要把它汇集起来，并加注释，这对于中医妇产科的研究，会有一定的帮助。

【原文】脑、髓、骨、脉、胆、女子胞，此六者，地气之所生也，皆藏于阴而象于地，故藏而不泻，名曰奇恒之府。（《素问·五藏别论》）

阐释：我国古代是有过人体解剖的，正如《灵枢·经水》篇云："八尺之士，皮肉在此，外可切循而得之。其死，可解剖而视之。"故知道妇女的解剖生理特点是有女子胞。女子胞，《神农本草经》已称为子宫，紫石英条云"主女子风寒在子宫。"脏与腑的定义，脏是藏精气而不泻的，腑是传化物而不藏的。女子胞形体似腑，而功能似脏，但不同于传化物之腑，而具有藏精气之作用，故称为奇恒之腑。《类经》说，"女子之胞，子宫是也，亦以出纳精气而成胎孕者为奇。"女子胞是妇女主要的内生殖器官，是产生月经和孕育胎儿的基地，有定期的藏、泻。但其主要机能，实以藏为主。子宫内膜的增厚，目的是准备受精卵的着床，到一定时期无受精卵着床，则自然剥落而排出经血，再作第二次的准备。月经以一个阴历月左右为定期藏、泻；如果是妊娠了，则为十个阴历月左右的定期藏、泻（妊娠期至分娩）。这是女子胞的生理特点，也是它所以称为奇恒之腑的原因之一。谓其"藏于阴而象于地"，因它处于下腹部膀胱之后，直肠之前，能贮藏阴精而孕育后代，像大地之收藏生化万物。地气属阴，女子胞的功能似脏，脏也属阴，腹腔之最下部亦属阴，故曰藏于阴也。六个奇恒之腑中，女性以女子胞最为突出。

【原文】故生之来谓之精，两精相搏谓之神。（《灵枢·本神》）

阐释： 自此以下三条，相当于原始的组织胚胎学。

万物的生化，都由禀受先天之精而来。人胚的形成，乃禀受父母之精的结果，父母两种生殖之精相结合，乃成为一种受精卵，进而发展为胚胎。故两精相搏乃为人生之起始。《类经》云："两精者，阴阳之精也。搏，交结也。"《千金方》谓"妊娠一月名始胚，"受精卵着床于宫腔，是早期的胚胎了。神，指物质中所孕育的生机。《类经》说："故人之生也，必合阴阳之气，构父母之精，两精相搏，形神乃成。"形是物质的形体，神是精神活力，即物质中所含的生机。精与卵是生殖之物质，但必须具有活动之生机才能结合，结合以后才能发展，这是神的含义。

【原文】两神相搏，合而成形，常先身生是谓精。（《灵枢·决气》）

阐释： 本节与上节联系起来，意义更为明显。父母所排出的能够生殖之精，必然是均具有生机的，否则就不可能结合。两神相搏，即指两种均具有生殖活力之精相结合，便构成新的形体，即现在所称之受精卵。由此而逐渐发展成为胚胎及胎儿。从父母各自的生殖之精，两相结合以后便成为比较复杂和高一级的生殖之精，进一步发展为胎儿的躯体，故曰常先身生是谓精。上节所言精，是父母各自的生殖之精，本节所言之精，是指结合后较为复杂的高一层次的生殖之精，即受精卵之意，它是生化身体的基础。

【原文】人始生，先成精，精成而脑髓生，骨为干，脉为营，筋为刚，肉为墙，皮肤坚而毛发长。（《灵枢·经脉》）

阐释：本节与上节联系起来，是进一步阐述胚胎生长发育的程序。本节之精字，与上节精字的含义相同。人生之始，先由受精卵逐渐发育成为胎儿。胎儿的成长，有脑、髓、骨、脉、筋、肉、皮肤、毛发。神经系统的脑髓，是胎儿首先发展的。骨是人体的支柱，脉以运行血气营养周身，筋腱对肌体具有坚韧刚劲的作用，肌肉皮肤是外卫脏腑骨脉，像一堵厚厚的墙。这是概言胎儿生长发育的进程和各种组织的作用。古人采取类比法加以概述。

【原文】女子七岁肾气盛，齿更发长；二七而天癸至，任脉通，太冲脉盛，月事以时下，故有子；三七肾气平均，故真牙生而长极；四七筋骨坚，发长极，身体盛壮；五七阳明脉衰，面始焦，发始堕；六七三阳脉衰于上，面皆焦，发始白；七七任脉虚，太冲脉衰少，天癸竭，地道不通，故形坏而无子也。（《素问·上古天真论》）

阐释：本条阐述妇女从青少年生长发育而至衰老各个阶段的生理全过程。其中起主导作用的是肾气。肾气盛则天癸至、任脉通；太冲脉盛而月经按期来潮并具有生殖能力，肾气虚则冲任脉衰少、天癸竭、绝经无子。这可用图式示意如下：

肾气→天癸→冲任→子宫→（月经或妊娠）

上述是女性生殖系统的一个轴，必须互相协调，以维持其正常功能。中医所言的肾，除与膀胱相为表里而主水液代谢之重要环节外，更主要的是主生殖功能。这包括生殖器官和与生殖有关的一切功能作用在内，因为中医没有另列生殖系统，而用肾加以赅括。故中医肾的范围是比较广的，女子7岁左右，体内先天之肾气得到后天水谷精气之滋养而开始旺盛，身体便有一些变化。肾主骨，齿为骨之余，那时开始更换乳齿；肾气其华在发，故头发也华润而修长。这是青春前期。14岁左右肾气逐渐成熟，体内便产生天癸这种与生殖功能有关的微量物质，它不论男女，到达青春发育期便在体内出现，到了老年期便逐渐衰退。马玄台注释说："天癸者，阴精也。盖肾属水，癸亦属水，由先天之气蓄极而生，故谓阴精为天癸也。"《景岳全书·阴阳篇》云："元阴者，即无形之水，以长以立，天癸是也，强弱系之，故亦曰元精。"王孟英引俞东扶之言曰，"血与精之外，别有一物谓天癸者。"综上所述，明确指出天癸是体内所产生的一种物质，乃肉眼所看不见而客观存在的一种微量体液（属水），其作用关系到人体的生长发育和强弱、月经的来潮或闭止及有无生殖能力，是很重要的物质。这与现代医学所说的生殖内分泌素相同。冲为血海，任主胞胎，"冲任二脉皆起于胞中"，冲脉起于曲骨旁开二寸之气街（亦名气冲），并少阴经挟脐上行，任脉起于中极之下以上毛际，循腹里上关元。二脉之起点与循行路径及其作用，与子宫和卵巢所在位置及其功能有密切关系。在男子则与睾丸阳具有关。男子去势，则伤其冲脉。《灵枢·五音五味》篇说："宦者去其宗筋，伤其冲脉。……其有天宦者，其冲任不盛，宗筋不成。"女子之子宫与卵巢，与男子之阳具、睾丸，其功能作用有其相似之处。可见冲脉、任脉是直接与生殖系统的功能作用有关，故曰肾主生殖，又曰冲任之本在肾，意义已很明显。故妇科特别重视冲任，因妇科病都是生殖系统的病变。徐灵胎在《医学源流论》指出："冲任二脉皆起于胞中，上循背里，为经络之海，此皆血之所从生，而胎之所由系，明于冲任之故，则本源洞悉，而后所生之病，千条万绪，可以知其所从起。"可见冲任二脉对妇科的重要。

21岁至27岁的妇女身体发育成熟，是盛壮时期，也是比较适合生育的时期，可以结婚生子。古人提出："女子必二十而后嫁"，反对早婚，这与我国《婚姻法》规定女子20岁才能结婚，是不谋而合的。35岁以后，妇女身体情况一般便会不如前了。到49岁左右，生殖器官与功能开始衰退，冲任二脉衰少，天癸这种物质也减少，月经也逐渐断绝而不来潮，因而缺乏生殖能力。上述年龄阶段，是从一般生理上大体而言，个别会提前早衰或延迟衰老的。由于体质的不同和各种因素的影响，有些妇女40岁前便提前绝经，有些则50多岁仍能生育，这是个别的情况。《黄帝内经》本条所论，基本是符合一般人的实际，故为后世医家所遵从。

【原文】其有年已老而有子者，何也？岐伯曰：此其天寿过度，气脉常通，而肾气有余也。此虽有子，男子不过尽八八，女子不过尽七七，而天地之气皆竭矣。（《素问·上古天真论》）

阐释：本条论述男女一般的生育年龄，妇女到四十九岁左右便进入绝经期，绝经后当然不再有生育能力。一般到40岁以后生殖功能已有所下降，这里所说的年已老，是指40岁以上之妇女。原文说："六七、三阳脉衰于上，面皆焦，发始白"，说明这时已开始转入衰退期。文中指出年已老而有子是肾气有余，说明肾气与妊娠的关系，但一般妊娠不会超过七七之年。男子一般六十四五岁以后，生殖能力也减退很多。天地之气，意即指男女双方之肾气。

【原文】妇人无须者，无血气乎？岐伯曰：冲脉任脉皆起于胞中，上循背里，为经络之海，其浮而外者，循腹右上行，会于咽喉，别而络唇口，血气盛则充肤热，血独盛则澹渗皮肤，生毫毛。今妇人乏生，有余于气，不足于血，以其数脱血也。冲任之脉，不荣唇口，故须不生焉。（《灵枢·五音五味》）

阐释：胡须、腋毛、阴毛的生长，月经的定期来潮，乳房发育丰满等体征，分别为男女性征的不同表现。男子有胡须、腋毛、阴毛，女子有腋毛、阴毛但无胡须，有月经及乳房隆起，这是男女青春期后主要不同的体征，这与生殖器官不同及性腺内分泌素有关。女子从青春期至绝经期约35年左右，除妊娠及哺乳期外，健康的妇女每月均有月经排出，月经的主要成分是血。妊娠后赖血下聚以养胎，分娩时要耗损一定的血量，产后也有一段时期血性分泌物的恶露排出，哺乳期则血化为乳汁。故经、孕、产、乳都要以血为用，所以妇女以血为主。而月经与产褥都要耗血，故曰数脱血也。从气血相对来说，一般会形成气有余而血不足的情况。冲为血海，任主胞胎，故妇女冲任二脉，主要作用于月经与妊娠，而不荣于唇口，故没有胡须。这是男女生理上不同的表现。

【原文】任脉者，起于中极之下，以上毛际，循腹里，上关元，至咽喉，上颐，循面入目。冲脉者，起于气街，并少阴之经，侠脐上行，至胸中而散。任脉为病，男子内结七疝，女子带下瘕聚。冲脉为病，逆气里急。督脉为病，脊强反折。督脉者，起于少腹以下骨中央，女子入系廷孔，其孔，溺孔之端也。其络，循阴器合篡间，绕篡后。别，绕臀至少阴，与巨阳中络者合。少阴上股内后廉，贯脊属肾，与太阳起于目内眦，上额交巅，上入络脑，还出别下项，循肩髆内，侠脊抵腰中，入循膂络肾。其男子循茎下至篡，与女子等。其少腹直上者，贯齐中央，上贯心入喉，上颐环唇，上系两目之下中央。此生病，从少腹上冲心而痛，不得前后，为冲疝。其女子不孕。癃痔遗溺嗌干。督脉生病治督脉，治在骨上，甚者在齐（脐）下营。（《素问·骨空论》）

阐释：本条详述冲、任、督三条经络的循行路径及其所生病。它们同起于下腹之会阴，一源而三歧，同起而异行，均与下部生殖系统之疾患有密切关系。"并少阴之经"句，《素问识》按虞庶云：《素问》曰"并足少阴之经"，《难经》则言"并阳明之经"，况少阴之经，侠脐左右各五分，阳明之经，侠脐左右各二寸，气冲又是阳明脉气所发，以此推之，则冲脉自气冲起，在阳明、少阴经之内，侠脐上行，其理明矣。李明珍云："足阳明，去腹中行二寸。少阴，去腹中行五分，冲脉行于二经之间也。"二说可参考。马玄台曰："七疝，乃五脏疝及狐疝、㿉疝也。"疝病男女皆有，以痛为主，属于睾丸、卵巢之痛症。带下，此处应作广义看，即妇女前阴病之通称。瘕聚，概指妇女下腹部之肿块。冲气上逆，则为气逆，少腹内拘急或痛，则为里急。廷孔，张景岳云："廷，正也、直也。廷孔，言正中之直孔，即溺孔也。"督脉循脊络肾，其病可致不孕。齐，即脐。张景岳云："齐下营，谓脐下一寸阴交穴也。"张志聪曰："营，谓腹间之肉穴也。"可参考。

关于经络循行走向之用词，经脉由外行于内者谓之入；经络沿着特定的方向或部位循行者谓之循；脉之分支而行谓之别；经脉贯穿通过某器官组织者谓之贯；经脉互相交叉者谓之交。明乎此，可以帮助了解经络的循行情况。

【原文】胞络者，系于肾。（《素问·奇病论》）

阐释：女性的内生殖器官主要为女子胞，肾主生殖，故女子胞属于肾的范畴。而女子胞有其附属组织，如输卵管、卵巢、各种韧带等，这是络于胞宫的组织，可以概称为胞络。胞络是系于生殖器官的。胞络之外，还有胞脉，主要是指胞宫之脉络，也是属于生殖系统之组织。

【原文】面王以下者，膀胱子处也。……女子在于面王，为膀胱子处之病，散为痛，抟为聚，方圆左右，各如其色形。其随而下，至胝为淫，有润如膏状，为暴食不洁。（《灵枢·五色》）

阐释：面王，即鼻头。面王以下概指人中及唇周的位置。这部位如出现颜色的改变，可作为膀胱、子宫病变诊视上的参考。膀胱、子宫都在下腹部，前为膀胱，后为子宫，故此处可作为诊视妇科病和妇女泌尿系统病之望诊部位。如果出现散在之青黯颜色者，多为痛证；如果青黯颜色抟聚一块的，可能为癥瘕积聚之病。其形状之方圆及病色之偏于左或右，都是与内部病变情况的反映相一致的，可作为从外测内的根据。若青黯的颜色一直延至下巴，可能是严重的带下白淫病，其所排出东西有如脂膏一样。这些病可用由于暴饮暴食或感染了不洁之物所引起。这种望诊法，曾引起一些学者所注意和研究，今后值得我们在临床实践中进一步加以观察和验证。

【原文】悲哀太甚则胞络绝，胞络绝则阳气内动，发为心下崩，数溲血也。……思想无穷，所愿不得，意淫于外，入房太甚，宗筋弛纵，发为筋痿，及为白淫。（《素问·痿论》）

阐释：本节揭示男女双方的一种痿证的病因。胞络，有释为心包络者，但从后文谓"入房太甚，宗筋弛纵，发为筋痿，乃为白淫"来看，则理解为生殖系统之胞络亦无不可。宗筋，《素问·厥论》说："前阴者，宗筋之所聚。"男子则为阳具，在妇女则为外阴部。在男子固然有阳痿，在妇女也有阴痿而缺乏性欲者。白淫，张志聪注释说："欲火盛而淫精自出也。即今之所谓带浊。"马玄台说："在男子为精滑，在女子为白带。"总的来说，精神因素的悲哀太甚，是会影响性生殖系统之功能的，男女均然。加以不节房事，耗散太过，更易引致阳痿、阴痿。男子则为滑精，在女子则为肾虚带下不止之白淫。

【原文】肾脉，……微涩为不月。（《灵枢·邪气脏腑病形》）

阐释：肾脉，指尺脉。《脉经》以左右手尺中神门以后脉虚者为肾虚，属足少阴经。微涩，乃精血亏损之脉，微而且涩见于尺中，乃肾气虚衰，精血亏损之候。不月，即月经不按期来潮，甚或闭经。肾气不足，肾阴亏损，则天癸不至，冲任不盛，故主月事不来。从临床体验，月经稀发及闭经的患者，多因肾阴不足，肾阳不振所致。治法须先滋肾养血一段时间，使肾阴阳充盛，进而温通利守，才易收效。

【原文】石瘕生于胞中，寒气客于子门，子门闭塞，气不得通，恶血当写不写，衃以留止，日以益大，状如怀子，月事不以时下，皆生于女子，可导而下。（《灵枢·水胀》）

阐释：癥瘕，指下腹腔内之肿块。扪之有形，坚硬不移，痛有定处者为癥，若聚散无常，推之可移，假物成形者为瘕。石瘕，指按之有硬实感，但非实质性之肿物，而是一种假物成形之像，故称为石瘕。石，只形容其硬实感耳。既非实质性之肿物，故名瘕而不名癥。胞中，概指内生殖器所在之范围，而非定指子宫。《黄帝内经》云："冲任二脉，皆起于胞中。"冲任男女皆有，如《黄帝内经》云："宦者去其宗筋，伤其冲脉。"又说："其有天宦者，冲任不盛，宗筋不成。"可证。男子没有子宫，而冲任也是起于胞中，可见胞中不是实指胞宫也明矣。子门，乃胎儿所从出之门，指子宫口及其所在之位置。寒主收引，足以阻塞血脉不通，女子月事不来而腹部膨大状如怀子，既曰状，则不是妊娠可知。由于阴道闭锁，以至气不通。写，同泻，经血当泻出而不能泻出体外，以至瘀血潴留，说明又不是先天性的原发性无月经，其所以无月经来潮只是子门闭塞而已，由于经血在下腹部壅阻，愈积愈多，故腹部膨大如怀子之状。若能将蓄积之血导下，则证候可除。导下，是一种外治法，如仲景之用蜜煎导、猪胆汁导、膏发煎导等，均是将药物纳入肛门内以引导大便之法。本条既属月事不以时下，则导之之法，当然是从前阴导之。如何导法？却没有进一步指出耳。此处所言之石瘕，从整段文字之描述，可能是先天性的处女膜闭锁或阴道闭锁症，以至月经潴留而不能排出体外，如用手术切开导下其经血，则瘕证便愈。故曰可导而下。有人认为，石瘕是子宫肌瘤，不确。因子宫肌瘤不会闭经，相反的往往是月经过多，而且子宫肌瘤属实质性肿物，属于癥的范畴而不是瘕了。

【原文】肠覃如何？岐伯曰：寒气客于肠外，与卫气相搏，气不得营，因有所系，癖而内着，恶气乃起，息肉乃生。其始生也，大如鸡卵，稍以益大，至其成，如怀子之状，久者离岁，按之则坚，推之则移，月事以时下，此其候也。（《灵枢·水胀》）

阐释：覃，字义为深广之意；肠覃是指肠所在之腹腔长了一个较大的肿物，虽名肠覃，但并非肠本身的病变，而只是寒邪客于肠外，障碍气机的运行，使组织得不到正常的供养，病邪有所附着而癖结于内，因而生长如息肉的东西，这种东西可以由小到大，最初如鸡蛋，以后逐渐增大有如十月怀胎样，病程可以迁延若干年。这些肿块扪之硬实，但推之则可以移动，而月经仍按月来潮，这是与石瘕主要的不同。根据本条所描述，与卵巢囊肿或卵巢癌相似。它的情况是癖而内着，按之则坚，显示属于实质性之肿物。由于生长在腹腔内，故推之可移。不是胞宫的病变，故月事以时下。既云月事以时下，说明是属于妇科的一种疾病了。

【原文】有病肾风者，面月付痝然壅，……小便黄，目下种，腹中鸣，身重难以行，月事不来。……月事不来者，胞脉闭也。胞脉者，属心而络于胞中。今气上迫肺，心气不得下通，故月事不来也。（《素问·评热病论》）

阐释：人是一个整体，全身性疾患可以导致妇科经、带之病。本条论述肾病水肿从而引起闭经的病变。月经能否正常来潮，与主血气的心、肺具有一定的关系。心主一身之血脉，肺主一身之宗气。如血气运行受阻，必然影响到月经。肾风，是肾炎水肿，它影响到月事不来，当然是亚急性肾炎或慢性肾炎之类，从其所描述的症状为面部、目下、下肢都痝然壅，由于从下到上都有水气蓄积，所以身重难以行，证是比较深重的。肾者主水，肾又主生殖，故水肿之重症，往往影响到月经。月经之来潮与否与胞中之血脉有关。胞脉统属于心，心既主一身之血脉，亦主神明。中枢神经系统之功能，一部分属心所主，心气不能下达于胞宫，则胞脉闭而不通，故月事不来。其主要之病机，是由于水气壅积，阻隔气机，使气血不能正常运行流通所致。

【原文】二阳之病发心脾，有不得隐曲，女子不月；其传为风消，其传为息贲者，死不治。（《素问·阴阳别论》）

阐释：二阳，谓手阳明大肠经及足阳明胃经也。心脾，《黄帝内经太素》作心痹，意谓二阳之病发为心痹之疾，可作参考。隐曲，有谓指"难以告人之隐情"解。但《素问》隐曲二字凡五见。《阴阳别论》中还有"三阴三阳俱搏，心腹满，发尽，不得隐曲"。又《至真要大论》有"太阳之胜，凝凓且至，……阴中乃疡，隐曲不利，互引阴股，筋肉拘苛，血脉凝泣，……寒入下焦，传为濡泻。"同篇又云："太阴在泉，客胜则足痿下垂，便溲不时，湿客下焦，发为濡泻，及为肿隐曲之疾。"《风论》有"肾风之状，……隐曲不利。"综观各条所论，隐曲之义，乃指下阴小便不利之候，故曰隐曲不利，且均与浮肿病相联系。心、脾之病，均可致浮肿而小便不利。而小便不利之浮肿病，迁延日久，妇女可致月经闭止。风消，指身体特别干瘦，慢性肾炎发展至肾萎缩之尿毒症，则身体反而消瘦，这是最危重之病，故曰传为风消，是经过一定的传变才会成为风消病的。息贲，指严重的喘息，心脾病的水肿上逆而压迫胸膈，则可致严重的气喘。这都是比较严重的证候。在当时的条件下，确是难于治疗的。《黄帝内经太素》在"死不治"之上还有"三日"二字。

【原文】有病胸胁支满者，妨于食，病至则先闻腥臊臭，出清液，先唾血，四肢清，目眩，时时前后血，病名为何？何以得之？岐伯曰：病名血枯。此得之少年时，有所大脱血，若醉入房中，气竭伤肝，故月事衰少不来也。帝曰：治之奈何？复以何术？岐伯曰：以四乌鲗一芦茹，二物并合之，丸以

雀卵，大如小豆，以五丸为后饭，饮以鲍鱼汁，利肠中及伤肝也。（《素问·腹中论》）

阐释： 本条论述的血枯经闭，乃由慢性的胃肠病（如见胸胁支满、妨于食、怕闻腥臊臭、唾清涎等证可知）而伴有反复出血的严重贫血症所导致。唾血，大小便下血，又加上不节房事，以致血崩、产后大出血等一系列的耗血，故属于血枯经闭。月事衰少不来，是由于月经稀发、量少而渐至停闭，这是虚证闭经的表现。年少纵欲，饮酒至醉而同房，酒能兴奋一时，并能伤肝。房劳过度，足以耗损肾精。肝藏血，肾藏精，肝肾亏损，精血虚衰，因而导致月事衰少不来。宜先止其胃肠之出血及补虚以治本，散其恶血以治标，标本并治，月经才会恢复。乌鲗骨对胃肠出血有良效，并能补肾。《本草纲目》李时珍云："乌鲗骨，厥阴血分药也。其味咸而走血，故血枯血瘕、经闭崩带……诸血病皆治之。"本条所述，先有唾血，大小便下血等候，故用乌鲗骨四份以为君而止血，兼以补肾，堵其耗血之源及补肾以治本。芦茹，亦作茹藘，一名屈居，味辛性寒平，有小毒，主散恶血，因出血患者多有瘀血蓄积，故用一份芦茹以为臣。张景岳在《类经》注释中认为芦茹即茜根，因茜根一名茹藘，后世有认为芦茹二字可能倒置。但亦有人认为芦茹是另有一物者，可参考。从临床上本方用茜根亦确有良效。茜根性味苦寒无毒，通经脉，活血行血，世人多用以治女子经水不通，以一两煎酒服之良效。雀卵，即麻雀蛋，有补益精血之功，女子带下血闭可用。鲍鱼汁，《本草纲目》谓治女子血枯病伤肝、补肠，其源即出自本条。雀卵与鲍鱼汁，均属补益之品。全方组成，是以止血补虚为主，去瘀血通经为辅。因本病由于胃肠出血而致虚损，加以醉后入房伤肝，故曰补肠中及伤肝也。产时及产后大出血所造成之闭经，即现代医学所称之席汉氏病，也可属于血枯经闭的范畴。有报导用人参、炙甘草调治痊愈之例，亦有报导用仙茅、炙甘草治愈者，可供临床上参考。

【原文】阴虚阳搏谓之崩。（《素问·阴阳别论》）

阐释：本条论述血崩的一种机理。人体阴阳二气必须和调，即两者应维持相对的平衡，以保持生理常态。阴虚可致阳气偏亢，阴盛可致阳虚，这是阴阳消长之理。阴虚阳搏，即阴虚而导致阳气偏亢之意。阴虚是本，阳气搏激偏亢是标。阴不和阳，或阴不维阳，则阳气搏激，阴血为阳气所冲激，血得热则行，血热妄行，可致崩中下血。这是导致崩中的一种病机，并非全部崩中都是由于血热。就算是因阴虚而致阳气偏亢，调治时亦应以滋阴潜阳为主，不宜妄用苦寒清热。或于滋阴之中，佐以清热之品为宜。因阴气滋长，即能涵养阳热，使不致过亢矣。后人往往根据本条经文，认为血崩均是热迫血妄行，不够全面。

【原文】妇人手少阴脉动甚者，妊子也。（《素问·平人气象论》）

阐释：手少阴，全元起本作足少阴，可参考。《脉经》云："尺中肾脉也。尺中之脉，按之不绝，法妊娠也。"临床上多以尺脉动甚，按之不绝作为测候妊娠脉象，故似以全元起本较为合理。手少阴脉之解释，各注家之意见不一，王冰等指为心经脉的神户穴，张志聪等指为督脉，可供参考。

【原文】阴搏阳别，谓之有子。（《素河·阴阳别论》）

阐释：本条也是妊娠之脉诊。阴，是指尺脉，阳指寸脉。尺脉搏动应指有力与寸脉有显著之区别，也是妊娠的一种脉象。尺脉属肾，肾气旺盛，乃妊娠的表现。王冰云："阴，谓尺中也。搏，谓搏触于手也。尺脉搏击，与寸口殊别，阳气挺然，则为有妊之兆。"妊娠之诊断，这仅从脉诊而言，必须四诊合参，结合必要的妇科检查和其他的物理、化验的辅助检查，才能确诊。

【原文】何以知怀子之且生也？身有病而无邪脉也。（《素问·腹中论》）

阐释：怀子之且生，指怀孕后胎儿是存活的。身有病，指妊娠身体出现异乎常态的情况，如月经停止不来，或恶阻呕吐，疲倦思睡，食欲异常，乳房膨胀，腹部隆起，或伴见下肢浮肿，时或眩晕等表现。无邪脉，即没有与上述证候相应的病脉，脉象反而滑疾流利，按之不绝，这是正常的妊娠脉，从这一个侧面可以诊知其胎儿在宫内是存活的。

【原文】人生而有巅疾者，病名曰何？安所得之？岐伯曰：病名为胎病。此得之在母腹中时，其母有所大惊，气上而不下，精气并居，故令子发为巅疾也。（《素问·奇病论》）

阐释：巅疾，即癫痫病。巅与癫通。古人认识到癫痫病是巅顶部的病变，即脑神经系统的病变。人生而有巅疾，指先天性的癫痫，其病是由于胎儿时期所获致。原因是妊娠期母体曾受到过度的精神刺激、特别是大惊卒恐等，因而影响及于胎儿。故我国很早已重视胎教，主张妊娠期精神要愉快，环境要比较安静，给胎儿提供良好的条件，因孕妇的精神情绪会直接影响到胎儿，这已为中外科学家所证实。重庆医学院一研究小组对于多动症的儿童进行过调查，初步印象是这些儿童在胚胎时，其母曾有较大情绪波动和心理困扰的过程，故妊娠期间要避免七情过度，以免影响到胎儿。人体的气血要有规律地循环往复，胎儿也是如此。气上而不下，精气并居于上，精灵之腑受到一时的障碍故可发为癫痫之病。

【原文】人有重身，九月而喑，此为何也？岐伯曰：胞之络脉绝也。何以言之？岐伯曰：胞络者系于肾。少阴之脉，贯脊系舌本，故不能言。帝曰：治之奈何？岐伯曰：毋治也，当十月复。《刺法》曰：无损不足，益有余，以成其疹。（《素问·奇病论》）

阐释：重身，即妊娠。张景岳《类经》云："妇人怀孕，则身中有身，故曰重身。"喑，音哑而不能出声也。绝，隔绝不通之意。生殖系统均属肾所主，胞络是连系于生殖器官的组织，故曰：胞络者系于肾。足少阴肾脉系于舌本。妊娠九个月，由于胎体长大，可以阻隔足少阴之脉，使舌本活动受影响，故声音嘶哑，十个月分娩以后，自然可以恢复，故云不须治疗。子喑亦作子痫，临床上较少见，仅为个别现象而已。不足者应补，不余者应泻，这是大法。若不足者反而损之，有余者反而益之，这是犯了虚虚实实之禁，故应提出警惕。这不仅刺法如此，药物治疗也是如此。损不足而益有余，则足以增加疾病。疹，同疢，病也。

【原文】妇人重身，毒之何如？岐伯曰：有故无殒，亦无殒也。帝曰：愿闻其故，何谓也？岐伯曰：大积大聚，其可犯也，衰其大半而止，过者死。（《素问·六元正纪大论》）

阐释：毒之，指用较峻烈之药治病。本条主要就孕妇患病是否可以用较峻烈之药来治疗进行讨论。岐伯认为有是病，则用是药，所谓有病则病当之也，故曰：有故无殒，亦无殒也。对适用药一般是不会导致堕胎的，但亦只可中病即止。特别是孕妇患有大积大聚之病，而须用攻伐之药，只能去其大半便要停止，不可过剂。其实这也是治病的一般原则。仲景有"得汗止后服"，亦即此意。因为过于攻伐足以伤正，孕妇则更宜注意。

【原文】岁有胎孕不育，治之不全，何气使然？岐伯曰：六气五类，有相胜制也，同者盛之；异者衰之，此天地之道，生化之常也。（《素问·五常政大论》）

阐释：五常政大论主要论述五运有平气、太过、不及所引起自然界的变化，因而对万物及人体会有一定的影响，本条论自然界运气的变化对于各种动物生殖的关系。即在同一年里，有些繁殖得很多，有些却不甚繁殖，主要在于那些动物是否与五运六气、司天在泉的运气相适应。同，即适应，能适应的便繁殖旺盛。异，即不适应，不适应的则不易繁殖。各随其气之所宜，这是天地之道，生化之理。原文着重说毛、羽、倮、介、鳞等五类的繁殖情况，而未有直接说及人。但人也是生长在天地气交之中，同样会受司天在泉运气的影响，乃言在意外耳。治之不全，指孕育有不同情况。张景岳《类经》云："治，谓治岁之气。"即岁气总是会有所偏胜而不全的。

【原文】夫圣人之起度数，必应于天地。故天有宿度，地有经水，人有经脉。天地温和，则经水安静；天寒地冻，则经水凝泣；天暑地热，则经水沸溢；卒风暴起，则经水波涌而陇起。夫邪之入于脉也，寒则血凝泣，暑则气淖泽，虚邪因而入客，亦如经水之得风也。（《素问·离合真邪论》）

阐释：本条主要论述天地的情况受气候寒热之影响。人的血气，也同样会受到它的影响，这是"天人相应"的观点，也是内外统一的观点。今天有"气象医学"的产生，是有相似之处的。天体对地球有一定的关系，寒、热、风对地面有一定的影响，而人也同样会受到影响。寒则经脉凝滞，热则沸溢，其理是相同的。这里的经水，不能作月经解。但月经与血脉有密切的联系，会受到寒热之邪同样的影响，可以用此推理来理解。

【原文】胞移热于膀胱，则癃溺血。（《素问·气厥论》）

阐释：胞，即女子胞之简称。吴昆说："胞，阴胞也。在男子则为精室，在女子则为血室。"女子胞与膀胱相邻，一前一后，且均与肾气有关。若胞宫之邪热转移于膀胱，膀胱之气化为邪热所阻，则小便癃闭不利，若热伤膀胱血络，则可致尿血。

【原文】厥阴所谓癫疝，妇人少腹肿者，厥阴者辰也。三月阳中乏阴，邪在中，故曰癫疝少腹肿也。（《素问·脉解》）

阐释：癫疝之义有三：第一，指男子睾丸肿大异常，阴囊胀坠不收。第二，指妇人少腹有物肿胀重坠而痛。第三，指子宫下垂，阴户亦肿胀下坠。本条所称之癫疝主要指最后一种。疝，《说文》云："腹痛也。"凡少腹有物肿大而痛，概称之为疝。癫疝，指重坠不收而痛者。辰，即农历三月之季春，厥阴经气盛于三月，月建在辰，三月阳气始盛，阴气将尽，为阳中之阴，阴邪积聚于中，汪于厥阴经脉，故发为癫疝少腹肿的证候。

【原文】何谓五夺？岐伯曰：形肉已夺，是一夺也。大夺血之后，是二夺也。大汗出之后，是三夺也。大泄之后，是四夺也。新产及大血之后，是五夺也。此皆不可泻。（《素问·五禁》）

阐释：夺与脱通。即气血津液严重耗损而脱失之意。重病或久病极度消耗，营养无从补充，以致肌肉瘦削，形体非常消瘦，俗说大肉已收，这是一夺。各种内、外、伤科疾病以致急性大出血，形成急性贫血，这是二夺。大汗淋漓不止，以致津气严重耗损，这是三夺。水泻不止，以致大量失水，这是四夺。分娩时或产后大出血，血量超过四百毫升者，这是五夺。上述五种证候，均使气血大伤，津液严重耗损，乃大虚之候，可立致休克虚脱的危候，亟宜大补元气，养血生津，以救垂危，切忌用泻法，以免犯虚虚之禁。

【原文】人与天地相参也，与日月相应也。故月满则海水西盛。人血气积，肌肉充，皮肌致，毛发坚，腠理郄，烟垢著。当是之时，虽遇贼风，其入浅不深。至其月郭空，则海水东盛，人气血虚，其卫气去，形独居，肌肉减，皮肤纵，腠理开，毛发残，膲理薄，烟垢落。当是之时，遇贼风则其入深，其病人也卒暴。……乘年之衰，逢月之空，失时之和，因为贼风所伤，是谓三虚。故论不知三虚，工反为粗……逢年之盛，遇月之满，得时之和，虽有贼风邪气，不能危之也，命曰三实。（《灵枢·岁露论》）

阐释：人生活在宇宙自然界之间，不能不受其影响，故《黄帝内经》有"天人相应"之说。本节加以具体的说明。人与天体和地球运行的自然规律，即日月的循行圆缺是相适应的。举例来说：地球上的海水潮汐是受到月球的引力所影响，月满的时候，则海水西盛，这是人所共知的，而人体各方面也会受到一定的影响。月满时人的血气也积于体表而较充盛，因此，肌肉也比较充满，皮肤致密，毛发坚固，肌肉腠理比较固闭，皮肤表面的脂垢也较多。在这个时候，即使遇到贼风邪气的侵袭，也是轻浅而不会深入的。若到了月亮亏缺时，则海水东盛，人的卫气及血气积于体表者较虚少，从形体表面来看虽然没有什么变化，但其肌肉的功能却已减弱，皮肤的作用较弛缓，肌肉腠理亦开疏薄弱，毛发没有那么荣润，皮肤表面的脂垢也易剥落，体表的抗御能力下降。在这个时候若遇到邪气的侵袭则容易深入人体，发病便会急暴。

据报导，苏联科学家在日食开始前一小时和在日食期间以及日食结束后半小时，对健康人的血样做了大量的分析，这些分析表明，红细胞-血细胞沉淀反应的速度经常变化，这种变化同日食相是一致的。（见1981年8月31日《参考消息》）

又上海中医学院何裕民等实验证明，月郭盈亏对小白鼠的体温、氧耗量、周围血液中红白细胞计数等重要生理参数有影响，提示上述生理参数及其反映的动物机能状态可与海水一样，受着月球的影响而表现出月节律，支持人与月相应的理论，提示生物机能可能受月影响而存在着"生物潮"。（见《中国医药学报》1987年12月第6期）

又仁超《月经与月象》一文，报导了对414名女性的调查结果，谓月朔前与月球处于近地点附近时，月经来潮和在潮人数均较少，上弦前后，月经来潮和在潮的人数较多。月朔是月始生的阶段，影响到人体气血运行比较缓慢，其月经来潮或在潮的较少。上弦是农历初七，初八日，月象已经圆了一半，也就是月郭渐满的阶段，影响到人体，血气运行逐渐充沛起来，宜其月经来潮或在潮的都增多。其中道理，是否为引力对于人体丘脑下部的影响，值得进一步研究。（见《任应秋论医集·月经与月象》一文）

天人相应的情况，可概括为三虚、三实。三虚者：乘年之虚（即六气司天失守或岁气不取，邪反乘之的意思）；逢月之空（指月郭空，即月亮亏缺之时）；失时之和（指四时气候失和，如春应暖而仍寒，夏应热而反凉等）。逢此三者，因而易为贼风所伤，故称三虚，医者若不了解三虚的情况，便是粗工而不是好的医生了。三实者：逢年之盛；遇月之满；得时之和（即气候正常）。在这种情况下，虽遇贼风邪气，也不易被它危害，称为三实。

【原文】月始生，则血气始精，卫气始行；月郭满，则血气实，肌肉坚，月郭空，则肌肉减，经络虚，卫气去，形独居，是以因天时而调血气也。……月生无泻，月满无补，月郭空无治，是谓得时而调之。因天之序，盛衰之时，移光定位，正立而待之也。故曰：月生而泻，是谓脏虚，月满而补，血气扬溢，络有留血，命曰重实，月郭空而治，是谓乱经。（《素问·八正神明论》）

阐释：上条已指出"人与天地相参也，与日月相应也"。所以，月亮初生之时（上弦）；人的血气也开始逐渐充盈。精，指旺盛流通之意。卫外之气亦逐渐运行畅旺而充盛。至月亮正圆的时候，则人体的血气最为充实，肌肉坚强，到月朔无光之时，则肌肉松弛，经络空虚，卫外之气亦减弱，从人体的外形来看虽似没什么明显的变化，但体内的功能却已减退，这是受月相圆缺的影响，故医者当因应天时所致机体的变化以调理血气，才会收到较好的效果。

文中指出：月初生至月将圆的时候，人体的血气与功能是向上升的阶段，故不宜用泻法，以免削弱其向上之生机，月已到正圆的时候，机体已达到最充盛之时则不用再补了，至月朔无光的时候，可暂停止针刺治疗，这是按照月相朔望圆缺的情况，运用补泻之法以进行调治，以便与日月相适应，也就是根据天时运行的顺序和机体虚实的变化，通过一定方位对日月光影的移动进行观察，以正确对待四时八正之气。反之，若月初生时使用泻法，便会致内脏元气虚损，月正圆时血气已充盛而再用补法以针刺，则会使血气扬散外溢，以致络脉中的血液留滞，这称为重实，月朔无光是一个过渡时期，故宜暂缓用针刺，否则反而会使经络中的气血紊乱。这虽是指针法，但对药物治疗同样也可以适用的。

月的盈亏，对妇女的月经有一定的影响。《本草纲目·妇人月水》条（见卷五十二）说："女子，阴类也，以血为主，其血上应太阴，下应海潮，月有盈亏，潮有朝夕，月事一月一行，与之相符，故谓之月水、月信、月经。经者常也，有常轨也。"月经的节律为一个太阴月，健康妇女的月经周期平均为28天左右，与朔望月周期29.53天很接近。张介宾说："女器属阴，其气应月，月以三旬而一盈，经以三旬而一至，月月如潮，经常不变，故谓之月经，又谓之月信。"根据罗氏及其研究生对广州、北京的922位女大学生的调查，月经期较多始于朔望月的朔日附近，而排卵期多发生在望日附近，说明月经的节律与朔望月的变化呈同步效应。根据这一情况，按照《黄帝内经》指出"月生无泻"的原则而用补法，"月满无补"而用泻法的治疗原则，以调治闭经的患者，即由新月（朔）至满月（满）用滋精血补肾气兼养肝健脾之滋经汤（菟丝子、熟地黄、当归、枸杞子、续断、女贞予、鸡血藤、山药、茯苓）加减；由满月后至新月用活血行气通经之导经汤（当归、川芎、赤芍、生地黄、牛膝、柴胡、红花、丹参，泽兰、青皮）加减；如此反复运用几个月，效果较为显著。说明按月相盈亏，有规律地同步调治，会取得较好的效果。月相与月经的关系，是值得深入并从多方面进行研究的。

（见《罗元恺论医集》）

第五节 《金匮要略》妇人病三篇注释

现存之《金匮要略》，乃宋代翰林学士于馆阁蠹简中发现《金匮玉函要略方》三卷，上卷为伤寒，中卷论杂病，下卷载其方并疗妇人。盖此乃仲景《伤寒杂病论》之节略本。孙奇、林亿等在论序中说："臣奇先校定《伤寒论》，次校定《金匮玉函经》，今又校成此书，仍以逐方次于证候之下，使仓卒之际，便于检用也。又采散在诸家之方，附于逐篇之末，以广其法。以其伤寒文多节略，故断之杂病以下，终于饮食禁忌，凡二十五篇，除重复，合二百六十二方。"按仲景的《伤寒论·序》云："为伤寒杂病论，合十六卷。"蠹简中之《金匮玉函要略方》上卷之"伤寒文多节略"，则中卷之杂病也不会完整，均属节略本无疑。故"或有证而无方，或有方而无证，救疾治病，其有未备。"林亿等"仍以逐方次于证候之下，……又采散在诸家之方，附于逐篇之末"。可见，现今之《金匮要略》既是仲景《伤寒杂病论》之节略本，又经林亿等的校定编次，历史上最少已经过两次修订，既系蠹简，字迹难免模糊遗漏，比之仲景原著，可能错简不少。因此，其中如有文义不顺或不符合临床实际者，不宜随文穿凿，强行解释，应多方求证，或暂时存疑，以免背离原旨。

妇人病三篇，可能即其下卷"并疗妇人"之内容。《伤寒论·序》谓"撰用《素问》《九卷》《八十一难》《阴阳大论》《胎胪药录》并《平脉辨证》。"《广韵》云："腹前曰胪"。《通雅》云："胪胀，腹膨胀也。"《胎胪药录》当为妇产科之方药书。由此可证，仲景曾参考过当时的妇产科专著。

妇人病三篇的内容，包括妊娠病、产后病、月经病、带下病及妇人杂病，基本上已把妇产科常见病包罗在内，为后世妇产科的发展打下了基础，许多方药为后世医家长期应用并深入研究，具有较好的临床疗效。《金匮要略》实为治妇产科者必读之经典著作。

一、妇人妊娠病脉证并治篇注释

本篇共11条，方10首，内容包括恶阻呕吐的证治，癥瘕与妊娠之鉴别诊断及对癥瘕的治疗，妊娠下血、妊娠腹痛、妊娠小便不利等的辨证施治，把几种妊娠常见病包括在内。

【原文】师曰：妇人得平脉，阴脉小弱，其人渴，不能食，无寒热，名曰妊娠，桂枝汤主之。于法，六十日当有此证，设有医治逆者，却一月加吐、下者，则绝之。

【注释】本节可分为两段，至"桂枝汤主之"为前段；"于法"以下为后段。概述妊娠早期的症状与脉象，及其治法，同时指出误治的结果和处理方法。

"平脉"，指脉象和平而无病象。"阴脉"，王冰等注家多解释为尺脉，不妥。仲景是主张人迎、寸口、趺阳三部诊视脉象的，故《伤寒论·序》云："按寸不及尺，握手不及足，人迎、趺阳，三部不参，动数发息，不满五十，短期未知决诊，九候未曾仿佛。"《素问·阴阳别论》说："脉有阴阳，知阳者知阴，知阴者知阳，……三阳在头，三阴在手，……""谨察阴阳，无与众谋。"又说："所谓阴阳者，至者为阳，去者为阴。"这里所说之阴脉，可能概指手部的寸口脉和脉象之去落动态。《脉经·平妊娠分别男女将产诸证》云："脉平而虚者，乳子法也。"以上可为妇人得平脉和阴脉小弱之注释。

"其人渴"，《金匮心典》云："一作呕"，此说较合实际。其人呕，不能食，无寒热，说明非外感犯胃之作呕，而是妊娠恶阻之现象。桂枝汤乃调营卫、和阴阳之剂，故妊娠恶阻可用之。妊娠两个月一般为恶阻较明显之期，故曰"于法六十日当有此证"。如果不知为妊娠恶阻而误治，损伤正气，而呕泻有加者，则应马上停止这种错误的治疗了。楼全善谓："尝治一二恶阻病吐，前医愈治愈吐，因思仲景绝之之旨，以炒糯米汤代茶，止药月余便安。"对一般的妊娠反应，此法是可行的。因三个月以后，呕吐多会逐渐减轻以至停止。炒糯米汤具有养胃气之功，加入十来个红枣更佳。

"则绝之"，注家有三种解释：一谓应停止药治；一谓对经用吐、下之误治，则应终止妊娠；一谓宜用药治以断其病根。窃以为应区别对待。如一般之妊娠反应，可用第一种说法，如呕吐剧烈不止，气阴两伤，检查尿醋酮阳性，再加以吐下之误治，足以影响正常之妊娠，甚或引致堕胎小产，则一方面宜立即停用误治之法，一方面警惕可致妊娠断绝之意。

桂枝汤方：

桂枝三两（去皮）　芍药三两　甘草三两（炙）　生姜三两　大枣十二枚

上五味，㕮咀，以水七升，微火煮取三升，去滓，适寒温，服已须臾，啜稀粥一升，以助药力。

【方解】徐灵胎云："桂枝汤外证得之为解肌、和营卫，内证得之为化气调阴阳也。"已故名老中医、伤寒金匮专家邓鹤芝谓"桂枝汤为保健增进体质之剂，隔数天服一剂，可增强身体之抗病能力，乃调营卫、和阴阳之功也。"余对于虚人感冒及妊娠反应，用之常有显效。

【原文】妇人宿有癥病，经断未及三月而得漏下不止，胎动在脐上者，为癥痼害。妊娠六月动者，前三月经水利时，胎也。下血者，后断三月衃也，所以血不止者，其癥不去故也。当下其癥，桂枝茯苓丸主之。

【注释】本节主要论述癥病与妊娠之鉴别，并提出癥痼害之证治。

本条可分前后两段，至"癥痼害"属前段，言癥瘕之证候。平素有妇科癥瘕病之患者，多有月经不调。经断两个多月而漏下不止，一般须考虑是否胎漏。但倘属妊娠，那时宫体仍在脐下（妊娠12周，子宫底在耻骨联合上仅可扪及），且未能感到胎动，更不可能动在脐上。今动在脐上，可能为较大的癥瘕阻碍气机，气行不畅而悸动所致，甚或囊肿扭转，并非妊娠之胎动，足资鉴别，故曰为癥痼害。若停经达六个月，在停经前的三个月经水准期正常来潮者，至停经六个月而感到胎动，就应考虑为妊娠胎动。倘若停经后却淋沥下血不止达三个月之久，又宿有癥病，则属于瘀血为患，癥痼害其胎，故应用桂枝茯苓丸以下其癥。

桂枝茯苓丸方：

桂枝　茯苓　牡丹皮（去心）　芍药　桃仁（去皮尖，熬）各等份

上五味，末之，炼蜜和丸，如兔屎大，每日食前服一丸，不知，加至三丸。

【方解】桂枝温通行滞；桃仁、牡丹皮活血去瘀消癥；芍药和阴散结；茯苓，《神农本草经》谓其能散心下结痛、利小便；赤茯苓，《甄权本草》谓能破结气。全方取其缓攻，故用丸剂，服量亦取递增方法，也是渐进之意。

【原文】妇人怀娠六七月，脉弦发热，其胎愈胀，腹痛恶寒者，少腹如扇。所以然者，子脏开故也，当以附子汤温其脏。

【注释】本节言下焦寒冷之妊娠腹痛证治。

"愈胀"，《脉经》作逾腹，较合实际。"如扇"下应有"之状"二字，文义较通。

妊娠六七个月，脉象应该滑而略数按之不绝。弦脉主寒，主痛。但症有发热，这当属微热，乃虚阳上越之征。腹痛恶寒，乃指腹部恶寒，故少腹觉有如扇风之冷感。阳虚内寒，推理为子脏开而不敛之故，因用附子汤以温敛之。附子汤未见，可能是《伤寒论》中之附子汤（附子、人参、茯苓、芍药）。

【原文】师曰：妇人有漏下者；有半产后因续下血都不绝者；有妊娠下血者。假令妊娠腹中痛，为胞阻，胶艾汤主之。

【注释】本节提出三种不同情况之阴道下血，并出具妊娠腹痛下血之方治。

"胞阻"，后世多释作妊娠腹痛，按本节全文之文意及方治，胞阻应为妊娠下血而兼有腹痛，这是胞中气血不和，阻其化育，以致有堕胎或小产之先兆，即后世所言之胎动不安。治宜养血止血缓痛以安胎。

胶艾汤方：

川芎　地黄　阿胶　甘草各二两　艾叶　当归各三两　芍药四两

上七味，以水五升，清酒三升，合煮取三升，去滓，内胶，令消尽，温服一升，日三服，不差，更作。

【方解】胶艾汤一向被视为妇科止血之良方。方中阿胶、艾叶确具止血之作用，芍药、甘草缓急止痛，地黄养血。惟川芎、当归虽有补血之功，但其性辛温，走窜动血，尤其不宜用于体质属阴虚或兼有血热者，否则足以助长其出血，这包括妊娠下血及崩漏等。余于胎动不安之妊娠下血，常用寿胎丸合四君子汤加制首乌，其中重用菟丝子及党参，以收补气固肾安胎之效，较为理想。

【原文】妇人怀娠，腹中㽲痛，当归芍药散主之。

【注释】㽲，《说文》作㽱，古巧切，古音纠，腹中急痛也。妊娠腹痛之机理，主要由于血不流畅，原因可由于内寒、血虚、血滞、湿阻等。本节所言之妊娠腹痛，是由于脾虚湿阻，故用补血健脾去湿之当归芍药散主之。

当归芍药散方：

当归三两　芍药六两　川芎三两　茯苓四两　白术四两　泽泻半斤

上六味，杵为散，取方寸匕，酒和，日三服。

【方解】方中当归、川芎补血行血，使血行畅旺，芍药和血以缓痛，白术、茯苓健脾运湿并能安胎，泽泻清除湿浊。散以散之，并以酒佐药力，使脾得健运，血得流畅，不用止痛药而痛自止。近年有报导用本方以治功能失调性子宫出血及妊娠高血压，并取得满意疗效，可参考。

【原文】妊娠呕吐不止，干姜人参半夏丸主之。

【注释】此为虚寒证妊娠呕吐之方治。与第一条之用桂枝汤者不同，桂枝汤所治者为一般妊娠反应，故曰"其人呕，不能食"。此则指出妊娠呕吐不止，当属妊娠剧吐之类。从药推证，重用温胃益气之品以止呕，应属虚寒证。

干姜人参半夏丸方：

干姜　人参各一两　半夏二两

上三味，末之，以生姜汁糊为丸，如梧子大，饮服十九，日三服。

【方解】本方重用半夏以降逆止呕，干姜温中散寒，并用生姜汁糊丸以加强止呕之功，兼制半夏之毒性，人参益气健胃和中，合奏祛寒健脾，和中止呕之效。后世谓半夏能滑胎，其实半夏经炮制后已制其毒，方中常用法半夏或苏半夏，且常与生姜配伍，用诸临床不会犯胎。干姜人参半夏丸之用丸剂，盖用丸以缓解之也。

妊娠呕吐如非脾胃虚寒者，可选用小半夏加茯苓汤或橘皮竹茹汤。

【原文】妊娠小便难，饮食如故，当归贝母苦参丸主之。

【注释】本条与下条以及本篇最后一条（第11条）均言妊娠小便不利，病情有轻有重，有肿有不肿，有因湿热或气实水肿等。本条为妊娠膀胱湿热，小便不利之证治。饮食如故，说明不影响中上焦肺胃，其小便难只属下焦湿热蕴郁所致。治宜清利小便为主。

有注家认为"小便难"应作"大便难"者，以方药推之，可取信。

当归贝母苦参丸方：

当归　贝母　苦参各四两

上三味，末之，炼蜜丸，如小豆大，饮服三丸，加至十九。

【方解】本方着重以苦参清热逐水以治小便难。苦参味苦性寒，《神农本草经》谓其能"逐水"，治"溺有余沥"。《名医别录》谓其能治"小便黄赤"，故苦参不仅能清热杀虫，且能清热利水也。贝母，《甄权本草》谓其能治"产难及胞衣不出"，故后世"保产无忧散"用之。贝母且能肃降肺气，而肺为水之上源，宣肺则可助以利水。由于妊娠之故，用当归佐以养血益胎。全方炼蜜为丸，从三丸加至十丸，盖所以缓图，不使其过于滑利也。

【原文】妊娠有水气，身重，小便不利，洒淅恶寒，起即头眩，葵子茯苓散主之。

【注释】本条为妊娠水肿实证之治法。身重，小便不利，均为有水气之见证。水渍肌肤，则阳气不能外达，故洒淅恶寒。水气壅阻于内，清阳不升，故起即头眩，治宜利小便以通阳。叶天士谓"通阳不在温，而在利小便"，可为本段之注脚。

葵子茯苓散方：

葵子一斤　茯苓三两

上二味，杵为散，饮服方寸匕，日三服，小便利则愈。

【方解】葵子，性味甘寒滑利，《神农本草经》谓其"治五癃，利小便"，《本草纲目》谓其能"通大便，消水气"，为通利大小便之品，实证之妊娠水肿，使能大小便通利，水气从二便而出，收效颇捷。茯苓健脾渗湿，与葵子一滑一健，既达到利水之功，亦无妨碍胎儿也。

【原文】妇人妊娠，宜常服当归散主之。

【注释】《医宗金鉴》云："妊娠无病，不需服药，若其人瘦而有热，恐耗血伤胎，宜常服此方以安之。"其实，本方亦并非安胎之主方。原文既云"常服"，又曰"主之"，与仲景文例不相类也。方后又云："产后百病悉主之"，乃浮夸之词，似亦非仲景原文。

"宜常服"，应活看。《千金方》妊娠腹中满痛入心不得饮食方（白术六两、黄芩三两、芍药四两，《外台秘要》名为"术汤方"，引自《古今录验》）方后云："微下水，令易生，月饮一剂为善。"此亦常服之意，并非指每天均服也。

当归散方：

当归　黄芩　芍药　川芎各一斤　白术半斤

上五味，杵为散，酒饮服方寸匕，日再服。妊娠常服即易产，胎无苦疾，产后百病悉主之。

【方解】本方是养血清热之剂，大抵血虚偏热而有心腹痛者宜之。服之可防妊娠血虚及缓解心腹痛之证。川芎、当归、芍药养血和血，白术健脾，黄芩清热，酒服以助药力之运行而使心腹痛缓解也。

【原文】妊娠养胎，白术散主之。

【注释】本条与上条均为治妊娠心腹痛之方。上条为偏热者，本条为偏寒者而设。本段虽未明言证候，但从方后加减法可证其为治妊娠心腹冷痛之方也。

白术散方：

白术　川芎　蜀椒（去汗）各三分　牡蛎二分

上四味，杵为散，酒服一钱匕，日三服，夜一服。但苦痛加芍药，心下毒痛倍加川芎；心烦吐痛不能食饮，加细辛一两，半夏大者二十枚，服之后，更以醋浆水服之；若呕，以醋浆水服之，复不解者，小麦汁服之，已后渴者，大麦粥服之。病虽愈，服之勿置。

【方解】白术健脾安胎，川芎辛温活血止痛，蜀椒驱寒止痛。方后补充加减法，以供辨证施治过程中作参考。其中分为苦痛、心下毒痛、心烦吐痛作为诊断用药加减之依据。除酒服之外，并以醋浆水、小麦汁、大麦粥分别调服。说明古人对丸、散等送服法之形式多样，可灵活运用，务以符合病情为宜。

【原文】妇人伤胎怀身，腹满不得小便，从腰以下重，如有水气状。怀身七月，太阴当养不养，此心气实，当刺泻劳宫及关元，小便微利则愈。

【注释】本条见《金匮玉函经·可刺篇》。"伤胎"作"伤寒"，似较合理，伤胎怀身合成一句，殊欠通畅。《医宗金鉴》云："文义未详，此穴刺之落胎，必是错简，不释。"手劳宫为手厥阴心包经之荥穴，关元为任脉穴，一般孕妇禁用，后世徐之才《逐月养胎法》云："妊娠七月，手太阴脉养，不可针刺其经。"其说与本条亦有出入，同意《医宗金鉴》不作强释。

二、妇人产后病脉证治篇注释

本篇共11条，方9首。内容包括产后生理特点及几种常见病、多发病，如产后发热、产后腹痛、产后下痢等的证治。其中特别评述发热和腹痛有多种原因，应分别辨证施治。虽然产后以血虚、寒多、津液耗损为主，但病变有虚有实，不可一概以虚论治。

【原文】问曰：新产妇人有三病：一者病痉，二者病郁冒，三者大便难。何谓也？师曰，新产血虚多汗出，喜中风，故令病痉；亡血复汗，寒多，故令郁冒；亡津液，胃燥，故大便难。

【注释】产后多虚：血虚、气虚、津液虚，这是一般产后的生理病理特点。由于体虚，抗御力差，易感外邪，容易引致疾病。痉、郁冒、大便难是血虚、气虚、津液虚所易招致的疾病。

痉，可包括产后破伤风、产后子痫、产褥感染及血虚筋脉失养所致的抽搐等。郁冒，是概指头目眩冒、胸闷作呕、汗出等证。由于产后亡血阴虚，阴血不能上荣头目，或阴血虚于内，孤阳冒于上，因而头目眩晕。大便难，由于阴液消耗，胃肠干燥，或气虚排便无力而致。三种证候虽各不同，其为亡血伤津气虚则一。

【原文】产妇郁冒，其脉微弱，呕不能食，大便反坚，但头汗出，所以然者，血虚而厥，厥而必冒。冒家欲解，必大汗出。以血虚下厥，孤阳上出，故头汗出。所以产妇喜汗出者，亡阴血虚，阳气独盛，故当汗出，阴阳乃复，大便坚，呕不能食。小柴胡汤主之。

【注释】本条与下条均言产后感受热邪之郁冒证治。但本节中间一大段，即"所以然者……呕不能食"，乃后世注家植入之言，可能系传抄时误作正文并入者。原文"但头汗出"之后，应迳接"小柴胡汤主之"。产后郁冒也应有发热，不言者，省文耳。从下节"病解能食，七八日更发热者"之言可证。"其脉微弱"，微，乃卫外之气虚微。弱，阴血不足故弱。中焦胃气虚，故呕不能食，中虚本多大便溏泄，现因产后津液亡失加以气虚而大便干结，故曰大便反坚。但头汗出，乃阳热上浮，表里不和之象，故用小柴胡汤以和解之。根据个人的经验，对产后一般的感冒发热，以小柴胡汤为主而和解之，多能取效。

小柴胡汤方：

柴胡半斤　黄芩三两　人参三两　半夏半升

炙甘草三两　生姜三两　大枣十二枚

上七味，以水一斗三升，煮取六升，去滓再煎，取三升，温服一升，日三服。

【方解】本方以柴胡为主，故用量最重，柴胡主要为退邪热，《神农本草经》谓其能治"寒热邪气"，《名医别录》谓其能"除伤寒心下烦热"，《大明本草》谓其"主时疾内外热不解"，刘元素谓其去"妇人产前产后诸热"。李时珍谓其治"妇人热入血室，经水不调"。黄芩主天行热疾，与柴胡相配加强清热之功，人参、大枣、炙甘草和中补虚，半夏、生姜止呕，合之为和内解外之剂。

产后感冒，体虚而有外邪，故可用本方以和解之。仲景用小柴胡汤均有发热证，如"伤寒五六日中风，往来寒热，胸胁苦满，默默不欲饮食，心烦喜呕……小柴胡汤主之"。"呕而发热者，小柴胡汤主之"。"伤寒五六日，头痛汗出，微恶寒，手足冷，心下满，口不欲食，大便硬，脉沉细者，此为阳微结，必有表复有里也。……因为半在里半在表也。……可与小柴胡汤"。"伤寒四五日，身热恶风，头项强，胁下满，手足温而渴者，小柴胡汤主之"。"妇人中风，七八日，续得寒热，发作有时，经水适断者，此为热入血室，……小柴胡汤主之"。可见仲景用小柴胡汤都是有发热。足证本节证候当有发热。小柴胡汤为和剂，一般服药后可不经发汗而病解，但亦有药后得微汗而愈者，正如仲景所谓"与小柴胡，上焦得通，津液得下，胃气因和，身濈然汗出而解"。服小柴胡汤后，有时得汗病解，不是由于柴胡汤发汗，而是由于上焦得通，津液得下，胃气因和之故。

【原文】病解能食，七八日更发热者，此为胃实，大承气汤主之。

【注释】本条接上条而言。上条言呕不能食，此条说病解能食，即郁冒呕吐之证经治疗后本已痊愈，但过了七、八日又复发热而且热度更高者，此乃病邪内传入里而为胃实之证。胃实，示有阳明胃家实之候，除发热外，兼有大便坚结，多日不解，舌苔焦黄而干甚或起芒刺等，故须用大承气汤下之。产后本多虚证，但亦会有实证者，应随证治之，不得概用补益也。《景岳全书·妇人规》云："产后气血俱虚，诚多虚证，然有虚者，有不虚者；有全实者。凡此三者，但当随证随人，辨其虚实，以常法治疗，不得执有诚心，概行大补，以致助邪，此辨之不可不真也"。可为本段之注脚。

大承气汤方：

大黄四两（酒洗），厚朴半斤（炙去皮）　枳实五枚　炙芒硝三合

上四味，以水一斗，先煮二物取五升，去滓，内大黄，煮取二升，去滓，内芒硝，更上微火一、二沸，分温再服，得下止服。

【方解】本方为峻下热结之剂，治阳明腑实证。大黄苦寒泄热，荡涤肠胃，芒硝咸寒，软坚润燥，枳实，厚朴苦温行气，破结除满。四味相合，有峻下热结之功，为寒下法之峻剂。产后邪热入里，转成腑实之证，故应急下存津，使邪去则正安也。

【原文】产后腹中疠痛，当归生姜羊肉汤主之。并治腹中寒疝，虚劳不足。

【注释】自此以下四条，均言产后腹痛，一虚寒，一气滞，一瘀阻，一热结，分别论治。

本条言产后里虚血寒，以致腹中疠痛，故用温中散寒补虚。最后两句，可能为注家之语而误抄入原文。

当归生姜羊肉汤方：

当归三两　生姜五两　羊肉一斤

上三味，以水八升，煮取三升，温服七合，日三服。若寒多者，加生姜成一斤；痛多而呕者，加橘皮二两，白术一两。加生姜者亦加水五升，煮取三升二合服之。

【方解】本方温中补血，祛寒止痛。治血虚有寒之腹痛。血虚则经脉失养，寒多则经脉收引，故腹胁疼痛，腹里拘急。由于血分已虚，不宜再服辛热燥烈之药重劫其阴，故以当归为主以补血止痛；配伍生姜，乃取其温中散寒，病属虚证，故以羊肉入药，是以血肉有情之品温中补虚，合用有温中补血，祛寒止痛之效。

【原文】产后腹痛，烦满不得卧，枳实芍药散主之。

【注释】上条言虚寒腹痛，本条言气血壅滞之实痛。虚证不烦不满，实证则烦满不得卧，故用行气导滞以止痛缓痛。

枳实芍药散方：

枳实（烧令黑，勿太过） 芍药等份

上二味，杵为散，服方寸匕，日三服。并主痈脓，以麦粥下之。

【方解】《医宗金鉴》云："气结血凝而痛，故用枳实破气结，芍药调腹痛，枳实炒令黑者；盖因产妇气不实也"。气滞之腹痛，往往痛连大腹，且多大便不畅，枳、芍合用，可作为缓下之通便剂。盖气滞得通，大便自然畅利也。

【原文】师曰：产妇腹痛，法当以枳实芍药散，假令不愈者，此为腹中有干血着脐下，宜下瘀血汤主之。亦主经水不利。

【注释】本条所言，可能为胞衣残留之产后腹痛。一般气滞的腹痛，可用枳实芍药散治之，若服后仍不愈，而且在脐下小腹胞宫部位感到痛不可忍，"着"字，可理解为硬实拒按，或兼恶露淋沥不断等证，这与枳实芍药散之腹痛有别。"干血"，即瘀血。瘀血壅阻，故疼痛较甚。治宜攻下其瘀血。

下瘀血汤方：

大黄二两 桃仁二十枚 䗪虫二十枚（熬，去足）

上三味，末之，炼蜜和为四丸，以酒一升，煎一丸，新血下如豚肝。

【方解】方中䗪虫去瘀，桃仁去瘀止痛，大黄亦取其活血并泻下瘀积，故名下瘀血汤。以酒煎药丸，可助药力，服后下血如豚肝，可证有胎盘残留之可能。

【原文】产后七八日，无太阳证，少腹坚痛，此恶露不尽。不大便，烦躁发热，切脉微实，再倍发热，日晡时烦躁者，不食，食则谵语，至夜即愈，宜大承气汤主之。热在里，结在膀胱也。

【注释】此条之产后腹痛为瘀热在里所致。无太阳证，指无恶寒、脉浮、头项强痛等证，而见下腹硬痛、壮热、烦躁、谵语、恶露不尽、七八日不大便、脉实等证，乃感染邪毒，瘀热内结之征，当属产褥感染。膀胱与子处同在下腹部，《灵枢·五色》篇说："面王以下者，膀胱子处也。""女子在于面王，为膀胱子处之病"。热在里，结在膀胱，可理解为热结子处。《伤寒论》："太阳病不解，热结膀胱，其人如狂，血自下，下者愈，其外不解，尚未可攻之，当先解其外，外解已，但少腹急结者，乃可攻之，宜桃核承气汤。"

《脉经》无"至夜即愈"四字，此句可能是衍文。

【原文】产后风，续之数十日不解，头微痛，恶寒，时时有热，心下闷，干呕汗出，虽久，阳旦证续在耳，可与阳旦汤。

【注释】产后风，指产后外感中风。邪气虽不甚，但由于产后体虚，营卫不和，因而迁延日久，故持续数十日不解，自觉有轻微之头痛，恶寒，时有低热、心闷作呕、汗出等。由于抗病能力差，故缠绵难愈。阳旦汤，即桂枝汤。尤在泾在《伤寒贯注集》云："阳旦，桂枝汤别名。"《外台秘要·卷二·伤寒中风方》引古今录验，则桂枝汤加黄芩名阳旦汤。可能是同名而异方也。阳旦证，亦即桂枝汤证。虚人感冒，可用桂枝汤和营卫以治之。

【原文】产后中风，发热，面正赤，喘而头痛，竹叶汤主之。

【注释】本条既言产后阳气虚微于内，又复感邪于外，故曰中风、发热。阳虚上越，故面正赤，喘而头痛。竹叶汤既解在外之表邪，又温补内部之阳气，乃表里同治之方。

竹叶汤方：

竹叶一把　葛根三两　防风　桔梗　桂枝　人参　甘草各一两

附子一枚炮　大枣十五枚　生姜五两

上十味，以水一斗，煮取二升半，分温三服，温覆使汗出。颈项强，用大附子一枚，破之如豆大，前药扬去沫。呕者加半夏半升洗。

【方解】方中用竹叶、葛根、防风、桔梗、桂枝以清解外表之热，人参、附子、生姜、甘草、大枣以温补体内之虚寒。祛邪与扶正同时并举。按《千金方》方后无"破之如豆大，前药扬去沫"等字。

【原文】妇人乳中虚，烦乱呕逆，安中益气，竹皮大丸主之。

【注释】本条亦言产后体弱而有虚热之证治。本篇为产后病，妇人乳中虚，即产后哺乳期身体虚弱，但内有邪热，故有烦乱、呕逆等证。治法以安中益气为主，佐以清热，竹皮大丸主之。

竹皮大丸方：

生竹茹二分　石膏二分　桂枝一分　甘草七分　白薇一分

上五味，末之，枣肉和丸，弹子大，以饮服一丸，日三、夜二服。有热者倍白薇，烦喘者加柏实一分。

【方解】本方甘草占全方十三分之七，用以安中，并以枣肉和丸，米饮送服，以加强健脾益气之效，故曰安中益气。竹茹、石膏、白薇清热，合占十三分之五，佐以桂枝疏解表邪。本方作大丸，故名竹皮大丸。白薇对产后虚热效果较好，故发热明显者可倍白薇。柏实，即柏子仁，柏实有收敛肺金之效，故烦喘者可加柏实。

【原文】产后下利虚极，白头翁加甘草阿胶汤主之。

【注释】下利虚极，指下痢肛门虚急之极，即里急后重，频频急下，但所下不多，故俗称虚急。此种见证，以血痢为明显，故在白头翁治热痢下重之基础上，加甘草以缓急和中，阿胶益阴止血。故本方亦治肠风痔血。

白头翁加甘草阿胶汤方：

白头翁　甘草　阿胶各二两　秦皮　黄连　柏皮各三两

上六味，以水七升，煮取二升半，内胶，令消尽，分温三服。

【方解】白头翁、秦皮均为治痢疾之良药。现代药理证明白头翁、黄连均能抑制阿米巴原虫，秦皮、黄柏能抑制痢疾杆菌，故白头翁汤为治痢疾之专方。产后体虚，故加阿胶以益阴养血止血，甘草和中缓急。

三、妇人杂病脉证并治篇注释

本篇共22条，方14首。内容包括热入血室、脏躁、月经病、带下病，以及转胞不得溺、腹痛、痰滞、阴寒、阴疮、阴吹等妇科杂病。治疗方法包括内治法及阴道纳药、阴道洗药、肛门纳药等外治法，范围颇广。

【原文】妇人中风，七八日续来寒热，发作有时。经水适断，此为热入血室，其血必结，故使如疟状，发作有时，小柴胡汤主之。

【注释】自此以下四条，均言热入血室之证治。条文并见于《伤寒论》中。血室，有指为胞宫者，有指为冲脉者，有指为肝脏者。余以为指胞宫之说为合。血室，即指蓄溢经血及经血所从出之处，热入血室，可能是子宫感染发炎之证。

月经期间，包括适来、适断之际，此时身体抵抗力较差，情绪又不稳定，容易感受外邪。感邪以后，邪易内传，又易与血分相结，故证候和一般外感见证有异。

妇女外感风邪之后，适在月经期，经水忽然中断，证见寒热如疟状，发作有时，外邪与血分相结，这是子宫感染邪热所致。以小柴胡汤清肝胆而和表里，故能取效。

【原文】妇人伤寒发热，经水适来，昼日明了，暮则谵语，如见鬼状，此为热入血室，治之毋犯胃气及上二焦，必自愈。

【注释】本条重点宜与大承气汤证之谵语相鉴别。承气汤证之谵语为不大便五六日乃至十余日，以内有燥屎之胃家实证为主。此则经水适来，热与血相结于胞宫，故不宜用吐、下之法，故曰"毋犯胃气及上二焦"，俟月经过后，病可自愈。或参照上条用小柴胡汤清解邪热，以和解法治之亦可。

【原文】妇人中风，发热恶寒，经水适来，得之七八日，热除脉迟，身凉和，胸胁满，如结胸状，谵语者，此为热入血室也。当刺期门，随其实而取之。

【注释】本条重点与结胸证相鉴别。结胸证由于表热内掐与胸中之水饮结聚，出现心下痛、按之硬满的证候，故宜用大陷胸（汤或丸），用大黄、芒硝、甘遂、葶苈、杏仁以攻下痰水，或小陷胸汤之黄连、半夏、栝蒌实以清除痰热。此则虽有胸胁满，但不如陷胸证心下痛且按之硬满之甚，轻重不同，原因亦异。一则病位在胸，一则病位在血室，病位不同，病机也异，故不能用攻下法。本证最初虽有发热恶寒；但经过七八日之后，经水亦已净，故病情逐渐缓解，表现为热除脉迟，身凉和，只遗留胸胁满或谵语，故可刺肝经的募穴期门以泄其热，病自可愈。

【原文】阳明病，下血，谵语者，此为热入血室，但头汗出，当刺期门，随其实而泻之，濈然汗出者愈。

【注释】本条亦当有经水适来、适断的情况，因上三条已一再指出，故略去。阳明病，指有胃家实之发热；下血，指阴道下血；谵语，为热入血室，热与血结每有之证候。阳明热盛于上，故但头汗出，刺期门以泻其热，使全身濈然微汗出，热得外泄便愈。

【原文】妇人咽中如有炙脔，半夏厚朴汤主之。

【注释】本条为肝郁、气滞、痰凝之见证，后世称之为"梅核气"，以肝气郁结，肝脉系舌本，故自觉气上逆，如有物梗阻于喉间，吐之不出，吞之不下，可能为西医所称为神经官能症之一种，或称癔病。治宜行气祛痰。

半夏厚朴汤方：

半夏一升　厚朴三两　茯苓四两　生姜五两　苏叶二两

上五味，以水七升，煮取四升，分温四服，日三、夜一服。

【方解】方中半夏祛痰降逆，厚朴、苏叶行气，茯苓健脾渗湿，并有镇静作用，生姜辛散水饮，全方有开结化痰，行气降逆之功。

【原文】妇人脏躁，喜悲伤欲哭，象如神灵所作，数欠伸，甘麦大枣汤主之。

【注释】脏躁，可作子脏之病变影响心神躁动不宁解。因本病每发于妇女，且多在月经前后发病，故曰妇人脏躁。其特点为出现悲伤欲哭的精神神经症状，同时精神不足而数欠伸，故用养心脾之方为治。

甘麦大枣汤方：

甘草三两　小麦一升　大枣十枚

上三味，以水六升，煮取三升，温分三服，亦补脾气。

【方解】本方重用甘草，以其有和中缓急之功，小麦养脾，故方后称亦补脾气。全方着重甘以养之，不宜用刺激之品也。

此症亦可用百合地黄汤再加龙牡，效果尤佳。

【原文】妇人吐涎沫，医反下之，心下即痞，当先治其吐涎沫，小青龙汤主之。涎沫止，乃治痞，泻心汤主之。

【注释】吐涎沫，为上焦有寒饮之象，治应温散其寒水，误下可成痞。证属误治，处理之法，仍宜分先后，须先温散其上焦之寒饮，可用小青龙汤。俟涎沫止，说明寒饮已除，继则纠正误治成痞之证，再用泻心汤以治痞。

小青龙汤方：

麻黄（去节）三两　芍药三两　五味子半升　干姜三两　炙甘草三两

细辛三两　桂枝（去皮）三两　半夏（汤洗）半升

上八味，以水一斗，先煮麻黄，减二升，去上沫，内诸药，煮取三升，去滓，温服一升。

泻心汤方：

大黄二两　黄连　黄芩各一两

上三味，以水三升，煮取一升，顿服之。

【方解】上焦有寒饮，小青龙汤用干姜、桂枝、细辛、麻黄以温降水饮，五味子、炙甘草、芍药以敛肺和中。

本条之泻心汤，《医宗金鉴》及日本牡丹波氏根据《千金方》，均认为当是甘草泻心汤（炙甘草、干姜、半夏、大枣、黄连、黄芩、人参），药证相符，似较合理。

【原文】妇人之病，因虚、积冷、结气，为诸经水断绝，至有历年。血寒积结胞门，寒伤经络，凝坚在上，呕吐涎沫，久成肺痈，形体损分，在中盘结，绕脐寒疝，或两胁疼痛与脏相连，或结热中，痛在关元。脉数无疮，肌若鱼鳞。时着男子，非止女身。在下未多，经候不匀，令阴掣痛，少腹恶寒，或引腰脊，下根气街，气冲急痛，膝胫疼烦，奄忽眩冒，状如厥癫；或有忧惨，悲伤多嗔，此皆带下，非有鬼神。久则羸瘦，脉虚多寒。三十六病，千变万端。审脉阴阳，虚实紧弦，行其针药，治危得安，其虽同病，脉

各异源。子当辨记，勿谓不然。

【注释】本节辞句，与《伤寒论》《金匮要略》其他条文风格不同。尤其是"形体损分"以后文句，更不像仲景笔法。可能为后世注释文字混入。如最后云："子当辨记，勿谓不然"之语，更可证明。各注家对本节的分段和读法，颇有出入。文中有些词句颇为费解，如"在下未多"，有些注家认为"未"字乃"来"字之误，作"带下来多"解。《诸病源候论·带下三十六疾》云："三固者，一者月水闭塞不通，其余二固者，文阙不载，而张仲景所说三十六种疾，皆由子脏冷热劳损而挟带下起于阴内，条目混漫，与诸方不同。"可见巢氏亦认为本条混乱不清也。

关于三十六种病，巢氏云："诸方带下三十六疾者，是十二瘕、九痛、七害、五伤、三固，谓之三十六疾也。十二瘕者，是所下之物，一者如膏；二者如青血；三者如紫汁；四者如赤皮；五者如脓痂；六者如豆汁；七者如葵羹；八者如凝血；九者如清血，血似水；十者如米汁；十一者如月浣；十二者经度不应期也。九痛者，一者阴中痛伤；二者阴中淋痛；三者小便即痛；四者寒冷痛；五者月水来腹痛；六者气满并痛；七者汁出阴中如虫啮痛；八者胁下皮痛；九者腰痛。七害者，一者害食；二者害气；三者害冷；四者害劳；五者害房；六者害妊；七者害睡。五伤者，一者穷孔痛；二者中寒热痛；三者小腹急牢痛；四者藏不仁；五者子门不正引背痛。三固者，一者月水闭塞不通，其余二固者，文阙不载。"可参考。

【原文】妇人年五十所，病下利数十日不止，暮即发热，少腹里急，腹满，手掌烦热，唇口干燥，何也？师曰：此病属带下。何以故？曾经半产，瘀血在少腹不去。何以知之？其证唇口干燥，故知之。当以温经汤主之。

【注释】本条论绝经期之崩漏证治。"病下利数十日不止"，《医宗金鉴》

谓当作"下血"。"利"字可能是传抄之误，此说较为合理。"年五十所"，即五十岁左右之更年期。下血数十日不止，当属崩漏。暮即发热，手掌烦热，唇口干燥，乃属阴血虚使然。少腹里急，腹满，乃瘀在少腹。病属带下，乃妇科病之通称，与下血相符。以唇口干燥为诊断之唯一依据，不够全面，可能其上有缺文。老年崩漏，除瘀阻之外，往往有虚寒，故以活血温补之温经汤为治。但须排除癥瘕之可能。

温经汤方：

吴茱萸三两　当归　川芎　芍药各二两

人参　桂枝　牡丹皮（去心）　生姜　甘草各二两

半夏半升　麦门冬（去心）一升

上十二味，以水一斗煮取三升，分温三服。亦主妇人少腹寒，久不受胎。兼取崩中去血，或月水来过多，及至期不来。

【注释】本方总治妇女虚寒崩漏而兼有瘀滞之方。吴茱萸、桂枝、生姜温经散寒，当归、川芎、芍药和血养血而调经，人参、甘草补气和中，阿胶养血止血，牡丹皮活血调经，麦冬和阴，半夏燥湿，全方有温经补血、益气和中、益阴止血之效，故可为月经病之效方。方后所云，可能为后人植入之词，但可概括其功效。

【原文】带下经水不利，少腹满痛，经一月再见者，土瓜根散主之。

【注释】此节所言之带下，亦妇科病之泛称。"经水不利"，乃月经不调之意，"经一月再见者"，即月经一月两潮，是经水不利的一种表现。本条言瘀阻而致月经先期之证治。瘀血壅滞，故少腹满痛，瘀血内阻，血不归经，则月经频发，故以活血化瘀之法治之。

土瓜根散方：

土瓜根　芍药　桂枝　蟅虫各三分

上四味，杵为散，酒服方寸匕，日三服。

【方解】土瓜，《本草纲目》称为王瓜。李时珍曰："土瓜，其根作土气，其实似瓜也，或云根味如瓜，故名土瓜。王字不知何义。瓜似雹子，熟则赤色，鸦喜食之，故俗名赤雹、老鸦瓜。一叶之下一须，故俚人呼为公公须。"土瓜根味苦气寒，能治瘀血经闭，乳汁不通等。余临证多年未尝使用此药，故无经验。蟅虫活血祛瘀，桂枝、芍药温经和血，散以散之，酒服所以佐药力之温行。

【原文】寸口脉弦而大，弦则为减，大则为芤，芤则为虚，虚寒相搏，此名曰革，妇人则半产漏下，旋覆花汤主之。

【注释】本条同见于"血痹虚劳"篇，"半产漏下"之后有"男子则亡血失精"等字句，但无方治。又重见于"惊悸吐衄"篇，"半产漏下"之后，有"男子则亡血"句，亦无方治。旋覆花汤为"五脏风寒积聚"篇用以治肝着之方，原文云："肝着，其人常欲蹈其胸上，先未苦时，但欲饮热，旋覆花汤主之。"本条方治，乃后人错简于此，不应强释也。

本节阐述芤、革乃虚寒之脉，往往见于亡血失精患者。半产、漏下，乃妇人亡血最常见之原因也。

旋覆花汤方：

旋覆花三两　葱十四茎　新绛少许

上三味，以水三升，煮取一升，顿服之。

【原文】妇人陷经，漏下黑不解，胶姜汤主之。

【注释】陷经，即漏下经久不止。黑不解，血色黯黑不止也。原因为寒邪凝滞使然，治宜温经散寒止血。胶姜汤原书未见，阿胶、炮姜足以赅括方义。有谓即胶艾汤者，不足信。如属同一方，何必另立方名？且胶艾汤并无炮姜。又有谓即胶艾汤加干姜，亦即《千金方》之大胶艾汤，均属臆说。本方必为传抄者漏去。

【原文】妇人少腹满如敦状，小便微难而不渴，生后者，此为水与血俱结在血室也。大黄甘遂汤主之。

【注释】本条应属产后篇而错移于此。乃产后腹痛之一种证治。产后少腹胀满如土敦状，小便微难，不渴，为水液与血结于血室之候，故宜泻瘀逐水为治。

大黄甘遂汤方：

大黄四两　甘遂二两　阿胶二两

上三味，以水三升，煮取一升，顿服之，其血当下。

【方解】方中甘遂逐水，大黄活血泻下而能下瘀血，阿胶入血分而和阴。因产后体虚，故于攻下药中，配入阿胶以和血益阴。

【原文】妇人经水不利下，抵当汤主之。

【注释】经水不利下，包括月经过期不来，或经血排出不畅，或量少而血块多且有腹痛等均是。乃瘀血壅阻不通之故，所以用活血逐瘀泻下之剂以通利之。

抵当汤方：

水蛭三十个　虻虫三十枚（熬，去翅足）　桃仁二十个（去皮尖）

大黄三两（酒浸）

上四味，为末，以水五升，煮枣三升，去滓，温服一升。

【方解】水蛭、虻虫、桃仁均为活血去瘀之品，大黄泻下祛瘀，为去瘀之峻剂。

【原文】妇人经水闭不利，脏坚癖不止，中有干血。下白物，矾石丸主之。

【注释】本条文字前后不相连属。前三句为一段，属瘀阻经闭，当下瘀血汤所主。产后腹痛条云："……此为腹中有干血着脐下，宜下瘀血汤主之，亦主经水不利。"疑与上节有所错简。矾石丸乃治下白物带下病之外治方。

矾石丸方：

矾石三分（烧）　杏仁一分

上二味，末之，炼蜜和丸枣核大，内脏中，剧者再内之。

【方解】烧矾石，即今之枯矾，具有收敛作用，可减少阴道分泌物。杏仁，利用其有油质与炼蜜同作赋形剂。脏，泛指子脏阴道，实即纳入阴道内。汉代妇科外治法已有阴道栓剂纳药，惜此法后因封建礼教所限未能推广及发展。

【原文】妇人六十二种风及腹中气血刺痛，红蓝花酒主之。

【注释】"六十二种风"无可考。腹中气血刺痛，当为气血瘀滞所致。红蓝花，即红花。元坚云："赵氏认为六十二种风尽以一药治之，明其非仲景法。"陆渊雷氏云："自此以下三条，皆以一方统治若干病，而证候不析，疑皆非仲景语也。"然红花酒治妇女气血瘀滞之腹痛，确有良效，其方不可废也，

红蓝花酒方：

红蓝花一两

上一味，以酒一大升，煎减半，顿服一半，未止再服。

【原文】妇人腹中诸疾痛，当归芍药散主之。

【注释】妇科腹痛，一般可用当归芍药散主之，以其能活血健脾去湿缓痛也。

【原文】妇人腹中痛，小建中汤主之。

【注释】"虚劳"篇云："虚劳里急，悸，衄，腹中痛，梦失精，四肢酸疼，手足烦热，咽干口燥，小建中汤主之。"本条只言腹中痛，别无其他辨证资料可供参考，参照"虚劳"篇小建中汤证则知本节之腹痛乃中焦虚损所致，故以

小建中汤温中和营卫以缓其急痛也。

小建中汤方：

桂枝三两（去皮）　炙甘草二两　大枣十二枚

芍药六两　生姜三两　胶饴一升

上六味，以水七升，煮取三升，去滓，内胶饴，更上微火消解，温服一升，日三服。呕家不可用建中，以甜故也。

【方解】小建中汤即桂枝汤倍芍药加饴糖。倍芍所以缓急，饴糖所以建中也。故有温健中焦和营卫而缓和急痛之功。

【原文】问曰：妇人病，饮食如故，烦热不得卧，而反倚息者何也？师曰：此名转胞，不得溺也。以胞系了戾，故致此病，但利小便则愈。宜肾气丸主之。

【注释】本条所言之烦热不得卧，倚息，主要由于不得溺所致，并非肺经之病。因尿液潴留，尿毒上逆，故烦热不得卧而倚息。治宜利小便以解除其病因。这里的"胞"，乃指膀胱，"胞系了戾"，系推想其所以不得溺由于水道不顺畅而致，肾阳不足，膀胱气化无力，则排尿异常。

肾气丸方：

干地黄八两　薯蓣四两　山茱萸四两　泽泻三两

茯苓三两　牡丹皮三两　桂枝　炮附子各一两

上八味，末之，炼蜜和丸梧子大，酒下十五丸，加至二十五丸，日再服。

【方解】肾气丸主要在于温肾化气，能改善肾与膀胱之气化功能，使小便能正常排泄，不利者利，过多者减少。仲景在多个篇章陈述肾气丸之主证：①血痹虚劳篇："虚劳腰痛，少腹拘急，小便不利者。"②痰饮咳嗽病篇："短气有微饮，当从小便去之。"③消渴小便不利淋病篇："消渴，小便反多，饮一斗，小便亦一斗。"④本条之"不得溺"。以上诸证，临床表现虽不同，其原因主要为肾气微弱，失于气化。肾气丸能强化肾气。"膀胱者，州都之官，津液藏焉，气化则能出矣"。证候虽不同，但病机均为肾之气化功能不良，故可异病同治。盖本方所以温化肾水也。

【原文】妇人阴寒，温阴中坐药，蛇床子散主之。

【注释】妇人阴寒，多为肝肾虚寒。肾主生殖，肝脉绕阴器。本病多见于体质虚寒或多产、中年以上之妇女，往往兼有白带增多。治宜温经散寒。"坐药"，谓纳入阴中之药。

蛇床子散方：

蛇床子仁

上一味，末之，以白粉少许和令相得，如枣大，绵裹纳之，自然温。

【方解】蛇床子苦辛温，能温肝肾而助阳，并燥湿杀虫。与矾石散同属阴中纳入之外治药。

【原文】少阴脉滑而数者，阴中即生疮，阴中蚀疮烂者，狼牙汤洗之。

【注释】少阴脉当为足少阴肾经之脉，脉滑而数，为有湿热之象，阴中生疮，为肾经湿热使然，治宜清湿热以驱虫。

狼牙汤方：

狼牙三两

上一味，以水四升，煮取半升，以绵缠箸如茧，浸汤沥阴中，日四遍。

【方解】狼牙，《神农本草经》谓其"能治邪气、热气、疥疮、恶疮、疡痔，去白虫"，是一种苦寒清热杀虫药。《本草纲目》将狼牙与狼毒分别记载颇详，二者不能相混。但狼牙后世少用，1977年版《中药大辞典》不载。有谓狼牙即仙鹤草之嫩根芽，查《中药大辞典》仙鹤草条，确有狼牙草之异名（辽宁）。仙鹤草之植物形态与《本草纲目》所描述之狼牙草颇为相似，但性味主治不同，二者是否同一物，尚未可定论。据现代药理分析，仙鹤草具有抗菌及抗寄生虫作用。用仙鹤草嫩茎之浓煎剂抹洗阴道，对阴道滴虫病亦有良好效果（见1972年第1期《中草药通讯》）。可供参考。

狼牙汤为最早用药物洗阴道之外治方，开后世妇科冲洗法之先河。

【原文】胃气下泄，阴吹而正喧，此谷气之实也，膏发煎导之。

【注释】阴吹，往往与带下病并见，因阴道分泌物增多则容易产生气体也。当气体排出而有响声，故名。胃气下泄，可理解为浊气下泄。本病与饮食习惯、卫生条件有一定关系。又阴道直肠有小瘘管者，或排便不畅者，亦易发生本证，故曰谷气之实也。

猪膏发煎方：

猪膏半斤　乱发如鸡子大三枚

上二味，和膏中煎之，发消药成。

【方解】猪膏发煎原为《黄疸篇》治"诸黄"之方，乃用以内服者，此条则曰"导之"，乃属外用药，如蜜煎导等之纳谷道中者然。因此，注家认为本方证治不相属，疑莫能明。

（见《罗元恺论论医集》）

第六节 陈自明《妇人大全良方》的成就和贡献

陈自明，字良甫，宋代江西省临川县人，生于公元1190年，卒于公元1270年。家中三世业医，收藏历代医书甚多，并保存了不少祖传经验方，为他钻研医学提供了良好的条件。他曾在建康府明道书院当过"医谕"（相当于医学教授），在博览群书中，发现古代在妇产科和外科方面的专著太少，且多略而不详，既不够系统，也不够全面，所谓"纲领散漫而无统"，因而决定从事这两方面的著述，终于写成《妇人大全良方》和《外科精要》，其中以前者对后世影响较大，本篇仅就其妇产科方面加以阐述。

陈自明搜集了宋代以前有关妇产科的著述三十多种，结合他自己的经验和祖传有效方，经过整理，于公元1237年（宋·嘉熙元年）著成《妇人大全良方》二十四卷，对妇产科学术作了较系统的总结并具有承先启后的作用，为后世妇产科学奠下了基础。明代薛立斋特加以校注补充，称为《校注妇人良方》。

《妇人大全良方》共分为九门，每门列有若干证，有论有方，并附治验，体例较为完整。

调经门二十论包括月经生理、月经不调、经闭、痛经、月经过多、带下等。

众疾门九十一论包括外阴炎、阴痒、阴道炎、子宫脱垂、膀胱阴道瘘、子宫和卵巢肿瘤、结核，以及由于月经、孕、产而引致的疾病或因其他全身性疾病所引起的妇产科病等。

胎教门八论、候胎门六论包括脉象、饮食宜忌、妊娠药禁等。

妊娠疾病门五十论包括妊娠呕吐、妊娠水肿、先兆子痫、葡萄胎、先兆流产、不可避免流产、习惯性流产、早产、妊娠期泌尿系疾病、合并心脏病和感染其他疾病、绝育、避孕等。

产难门七论包括横产（横位）、倒产（足先露）、偏产（额先露）、碍产（滞产）、坐产（臀先露），盘肠产（包括脐带绕颈等）、临产时胎死腹中等。

产后门七十一论包括产后护理、胎盘不下、产后大出血、产后休克、产后破伤风、恶露不绝、产褥感染、产后便秘、产后尿潴留、尿瘘、乳汁异常等。

疮疡门十四论包括产后痛风、外阴疾病、乳痈、乳癌等。全书对妇科和产科两方面，同样重视，因宋代的医事制度，妇产科已明确分立为一门专科了。

其余尚有求嗣门十论、坐月门十一论等。

一、关于气血、脏腑与妇产科关系的论述

《妇人大全良方》论述月经的生理，是根据《黄帝内经》关于肾气盛，天癸至，任脉通，太冲脉盛，则月事以时下的机理来阐述的。他说："天，谓天真之气，癸，谓壬癸之水。天癸者，物之自然。"认为天癸是天真之气所产生的水液物质。妇女的月经和妊娠，除与肾和天癸、冲脉、任脉有直接关系外，与人体的气血具有密切的关系。他指出："夫人之生，以气血为本，人之病，未有不先伤其气血者。"又说："气血者，人之神也。妇女以血为根本"，如能认真对待，注意调护，则"血气宜行，其神自清，月水如期，血凝成孕。"血气是人体生理功能的一种重要物质基础，如血气和调，则抗御力强，虽受外因侵袭，也不为病。否则病邪乘虚而入，诸证丛生。他引用《博济方论》说："夫人将摄顺理，则气血和调，六淫不能为害。若劳伤血气，则风冷乘之。"又如他论月经不利："妇人月水不利者，由劳伤气血，体虚而风寒客于胞内，伤于冲任之脉故也。"又论月水不断："妇人月水不断，淋沥腹痛，或因劳损气血而伤冲任，或因经行而合阴阳，以致外邪客于胞内，滞于血海故也。但调养元气，而病邪自愈；若攻

其邪，则元气反伤矣。"以上类似的论述，在《妇人大全良方》中还有很多。其中提出了以下几个论点，值得参考。

（1）根据《黄帝内经》"邪之所凑，其气必虚"和"正气存内，邪不可干"的论点，论证妇产科疾病之发病与否，关键在于脏腑气血的是否正常，外邪只是致病的一种条件。

（2）劳损气血还要伤及冲任，外邪入侵则要客于胞内，才会发生妇产科疾病，而经行时合阴阳等往往成为外邪客于胞内的途径。因"妇人冲任二脉，为经脉之海，外循经络，内荣脏腑，如阴阳和平，则经下依时。若劳伤不能约制，则忽然暴下。"又说："妇人病有三十六种，皆由冲任劳损而致。"这是病机上与内科不同的特点。

（3）治法上多着重扶正以祛邪。

这些论点，说明陈氏对妇产科疾病及其治法的认识，是充分掌握其特点和要点的。

气血来源于脏腑。经、孕的正常，主要在于肾气的盛实，但与肝、脾也有很大的关系。肝藏血，脾统血，并为后天气血生化之源。因此，《妇人大全良方》很重视肾、肝、脾与妇产科疾病的关系。如《血枯方论》说："病名曰血枯，此年少时因大脱血，或醉而入房，亏损肾肝。盖肝藏血，受天一之气以为滋荣。若脱血失精，肝气已伤，肝血枯涸不荣而胸胁满，妨于食，则肝病传脾……"如果妇女月水不通由于"伤损肝脾，但滋其化源，其经自通。"至于妇科兼夹其他疾病，往往亦与此三经有关。例如《妇人风邪脚气方论》云："妇人脚气，乃肝脾肾三经或胞络气虚，为风毒所搏而患。盖胞络属肾，主于腰脚……或产后，或行经，风毒相搏。"陈氏特别重视肾、肝、脾与妇产科的关系，这是通过临床实践和深入钻研得来的认识，现在看来，还是很正确的。

脏腑气血可以受到精神因素的影响。《妇人大全良方》指出："积想在心，思虑过度，多致劳损。"精神因素导致的疾病，首先要从思想上解决问题，药物才会起到相应的作用。因此，他指出："自能改易心志，用药扶持，庶可保生。"

总之，对于妇产科疾病，陈氏认为必须重视脏腑、气血、冲脉、任脉及精神等内在因素，才是掌握病机的关键。

二、对妇产科疾病诊疗上的见解

四诊合参、辨证施治，这是祖国医学各科诊治方法的精髓，妇产科亦不例外。所以陈氏引用《产宝方论》说："古人治妇人别著方论者，以其胎妊生产崩漏之异。况郁思倍于男子（按：此与中国历史上封建社会女性地位低下有一定关系），若不审虚实而治之，多致夭枉。"审虚实，主要是靠望、闻、问、切四诊。但在封建社会所谓男女授受不亲的旧礼教桎梏下，男医生要对妇女作详细的四诊是有困难的。《妇人大全良方》指出："今富贵之家，身处帷幔，出手诊候，不能尽望、闻、问、切之情，卒尔投药，乌可尽其术耶？况医者质问谆谆，病家遂谓业术不精而不信，岂能使药之奏效耶？"这是直接对封建社会的控诉。祖国医学有"异病同治，同病异治"的相反相成具有辩证思想的治疗原则。因此，同一机理的多种疾病可用同一方药治疗，但同一种疾病由于体质的不同和早期、后期以及寒、热、虚、实的差异，其治法和处方用药也有所不同。《妇人大全良方》中曾提出过使用通用方。由于妇人以血为主，故《通用方论》中以四物汤加减为妇产科的通用方。它说："夫通用方者，盖产前产后皆可用也，或一方治诸症，不可入于专门，当变通而施治，乌可泥也？"认为以四物汤为主加减运用，可"治血虚月经不调、腰腹作痛、崩中漏下、半产、产后、恶露内停或出血过多而痛"等。这是后世有多种四物汤的依据。陈氏处方用药，师古而不泥古。如温经汤与张仲景的相同，也是用以治寒气客于血室，但药物组成却不尽同（陈氏的温经汤为：当归、川芎、芍药、人参、牡丹皮、甘草、桂心、莪术、牛膝）。陈氏认为医生必须系统地掌握理、法、方、药，以理论指导临床时的处方用药，如一方不效，则要另换他方。如无成方可据，或逢药物不全，则应在理论指导下以平脉辨证，据证立法，依法制方，随证选用药物。这样，在任何情况下，都可作出正确的处理。所以他说："世无难治之病，有不善治之医，药无难代之品，有不善代之人。"如非深求博览，曷克臻此？

《妇人大全良方》对于妊娠疾病，论列较详。认为不少全身性的流行病和传染病，如伤寒、时气、疟疾、霍乱及其他发高热的热性病，若妊娠期合并感染，均足以导致流产。说明他通过深入的临床观察，总结了经验，对此深有体会。又如认为分娩之难易，主要在于气血是否充盛和调，因为"妇人以血为主，惟气顺则血和，胎安则产顺。"妊娠以后，应参加适当的劳动，才有利于分娩。指出"今富贵之家，过于安逸，以致气滞而胎不转动，或为交合……皆致产难。"主张产后安静休息一段时期，使产伤逐渐恢复。"须气血平缓，方可治事。""产后将息如法，脏腑调和，庶无疾苦。"他提倡晚婚和反对孕产过多。"男虽十六而精通，必三十而娶；女虽十四而天癸至，必二十而嫁，皆欲阴阳完实，然后交而孕，孕而育，育而子坚壮强寿。""虚人产众，则血枯杀人。"为了减少生育，故录有《断产方论》说："然妇人有临产艰难；或生育不已，而欲断之，故录验方，以备所用。"对于寻找避孕、绝育方药，我国自《山海经》《备急千金要方》以降，都已经注意到的了。

关于抽搐的辨证，《妇人大全良方·妇人筋脉瘛疭方论》说，"凡癫痫、风痉、破伤风三症，皆能瘛疭，但癫痫则仆地不省，风痉瘛疭则角弓反张，破伤风瘛疭则有疮口。"认识到破伤风的感染途径是有过破伤的创口。在七百多年前能够有这样明确认识和鉴别诊断，是难能可贵的。

陈氏除妇产科外，兼长于外科，除另有专著外，在《妇人大全良方》第二十四卷列有"疮疡门"，因有些皮肤疮疡之病是和妇人的胎产、行经、精神因素等有关，必须"审本症，察兼症……若患者忽略，治者不察，概内用清热消毒之药，外用追蚀线结之法，反为败症。"主张从脏腑、经络、气血来调治，"慎不可专治其外，致伤气血也。"生活上则要"节饮食、慎起居、戒七情"来加以配合。他描写一些妇女特有的外科病是比较详尽的。如《妇人瘰疬方论》云："妇人瘰疬，一名便痈，一名便毒，俗名瘩子。或因肝经湿热下注，或郁怒伤损肝脾。其外症或两拗小腹肿痛，或玉门燉肿作痛，或寒热往来，憎寒壮热，其内症小便涩滞，或腹内急痛，或小腹痞闷，或上攻两胁，或晡热重坠。若两拗小腹肿痛，肝经湿热壅滞也，用龙胆泻肝汤，玉门肿胀，肝火血虚也，用加味逍遥散（按：即丹栀逍遥散）及龙胆泻肝汤加木香。"这些描述，与现代医学的前庭大腺炎颇相似。所谓便痈、便毒，是指小便处的痈毒。又如对乳痈、乳癌的鉴别诊断非常明确（关于《乳痈乳癌方论》的引文，已见前面中国妇产科学术发展概况，不赘）。

三、批判地继承

陈自明在公元十三世纪期间，结合他自己的经验来总结我国科学的成就，写成这本《妇人大全良方》，范围既广，内容丰富，有论有方，辨证明确，成为当时较有系统的妇产科第一本专书，而且把前人一些论著的内容和方药保留下来，贡献甚大，在妇产科方面是遥遥领先的。但是中国的文化遗产，由于受到封建社会的影响，必须用一分为二的观点来对待。本书固然有很多精华，但亦掺杂了一些糟粕，其中如唯心的、迷信的东西，应当批判和扬弃。此类内容以求嗣门、胎教门、候胎门、坐月门等为多。如求嗣门有谓"夫无子者，其因有三：①坟墓风水不利。②夫妇年命相尅。③夫妇疾病。"前二者纯粹是封建迷信的说法。又如记录"窦禹钧夜梦其亡祖父谓之曰：汝缘无子，又且不寿，宜修善行。自是佩服乃训。复梦祖父谓曰：汝名挂天曹，以有阴德，特延算三纪，勒锡五子，悉皆荣显"云云。这些记录，全盘继承了封建唯心迷信的衣钵。又如《胎教门》记有胎化之法，如《转女为男法》"一妇人怀娠未满三月，男女未定，形象未成，故药饵方术，可以转令生男者，理或有之。其法以斧置妊娠床下，系刃向下，勿令人知，恐勿信，试令鸡抱卵时，依此置窠下，一窠尽出雄者。……又妊娠才满三月，要男者以雄黄半两，衣中带之，要女者，以雌黄带之，以上诸法，试之良有验也"云云。这都是一种主观唯心、随意臆测的无稽之谈。又如《候胎门·胎杀避忌产前将护法》，《食忌论》中记有什么"食羊肝令子生多厄，食兔肉令子唇缺，食螃蟹令子横生……"等等。《坐月门》的逐月安产藏衣忌向方位，推妇人行年法、禁草法、禁水法、催生灵符等，都是迷信之说。《妇人大全良方》这些说法，主要是受当时盛行的祝由科影响。这些内容，到了明、清时代的妇产科书已把它扬弃。今天我们还要进一步去粗取精，去伪存真，才能更好地继承和发扬。

（见《罗元恺医著选》）

第七节　张景岳的学术思想及其对妇科的论点

明代著名医家张介宾，字会卿，号景岳，别号通一子。约生于明朝嘉靖四十年，卒于崇祯十二年（公元1561-1639），享年78岁。祖籍山阴（今浙江省绍兴）。早年曾游于现今东北、朝鲜、华北、山东等地。他博学多才，不重科举而喜欢研习医学、兵法、天文、地理、音律、术数、哲理等。对于诗、书、易、礼、春秋及诸子百家，无不阅览，尤其对于《易经》的哲理研究较深。早年曾在京师随当时的名医金英（字梦石）学习，尽得其传。并"从其尊人寿峰公之教，得观《黄帝内经》"。中年以后，专研医药。他一生治学严谨，勤于著述，不断实践，勇于创新，是一位著名的医学家，时人称之为当今之仲景。

景岳坚持撰著四十多年，编有《类经》三十二卷，《类经图翼》十五卷（含《类经附翼》四卷），共数十万言。晚年更结合一生的临床经验写成《景岳全书》六十四卷，凡一百多万言。内容从中医基本理论、中药、方剂、诊断、内科（包括伤寒、杂病）、外科、妇科、儿科等，无不包罗。在继承前人理论与经验的基础上，张景岳发挥了自己的见解，并创制了不少新方。此外，还著有《质疑录》一卷（载于《医林指月》），对前人的某些见解加以评议，亦对自己早期的言论加以修订。总观景岳的论著，不仅博收广采，善于继承，并经过一番研究整理工夫，加以总结，使中医理论更加系统化。如《类经》是采取"从类分门"之法，把《灵枢》《素问》综合整理，达到"条理分，纲目举，晦者明，隐者见"的境地，以便于后人的学习和检索。又如《景岳全书·传忠录》有辨寒、热、虚、实、表、里、阴、阳等篇，这是中医八纲辨证的章本。他在各种著述中不断提出自己的见解和经验，丰富了中医学术内容。与那些只汇集前人之说而成书，毫无定见者大不相同。虽其中有些见解不免有所偏颇，如说"实而误补，不过增病，病增者可解，虚而误攻，必先脱元，元脱者无治矣。"有时也掺杂一些形而上学观点于其间。如说"象数未形而理已具。""未有天地之先，毕竟先有此理"（《类经图翼·运气》）等。但从总的来说，瑕不掩瑜，张景岳仍不失为一位既有理论又有临床经验，既有继承又有发扬的医学名家。对后世影响颇大，功不可没。

一、景岳的学术思想

景岳对于《黄帝内经》的研究，造诣颇深。其学术思想主要源于《灵枢》《素问》。他将《灵枢》《素问》条文顺序打乱，采取以类相从之法，编注成《类经》及《类经图翼》《类经附翼》。他特别重视《黄帝内经》之阴阳学说，"阴阳者，天地之道也，万物之纲纪，变化之父母，生杀之本始，神明之府也。"阴阳学说是自然哲学的理论基础。张氏在《类经·阴阳类》的条文注释说："阴阳者，一分为二也。"这种认识具有辩证法之科学内容。又在《类经附翼·大宝论》中说；"命之所系，惟阴与阳，不识阴阳，焉知医理？"说明阴阳学说在中医学上的重要性。《景岳全书·阴阳篇》更明确指出："凡诊病施治，必须先审阴阳，乃为医道之纲领，阴阳无误，治焉有差？医道虽繁，而可以一言以蔽之者，曰：阴阳而已。"他根据《易经》阴阳互根之理，认为阴与阳既不可须臾离，更不能相失，而是有互相滋生的作用，亦即《黄帝内经》谓"阴平阳秘，精神乃治，精神离决，精气乃绝"之义。故他提出"善补阳者，必于阴中求阳，则阳得阴助而生化无穷；善补阴者，必于阳中求阴，则阴得阳升，而泉源不竭。"（见《景岳全书·新方八略·补略》。以下所引均出自《景岳全书》，不再复出书名）这是对人体阴阳二气互相依存、互相滋生和互相调节的认识，并运用它以指导治疗和用药的原则。他认为人体的真阴真阳，只患其不足，不患其有余，这是张氏比较重视滋补的理论基础。五脏之中，则较重肾、脾，认为肾主先天的真阴真阳，脾主后天水谷之精气，均为人身之本。先天后天相互支持与协调，以维持精神体质之盛壮。故治法较着重于调补肾、脾。

景岳对于金元四大家之学术观点，既吸收其所长，又不完全苟同，而独树一帜。如对刘完素（河间）提出的"六气皆从火化"而主张苦寒泻火之说，认为不大符合辨证施治原则。因疾病有寒、热、虚、实，治法有温、清、补、泻，若概用或过用苦寒，足以耗损真气，邪虽去而正已虚，或邪未去而正已衰，则贻害无穷。对于张子和把疾病概视为邪气为害，而泛用汗、吐、下三法以驱邪，景岳更持异议，认为不少疾病是因身体虚损而致者，如非有外邪或纯实之证，则汗、吐、下之法足以大伤气、阴，不宜妄用。对于李东垣着重调理脾胃立论，主张升阳益胃，则比较尊崇。但对其"火与元气不两立"之说，及其用药过于轻微，也提出了异议。其分歧点主要对"火"字的含义及所指的内容，认识各有不同。东垣所指的是火邪，景岳所理解的是真火，亦即真阳。由于对字义的理解不同，以致互相径庭，这种争议本来是不必要的。对于朱丹溪所言之"阳常有余，阴常不足"之说，景岳最初颇为信服，继则疑信参半，经过临床验证之后，终则大加反对。认为阳既非有余，阴亦常感不足。指出真阴真阳在人体作用之重要性，应善于补阴扶阳，以增强人体正常之物质与功能，体质才能盛壮。如在《景岳全书·辨丹溪》中说："人得天地之气以有生，而有生之气即阳气也，无阳则无生矣。"并引用《素问·生气通天论》谓"阳气者，若天与日，失其所则折寿而不彰，故天运当以日光明"之言为据。又于《类经附翼·大宝论》中指出："天之大宝，只此一丸红日，人之大宝，只此一息真阳"，以反驳丹溪"阳常有余"之说，并批评其以黄柏、知母作为养阴药之不当。景岳比较重视滋阴与补阳，因取钱仲阳之地黄丸和张仲景之肾气丸为基础，化裁出左归、右归之剂（包括左归饮、丸，右归饮、丸等一系列滋阴补阳之方药），作为滋养真阴及温补真阳之剂。一方面壮水之主以制阳光；一方面益火之源以消阴翳，分别调补阴阳，这是他善于学古而不泥古并加以创新的一种表现。他把自制的药方186首，分为补、和、攻、散、热、寒、固、因等八类，称为"新方八阵"；同时收集古方2 275首，按其性能同样分为上述八类，称为"古方八阵"。张氏的学识是多方面的，从哲学、天文、地理、音律、兵法等都有研究。他认为用药如用兵，将方药分别称为阵，具有战阵之意。景岳学古而不泥古，即使是张仲景的著述，也是如此。如在《伤寒典》中说："凡用药处方，最宜通变，不可执滞。……但使学者能会仲景之意，则亦今之仲景也，又何必以仲景之方为拘泥哉？"《新方八阵》中的药方，不少是根据临床实践从古方加减化裁而成的。例如左归饮，是从地黄丸以枸杞、炙甘草易牡丹皮、泽泻而成。这些例子很多，于此可见其治学求实与创新的精神。这种方法与态度，是值得我们学习的。

　　景岳治病，多重补益。药物中尤推崇人参与熟地黄。在《本草正》中说："人参有健运之功，熟地禀静顺之德，一阴一阳，相为表里，一形一气，互主生成，性味中和，无踰于此。"认为两者是扶阳滋阴的理想药物。他之所以着重温补肾、脾，可能与其所接触之人多属阴阳亏损者有关。张氏出身于官宦世家，所交游者亦多豪门巨贾，这些阶层之人穷奢极欲，疾病往往由精气不足所引起。饮食无度则伤脾，性欲不节则伤肾。加以当时社会动乱，生活不定，一般民众的身体亦容易耗损虚衰。景岳学术思想之形成，与其所处之特定环境有密切的联系。医者所面对的是病人和证候，应该通过四诊以辨别寒热虚实而加以重治，这点景岳是比较明确并极为强调的。《传忠录·脏象别论》指出："人之气质有常变，医之治病有常变，欲知常变，非明四诊之全者不可也。"又在《论治篇》说："凡看病施治，贵乎精一。盖天下之病，变态虽多，其本则一。天下之方，治法虽多，对证则一。故凡治病之道，必确知为寒，则竟散其寒；确知为热，则竟清其热。一拔其本，诸证尽除矣。"在其《新方八阵》中，既有热阵，也有寒阵。既有补阵，也有攻阵。既有固阵，也有散阵。可见张氏并非不问寒、热、虚、实而概用温补的。虽然他不免有所偏，如说"凡临证治病，不论其有虚证、无虚证，但无实证可据而为病者，便当兼补，以调营卫精血之气，亦不必论其有火证、无火证，但无热证可据而为病者，便当兼温，以培命门脾胃之气"等过激之言（见《论治篇》）。但仅以此而否定其辨证施治之原则，那就不够公平了。

景岳处方用药，反对杂乱，力主精专。他批评当时的一些医者说："凡遇一证，便若观海望洋，茫无定见，则势有不得不为杂乱，而用广络原野之术。盖其意谓虚而补之，则恐补之为害，而复制之以消；意谓实而消之，则恐消之为害，而复制之以补。其有最可晒者，则每以不寒不热、兼补兼泻之剂，确然投之，极称稳当。此何以补其偏而救其弊乎？"（见《论治篇》）这种批评是很中肯的。因为疾病的机理，主要是邪正的偏盛偏虚。医者之用药治病，就是要补偏救弊。邪盛者攻之、清之、泻之、散之，正气虚者补之、固之、养之。疾病虽会有虚实夹杂，但必有主次之分。医者经过诊视之后应有定见，才能治得其当。故张氏指出："与其制补以消，孰若少用纯补而渐进之为愈也，与其制攻以补，孰若微用纯攻自一而再之为愈也？"（见《论治篇》）审察病情之后，如已掌握其要领，则应大胆用药，以求直达病所。故他说："用药本贵精专，尤宜勇敢。……新暴之病，虚实既得其真，即当以峻剂直攻其本。……真见里实，则以凉膈、承气，真见里虚，则以理中、十全；……表实则麻黄、柴、桂之类。但用一味为君，二、三味为佐使，大剂进之。……必赖其力而料无害者，即放胆用之。性缓者（指药物性能，下同）可用数两，性急者亦可用数钱，若三、五、七分之说，亦不过点名具数，儿戏而已。"当然，这是指一般药物而言，至于有剧毒或量少而效宏之品，如麝香、蟾酥、巴豆之类，则不当重用也。总之，用药应视病情之需要，应重则重，该轻则轻，贵在医者临证时之权衡耳。

二、景岳对妇科的论点

《妇人规》二卷，是景岳关于妇科的专著，内容较为完备。既有理论，又分门别类，有方药治疗，既引用各家之说，又提出了自己的见解。在当时来说，是既有继承又有发展，且较有系统的妇科专篇。从理论体系来说，与他整个学术思想是一致的。他认为女子属阴，妇女以血为主，而血也属阴。其生理特点虽有经、带、胎、产，但以月经为重点。因月经之调与不调，可反映出身体健康之情况，故妇女首重调经。在《妇人规·经脉诸脏病因》说："女子以血为主，血旺则经调而子嗣。……故治妇人之病，当以经血为先。"然月经之来潮，与脏腑经络的物质功能有密切关系。《素问·上古天真论》指出："女子七岁，肾气盛，齿更发长，二七而天癸至，任脉通，太冲脉盛，月事以时下，故有子，三七肾气平均，故真牙生而长极……七七任脉虚，太冲脉衰少，天癸竭，地道不通，故形坏而无子也。"天癸是什么？张氏解释说："天癸者，言后天之阴气，阴气足而月事通。"（见《经脉之本》）又《传忠录·阴阳篇》说："元阴者，即无形之水，以长以立，天癸是也，强弱系之，故亦曰元精。"他认为天癸是人体经过后天水谷之精气逐渐滋养而产生的一种微量体液（无形之水，是肉眼看不见者），它与血液、唾液、泪液、汗液、精液等肉眼能看得见者不同。惟天癸这种"无形之水"对人体作用很大，与身体之发育成长和强弱，具有密切的关系。而对月经之来潮与否更有直接的作用。天癸至则月经来潮；天癸竭则月经断绝。它又直接受到肾气的控制，肾气盛则天癸至；肾气衰则天癸竭。故"调经之要，贵在补脾胃以资血之源，养肾气以安血之室"（见《妇人规·经不调》）。因为不论七情、六淫、饮食等病因，虽可起于心、肺、肝、脾，但"及其甚也，则四脏相移，必归脾肾"。（见《妇人规·经脉诸脏病因》）且妇科疾病，"虚者极多，实者极少。"（见《妇人规·经不调》）故妇科治法多用补肾健脾，而肾、脾之中，尤以肾为根本。所谓"阳邪之至，害必归阴；五脏之伤，穷必及肾，此源流之必然，即治疗之要着。"（见《经脉诸脏病因》）这些论点，与景岳整个学术思想是一致的。

诊视月经病，除脉证以外，张氏特别提出辨经色以分寒、热、虚、实，这对临床诊断具有较大的参考价值。此外，他对妇产科疾病的诊疗更指出要随证、随人来分别处理，决不能执成不变。如在《妇人规·安胎》中指出，胎气有寒而不安者，有热而不安者，有虚而不安者，有实而不安者，治法用药则"宜凉则凉，宜补则补，惟以安之、固之为主。"（见《妊娠卒下血》）又说："盖胎气不安，必有所因，或虚或实，或寒或热，皆能为胎气之病，去其所病，便是安胎之法。故安胎之方不可执，亦不可泥其月数，但当随证随经，因其病而药之，乃为至善。若谓白术、黄芩乃安胎之圣药，执而用之，鲜有不误矣。"（见《安胎》）景岳对各种病都强调辨证施治，反对固执不变，虽说他是温补派，但他却批评丹溪提出"产后无得令虚，当大补气血为先，虽有杂证，以末治之"的说法。指出："凡产后气血俱去，诚多虚证。然有虚者，有不虚者，有全实者。凡此三者，但当随证随人，辨其虚实，以常法治疗，不得执有成心，概行大补，以致助邪。"其实，如产褥感染之症，多属邪实正虚，按标本缓急之原则，应急行清热解毒活血去瘀以祛邪，决不能因其产后而大补以滞邪。俟邪去然后才可以拟补。病情不同，有是证则用是药，所谓有病则病当之也。

《妇人规》并提出不宜早婚，以免过早斫丧肾精，影响身体。对孕妇则力主节欲，以防暗产或流产，但孕后又不宜过于安逸，应有适当的活动，使气血流畅，有利分娩。

《景岳全书》中另有《妇人规古方》一卷，收集妇人常用方186首，以供参考备用。卷中收集有钱氏生化汤，此方虽比《傅青主女科》之生化汤多了一味熟地黄，可见生化汤早有流传，傅氏只是于古方减去熟地黄而已，并非创始于傅青主也。

对景岳之重视温补，后世毁誉参半。但他著述丰富，且多有创见，大大丰富了中医学之内容，尤其是在医学理论方面，多所发扬，不失为历史上的医学名家。妇科方面虽只有两卷，但扼要而有系统，立论允当，切合实际，对于临床实用，足资参考。

（见《罗元恺论医集》）

第八节　对中医妇科代表古籍的评介

一、《傅青主女科》评议

关于《傅青主女科》（后文简称《女科》）是傅山所著，还是后人伪托，争论甚多。否定之者，其理有二：一谓其内容与陈士铎之《辨证录》基本相同；二谓其"文理粗鄙，玷辱青主，乃女科书之最下者。"（见陆以湉《冷庐医话》引王孟英语）。近期从山西省发现了《傅山医学手稿》，从书法、文字等查对，证明《女科》确为傅氏手著，并从年代参证，《辨证录》成书于傅氏逝世之后5年，说明陈氏乃抄袭傅氏遗著稍加修改而成。第一问题已获得解决，至于文理是否粗鄙？粗鄙何在？还是值得研究。王孟英只概括以"粗鄙"二字指责，未有指出粗鄙在哪里。傅山是明末清初一代文豪，人品高尚，诗、文、字、画、医学等均造诣很深，他与当时之大儒顾炎武友善，顾颇推崇傅氏，曾赞云："肃然物外，自得天机，吾不如傅青主。"更给予评价说："苍龙日暮还行雨，老树春深更着花。"傅山有诗、书、画三绝之称，他的书法苍劲有力，字如其人，但有"字不如诗，诗不如画，画不如医，医不如人"的评说。顾炎武在序中曾说："予友傅青主先生，手著《女科》一卷，《小儿科》一卷，《男妇杂症》一卷，诚医林不可不有之书。"傅氏精通经、史、子、集、诗文、佛、道、藏、音韵、金石、考证等学，尤精于岐黄之术，他以此而联系群众，他曾言："为人储得药，如我病瘥安，利他不道苦，自惭未能工。"他是具有民族气节之隐士，清朝入关以后，拒不出仕，隐于医，行于山林之间，是一位大学问家，也是一位有志之士，按照旧观点来看，他的医著，应该是文辞典雅的，王孟英斥其《女科》为"文理粗鄙"，自然是有所指者，所指为何？

有书评家谓其文"有不少八股文的浓厚酸味"，如"是何言欤？"，"此之谓也"，"其信然欤？""亦既济之义也"。"唇亡齿寒，理有必至也"，"未之有也"，"即无往而不利也"，等词句。（见《傅山医学著作研究丛书之五》一节）。清代征召"博学鸿词"，遭傅氏称病拒不赴试，这既是民族气节的表现，也反映其不赞成清代以八股文取士的态度。其实上述文句都是古文常用语，不算八股文体。而《女科》所用之词句，是采用《孟子》的笔调，先提出反面的意见，然后正面加以阐述和反驳，在医学著述体裁上，可谓独树一帜，深入浅出，并有鉴别的涵义，哪里是八股文？王孟英谓其文理粗鄙，当非指此。粗者，即粗俗而不雅；鄙者，即卑鄙下流，这主要指《女科》中论及房事与妇科病的一些描述。在道学先生眼里，这是禁区，认为只有下流社会鄙贱之徒才会言及，不应出于文人雅士之笔，而《女科》谈及性生活与妇科病的发生有关者不下十多条，故视为"文理粗鄙，玷辱青主"，并据此质疑《女科》非傅山所著，视为"女科书中之最下者"。

其实，不论经、带、孕、产、乳、外阴诸疾，妇产科疾病都是生殖系统的病变，其发生与变化，与性生活自必有密切的关系，避而不谈，不过是掩耳盗铃，并非实事求是的精神。傅山是一位革新派，其《女科》不论文体，立论、制方等均"不落古人窠臼"，因此，对于性生活不当而影响经、带、胎、产，引起某些妇科病者，亦只能直言不讳，这是一种朴实的科学态度，兹摘其中几段原文如下：

《白带下》条云："然而带脉之伤，非独跌闪挫气已也。或行房而放纵，或饮酒而颠狂，虽无疼痛之苦，而有暗耗之害，则气不能化水，而反变为带矣。"因带下病与宫颈炎、阴道炎（包括滴虫性、霉菌性阴道炎、细菌性阴道病）、淋病等有关，而这些病又与不洁性生活有直接关系，傅氏迳指其因，确有必要，亦符合临床实际。

《少妇血崩》条云："有少妇甫妊三月，即便血崩，而胎亦随堕。人以为挫闪而致，谁知是行房不慎之过哉。夫少妇行房，亦事之常耳，何便血崩？盖因元气衰弱，事难两顾，一经行房泄精，则妊娠无所依养，遂致崩而且堕。凡妇人之气衰，则不耐久战，若贪欢久战，则必泄精太甚，气每不能摄血矣。况气弱而又娠，再加以久战，内外之气皆动，而血又何能固哉？"又《行房小产》条云："妊妇因行房颠狂，遂致小产血崩不止，人以为火动之极也，谁知是气脱之故乎？大凡妇人之怀妊也，赖肾水以荫胎，水源不足，则火易沸腾，加以久战不已，则火必大动，再至兴酣颠狂，精必大泄，精大泄则肾水益涸，而龙雷相火益炽，水火两病，胎不固而堕矣。"上述两条，均为早期流产。导致流产的原因很多，但早孕不节房事而致先兆流产者，十占六、七，傅氏在《女科》一再指出，以为早孕者戒，很有必要。

又《产后血崩》条云："少妇产后半月，血崩昏晕，目见鬼神，人皆曰恶血冲心也，谁知是不慎房帏之过乎？……无奈少娇之妇，气血初复，不知慎养，欲心大动，贪合图欢，以致血崩昏晕，目见鬼神，是心肾两伤，不特胞胎门户已也，明明是犯色戒，又加酣战，以致大泄其精，精泄而神亦随之而欲脱。"按产后子宫等生殖器官未得恢复，一般产后6周内不能行房，如身体虚弱者更须再延两周，否则易致炎症，影响产妇身体，傅氏据病例指出其要害，实属必要，这也是医者的责任。

不孕症，除了夫妇双方疾病所致，还与性生活是否协调合理等有关，故《女科》对几种类型的不孕症，都有谈及与性生活有关的问题。其余《交感出血》《血海太热血崩》等，均有涉及性关系的阐述，这更是无可避免的。

从古时道学者的观点看来，这些涉及性事的词句均认为是"粗鄙"，不宜公开谈论。王孟英斥为文辞粗鄙，其焦点就在那里。其实，这正是傅氏的正视现实，解放思想的具体表现，而且很有胆识，敢于冲破旧礼教的重围，正面宣讲性知识，点出不合理的性生活与妇科病发生的关系。傅氏也了解到会有人加以反对甚至加以攻击的，他曾言；"山一旦创言之，不几为世俗所骇乎！"因而被一些人视为"女科书中之最下者"，傅氏已早有预见。但事实恰恰相反，《女科》却为后世妇科临床医生所最受推崇者。

考傅氏除著有医学著作外，还有《十三经字区》《周易偶释》《周礼音义辨条》《春秋人名韵》《地名韵》《两汉人名韵》《性史》《诗集》等（见《傅青主先生传》）。其实，关于性生活的宜忌，《黄帝内经》早有"七损八益"的提出，今天我们主张开展正面的性教育，使已婚或未婚的男女，都能够正确对待关于性的问题，这很有必要的。这既关系到社会道德问题，也关系到人的健康，过去因为对这项工作做得太少，今后应加以宣传普及，既是生活上的知识，更是医学上的常识，《女科》这些涉及性生活的词句，岂能目为"粗鄙"耶？

（见《罗元恺女科述要》）

二、《妇科玉尺》简介

《妇科玉尺》为清朝乾隆时代沈金鳌撰。沈氏字芊绿，晚号尊生老人，江苏无锡人，著有《沈氏尊生书》七种，刊于1773年，《妇科玉尺》是其中之一。此外还有《脉象统类》《诸脉主病诗》《杂病源流犀烛》《伤寒论纲》《幼科释迷》《要药分剂》等。他认为"人之生至重，必知其重而有以尊之，庶不至草菅人命"，故以"尊生"名其著述之总称。他对于医理、诊法、药物和内、妇、儿各科的证治，均有所论述。书中既采集前人之说，并参以己见，《沈氏尊生书》是他积数十年的功夫编撰而成，流传颇广。

妇科所以名为"玉尺"，他认为"尺者划分寸量短长，取其准也。尺而以玉为之，分寸所刻，坚久不磨，尤准之准也。"认为妇科病往往不肯自行表达，因而容易掩蔽病情，若只凭脉诊，难测隐私，本书辨证切脉，务求的当，取以量妇人之病，使得其准。书分六卷，卷一论求嗣与月经，卷二论胎前诸疾，卷三论小产与临产，卷四论产后，卷五论带下与崩漏，卷六论妇女杂病。每篇先作综合叙述，各病广引各家之言，后列方药，其中颇重脉诊，故于总述之后，便附"脉法"。因在封建社会中，诊治妇人病，望、问、闻诊不易详得其情，故宜于切脉方面下功夫，以求准确。

卷首第一节先论"求嗣"。中国历来重视产育，在封建社会，尤其受"无后为大"的思想影响。生育关系到男女双方。生殖之要，男养精、女养血是两大关键。他说："养精之法有五：一须寡欲，二须节劳，三须息怒，四须戒酒，五须慎味。养血之法，莫先于调经。盖经不调则血气乖争，不能成孕。每见妇人之无子者，其经必或前或后，或气虚而多，或血虚而少且淡；或虚而行后作痛，或滞而将行作痛及凝块不散，或滞而挟热、挟寒，至色成紫黑，皆当斟酌而用药，直至积行、滞去、虚回，方能成孕。"对于孕育之机理，男方强调精液之充沛正常，女方强调月经之按期来潮，这是符合临证实际的。至于孕育之时机，认为妇人受孕"一月止有一日，一日止有一时，"这是生化之真机，絪缊之的候，此际顺而施之则易成胎矣。古人通过细致的观察，已注意到每月只有一次受孕机会，即现在所认识之排卵期也。另一方面认为男子有六种病，女子有十种病足以影响受孕，"六病为何？①精寒也。②气衰也。③痰多也。④相火盛也。⑤精少也。⑥气郁也。十病为何？①胞胎冷也。②脾胃寒也。③带脉急也。④肝气郁也。⑤痰气盛也。⑥相火旺也。⑦肾水亏也。⑧任督病也。⑨膀胱气化不行也。⑩气血虚而不摄精也。"这些论述，可供参考。

卷一除论求嗣，主要是论述月经病。"经贵乎如期"，若或前或后，或多或少，或一月二三至，又或数月一潮，或积而不行，均属月经不调之病。一般"经不调先期而来者血热也，经水后期而行者血虚有寒也，经水过期色淡者痰也。"经来延期不止，可因血热，亦可因气虚不能摄血，肥胖者多因虚寒，瘦弱者多因火旺。49岁以后月经反而更多者，可由血热或血不归经，这须辨证而施治。至于闭经，可因血凝；可因气滞；也可因血枯，"三项因缘，未可概视，若专用攻伐，恐经不通而血反涸也。"至于痛经，认为不外血瘀、气滞、血热三种，宜以通利活血药调之。总之，书中认为月经病有虚、有实、有寒、有热，有因七情所伤，有由房室不节，必须辨证求因，审因论治，方能取效。

卷二论胎前。对于胎前护理及妊娠疾病，先作综合的论述。认为"凡有胎者，贵冲任脉旺，元气充足，则身体健壮，无疾患相侵，血气充实，可保十月满足，分娩无虞。"若冲任脉虚，轻则胎动不安，重则胎儿殒堕。凡有胎者，以安为要。"养胎者血也，护胎者气也"，故应着重养血顺气，以四物、四君为要剂，认为古人治胎前，每将人参、砂仁同用，取其一补一顺。补则气旺而无堕胎之患，顺则气血通和而无难产之忧，良要法也。篇中论及恶阻、子喑、子悬、子烦、子肿、子淋、子痫、子嗽、转胞、漏胎、胎寒、胎水等病。如对胎水的描述云："妊娠五六月间，腹大异常，胸膈胀满，名曰胎水。此胎中蓄水也，若不早治，生子必然手足软短，形体残疾，或水下即死。"这与现代医学所说的羊水过多往往并见畸胎者，认识极为相似。

卷三论小产及临产，认为小产是"元气虚损，不能营养乎胎而自堕。"小产后需注意调治，总以补血养脏、生新去瘀为主。至于曾多次小产者，则需于前次小产之后，多服养气血固胎元之药，以补其虚。有胎以后，应适当进行安胎，以防再堕，不可忽视。至若小产后诸病，可与产后病参看。临产部分内容较简略，无甚特点。

卷四论产后，认为产后以体虚为主。"俗云：胎前一团火，产后一盆冰。盖以胎前每多邪热，易至气血沸腾，故如火，产后真元大损，气血空虚，其如冰也必矣。"其实，产后身体较虚，这是普遍情况，但由于时代不同，对分娩的处理不同，对产后体质的影响也不一样。古时接生主要靠缺乏医学知识的"稳婆"，如产程较长，出血较多，对产妇身体的影响会较大。今天接生方法已有很大的提高，一般流血不太多，故产后不一定身体衰弱。至于治疗大法，他认为"或欲祛邪，必兼补益，此大较也。"但他也说："夫产后气血大虚，固多虚证，然有全虚者，或有虚实兼者，间又有全实者，亦不可不辨，而概作虚治。"并认为"产后病最重而难治者，莫如蓐劳。"所谓"蓐劳"，可能是产后的结核病，因当时对结核病尚无有效的控制，产后体虚，容易感染，或原有结核病史，此时也容易复发，故称为蓐劳。至于产后发热，他认为"产后发寒热，多因血虚，只宜养血，其外感者十之一二，即系外感，不可大发汗，只宜和解。"这是符合产后多虚之实际情况的。

卷五论带下和崩漏。他认为："带下之因有四：一因气虚，脾精不能上升而下陷也，一因胃中湿热及痰，流注于带脉，溢于膀胱，故下浊液也，一因伤于五脏，故下三色之带也，一因风寒入胞门或中经脉，流传脏腑而下也。"又说："大抵属痰与热者居多，以湿热下注而化痰也，宜投止涩升提之品。寒者十无一二，宜投鹿角胶温涩之品。然总要健脾燥湿、升提胃气，佐以补涩，如茯苓、白术、柴胡、川芎之类。"带下病除重视健脾之外，亦宜注意疏肝解郁、补肾敛涩，互相协调，较易取效。且寒、热、虚、实、痰、湿、郁、瘀、癥瘕、疝瘕，都可致带下异常，应细加诊辨。

崩漏"究其源则有六大端：一由火热，二由虚寒，三由劳伤，四由气陷，五由血瘀，六由虚弱。……医者深悉乎六者之由，而运之以塞流、澄源、复旧三法，则庶几其得之矣。"他并引方氏之说云："血属阴，静则循经荣内，动则错经妄行。凡人七情过极则动五志之火，五志之火亢甚，则经血暴下，久而不止，谓之崩中，如风动木摇，火燃水沸之类。治崩次第：初用止血以塞其流，中用清热凉血以澄其源，末用补血以还其旧。若只塞流而不澄源，则滔天之热不可遏，若只澄源而不复旧，则孤子之阳无以立，故本末不遗，前后不紊，方可言治。"方氏之说，认为澄源单纯是清热凉血，尚失之于片面。澄源之法应根据崩漏之各种主要病机进行调摄，即热者清之，寒者温之，虚者补之，瘀者化之，才是真正的澄源耳。

卷六论妇女杂病，着重论述癥瘕积聚、外阴病和乳病。乳病除论乳痈、乳岩、乳吹之外，并描述有"乳疬"。他说："其有乳疬者，女子十三四岁，经脉将行，或一月二次，或过月不行，致生此疾，多生于寡薄虚弱之人，每孔上只有一核可治，若串成三四个，即难疗。"这与现代医学所说之乳腺增生颇相符。

《妇科玉尺》从总的来看，主要着重于妇科，对于产科比较简略。卷三虽有"临产"一节，内容则较简单。从体例来说，每一类病均概述其证治，所附"脉法"则引用历代各家所言本病之脉象。每节均旁引各家学说，以资参考。最后则附本病各种应用方剂。作者在学术上不偏不倚，立论平允，内容也较全面，是一本较好的妇科参考书。

（见《罗元恺论医集》）

三、《沈氏女科辑要笺正》评介

《女科辑要》（又名《女科读》）原为清代沈尧封（封或作峰，名又彭）所撰，共二卷，刊于1850年，曾收集于《潜斋医药丛书·十四种》内，王孟英有按语。1938年浙江名医张寿颐（字山雷）将此书加以注释，作为兰溪中医专科学校之妇科讲义。张氏认为女科专书自《妇人大全良方》及《女科证治准绳》以降，内容多陈陈相因，往往汇集前人空泛议论，绝少切要发明。惟沈氏《女科辑要》虽寥寥数十页，但论述精当，切中肯綮，每发前人所未发，效验显著。张氏早年习医，治疗女科是从该书入手的。临证以来，获益不少。虽仅二册，大有取之无尽，用之不竭之妙，故结合自己历年之经验以引申其余义，为之笺正。因沈氏之书有些内容为后人所附入，有失沈氏原旨，其中有些原文也不够恰当者，张氏一一为之笺正，以辨别真伪，以示女科之涯略云。张氏另著有《中风斠诠》《脉学正义》《难经汇注笺正》《钱氏小儿药证直诀笺正》《本草正义》等。

《沈氏女科辑要笺正》分上下两卷。上卷有31节，论列月经病、带下病、子嗣、妊娠病等。下卷有51节，论列临产、产后病、妇科杂病等，后附妇科常用方，并一一加以笺释。体例除录尧封之原文外，兼有王孟英之按语，然后张氏加以笺正，并附验案，内容是比较丰富而实用的。

在第一节关于"天癸"之解释，录王孟英按语引俞东扶之说云："大约两情酣畅，百脉齐到，天癸与男女之精皆至，斯入任脉而成胎。"认为男精女血之外，别有一物所谓天癸者。因男女皆有天癸，男则天癸至而精气溢泻，女则天癸至月事以时下。天癸是别为一物也明矣。张山雷指出"天癸是肾水本体"。这对天癸之理解，比前人已进了一步。

书中录王孟英对月经不调之按语说："调经必先理气，然理气不可徒以香燥。"张氏认为这是至理名言。"不可徒以香燥"着重一"徒"字，并非不用，而是不应全用或大量用，于所处之方剂中，只宜少佐行气之品，以运行气机。如滋养肝肾方中，应加少量芳香行气之药，使相并而驰，免增滋腻。但香燥行气之品，过用则耗伤阴分，这是值得注意的。

闭经病有虚有实，有因血不足而月事不至者；有因瘀滞而经血不潮者。书中指出："若无少腹胀痛等症，必不可妄投攻破，即有腹胀腹痛等证，亦是血少而肝络不疏，宜滋养肝肾真阴，兼之宣络以疏达气滞，方是正本清源之治，亦未必皆是瘀滞而胀痛。余治此，惟养阴和肝，稍参行气宣络，俾胃纳甦而色泽转，自有水到渠成之妙。"此外，他同意赵养葵提出的"补水、补火、补中气"之法。补水以一贯煎（沙参、麦冬、生地黄、枸杞子、川楝子、当归）、集灵膏（西洋参、枸杞子、牛膝、天冬、麦冬、生地黄、熟地黄、淫羊藿），滋水以清肝饮（六味地黄汤加当归、白芍、柴胡、栀子、大枣），补火以地黄饮子（熟地黄、巴戟、山茱萸、附子、肉桂、肉苁蓉、茯苓、五味子、菖蒲、远志、麦冬、五味子、石斛），补中气则以归脾汤（人参、黄芪、白术、当归、炙甘草、茯神、酸枣仁、远志、木香、龙眼肉、生姜、大枣）。并说："人之体质，各有不同，用古方者，止可师其意而斟酌损益，方能合辙。"这是尊古而不泥古，着重结合临床实践经验之言。

对于血崩的用药，张氏有独到的见解。对于古人和时人往往用胶艾四物汤或奇效四物汤（即胶艾四物汤去甘草加黄芩）以治血崩之病，他不大赞同。认为血崩"主要是固摄无权。虽曰'阴虚阳搏谓之崩'，但若只清血分之热，亦无以制其阳焰。且气火之所以动者，原于肝肾阴虚，不能涵阳。况复脱血，下虚益甚。"非大封大固不可，宜用龙齿、牡蛎、女贞子、墨旱莲、山茱萸、白芍等与养血药相辅而行，始有捷效。至于血色紫瘀，常法当用行滞消瘀，但离经之血，一时未下，即成紫色，亦可因虚寒而致者，不可固执紫色即为瘀血所致。因虚寒而致者，若妄投攻破，所失既多，断无不以固摄为急务之理，必须以补脾养胃、峻滋肝肾真阴，而合封固摄纳为治。当归更不宜妄用。他说："按当归一药，富有脂液，气味俱厚，向来视为补血要剂，固亦未可厚非。在阳气不足之体，血行不及，得此温和流动之品，助其遄行，未尝非活血益血之良药。惟其气最雄，走而不守，苟其阴不涵阳而为失血，则辛温助动，实为大禁。然俗子何知？心目中只有'当归补血，归其所归'之空泛话头深印脑海，信手涂鸦，无往不误。"他并举一病例，谓兰邑某女科世家为一血崩病者订一方，方中虽以滋阴补土之法为原则，但后因加了当归三钱，仅进一盏，鲜血便陡然暴下，几致厥脱。故张氏又说："当归当归，何以竟不归其所归？此中奥秘，大有意味，正不独吐衄咯血者之畏其辛升，而必不可以妄试也。"这是经过临床实践体验有得之言，一扫过去认为当归是一切妇科通用药之误。

血与气具有密切的关系，如何使妇女血气和调，这是治疗妇科病的一大关键。血之妄升妄降，往往是气先有所不和。然行气药多香燥，足以耗气、破气及伤阴。张氏认为香燥行气之品如香附、砂仁、乌药、青皮、延胡索、陈皮等，只可随宜佐使，斟酌用量，"轻用之即以吹嘘，重用之固是破耗。"明确指出香燥行气之药不宜重用。此外，他很赞赏李东垣提出的"下血证须用四君子补气药收功"之言，认为"下血原是脾气无权，失其统血之职"，李氏只言四君补气，而不曰补中益气以收功，盖此时不宜用升、柴以升举清阳之法也。

张氏认为带下病因于湿热者居多，因于虚寒者较少，也不能以赤白辨寒热。寒热虚实应以脉证为凭，不当泛泛然以颜色而论。认为津津常润而分泌不多者，乃属正常，过多则为带病，枯燥全无者，乃真阴告匮，属虚劳之候。这种意见是王孟英首先提出，张氏认为这是古人未道之言，乃临床实践之体会，符合妇女生理和病理的实际情况。

张山雷强调辨证施治之重要，反对固执不变。他说："相体裁衣，本是医家真谛。"例如安胎之法，也应如此，他说："奈何一孔之见，竟以'黄芩白术安胎圣药'八字作为自始至终一成不变之局，亦只见其不知量耳！"对于胎漏一证，反对以酒入药，认为"酒性善行，动而不静，走而不守，凡在失血诸证，类皆不可轻用，况其为胎动下血不绝，欲死者乎？"他注重实践，反对迷信古书。如说："吾辈从事医药，须当于病理、药性上两相勘合，无所疑窦，而后可以放胆用之，乃无流弊，斯为正直荡平之路。如欲尽信古书，则不妥者多矣。"同时，他勇于吸收新知，清代咸丰元年英人合信氏著有《全体新论》，王孟英曾加以引用，张氏在笺正中颇多引用新说，例如，对于子痫，除认为阴虚之外，指出"反张戴眼，亦是脑神经变动，必与足太阳经无涉。"此可见其勇于接受新鲜事物的精神。

下卷论述产科及产后病。在《临产总论》中，对于前人谓"胎前之脉贵实，产后之脉贵虚，胎前则顾气安胎，产后则扶虚消瘀"之说，指出"此言其大要耳，若别有见证，则仍以脉证相合为吉，相反为凶。……是必不可一概论者。惟在圆机之士，知其常而达其变耳。"他对临产时中指脉搏动作为临盆即产之征，加以肯定。他说："产妇临盆之时，则此指之尖脉动分明，顷刻分娩，确是多数。"此点已为当今产科所证实，这也是一种实践之言。对于保产无忧散之评价，则同意程钟龄"撑法"之解释。并补充说："其实不过行气滞，通血脉，弥月之时，得此润泽流利之品，达生自捷。……此方气药不少，而分量皆轻，真是威而不猛，宜其投之辄应"云。（按：保产无忧散药物组成为：酒洗当归一钱五分，川贝母一钱，黄芪八分，酒炒白芍一钱二分，菟丝子一钱四分，姜汁炒厚朴七分，艾叶七分，荆芥八分，炒枳壳六分，川芎一钱三分，羌活五分，甘草五分，生姜二片）

《沈氏女科辑要笺正》最后将妇产科常用方69首加以注释，有他的经验，有他的见解，是值得参考的。

（见《罗元恺论医集》）

四、《折肱漫录》评介

《折肱漫录》为明代黄承昊所撰。承昊字履素，号阁斋，自称乐白道人，万历癸酉年（公元1576年）进士出身，曾在江西、广州等地为官，后官至福建按察使。他在60岁辞官以后，乃将所存有关医药方面的记录，整理成书，取三折其肱而成良医之义，故名曰《折肱漫录》，以利济后人。书成于崇祯乙亥年（1635年），共七卷（《明史艺文志》作六卷），内分医药篇四卷，养形篇三卷，均属记事及医话体裁。

承昊一生体弱多病，"凡方书所载之症，十患四五，本草所载之药，亦十尝四五。"可见他一生无日不在与疾病斗争中，因病而参究医药典籍，既久病成医，又以儒通医。他读了不少医书，而崇尚薛立斋、李东垣、王肯堂等论著。由于他体质羸弱，不任寒凉攻伐，立论多主补益，重视脾胃生化之源。他指出："立斋提出滋化源，固胃气二语，真医杂病之龟鉴也。……人之有生也，先天元气全赖后天之谷气以助之。故脾胃不伤，即有他病，犹可调治，若脾胃坏，饮食少，本根之地既摇，则杂症蜂起，而难为力矣。"故特别推崇补中益气汤、六君子汤、六味地黄丸、附桂八味地黄丸等方的作用，极力反对朱丹溪"阳常有余，阴常不足"之论及用知母、黄柏等抑阳以济阴之法。他指出："须知阳原该有余，阴原该不足，乃欲以阴沉之药，抑阳以扶阴，阳消而阴能独长乎哉？"并进一步提出："人生以胃气为本，善养生者，毋轻伤胃气，苦寒之药，不可多服，致损化源。"于此，可概见其医学观点。

在医药篇的第一卷，首为总论，主要阐述医学的基本理论，次论卒中、脾胃、腹痛、虚损。卷二论遗精、痿痹、感冒、郁证、疟疾、杂治等。卷三论品药，主要记述一些药物的利弊。养形篇卷四、卷五论述养生之道。卷六为续养形篇。卷七为续医药篇。

在第三卷中，品评约40种药物的功效与弊病，分析常用中药的作用与不良反应或副作用。他虽然比较推崇人参，认为其"既能补气，亦能补血。盖补气而血自生，阴生于阳也。……但时师动必用参者，其弊相等。……黄芪之功不下人参，但性太绵密，能闭腠理，有邪者禁服，不如人参之补而能宣耳，然补益之功，似出人参之上。"此外，还举了不少有效的简便验方，值得参考和提供临床验证。如以黑芝麻捣烂炼蜜为饼，最为补益，并可作为旅途上充饥。肉苁蓉、五味子等分为丸，可治不孕症。五味子一味为丸可治梦遗。地黄、菊花酿酒可以黑发。龙眼肉熬膏，收贮服用，可治心血少而思虑伤神，足以补益心脾，效果良佳。白萝卜子炒香，白汤送下数钱，可治小便不通。妊娠晚期小便不通，以土炒白术二两，炒砂仁数钱，别加一二味辅佐之药，服之立通，认为这是由于脾气虚弱，不能胜胞，故胞下坠压塞膀胱使然。老年人小便淋沥，以八味地黄丸加紫河车甚效。阴毛生虱，以生银杏捣烂，敷毛上固定，隔宿其虱尽死。冬瓜皮或白萝卜子与皮硝煎汤，洗痔疮极效。这些验方，他在序言中说："非身所亲历，口所亲尝，目所亲见，都不敢混载以欺人。"

卷四、卷五之养形篇，主要讲述养生之道，他少年体弱多病，但终能活到70多岁，其中又曾任县令及按察使等繁重的职务，除自己懂一些医药知识之外，主要得力于注意生活上的调摄，他认为"天下未有真阳固密而真阴不足之人，亦未有阴精充满而元阳不壮者。凡人调摄，则助阳必兼助阴。……补虚助弱，用药概须温和，久服自能奏功。……心为一身之宰，脾为万物之母，养心养脾，摄生最要。"并认为人体不论强弱，均须注要养生，并举出例子说明一些体格强壮者忽登鬼录，多病者或得绵延。"盖无病者以有所恃而纵恣，常病者以有所惧而冰兢，故得失相反如此。"正如《东莱博议》谓"天下之事胜于惧而败于忽，惧者福之源，忽者祸之阶也。"人对于自己的身体也应作如是观。"人每事当知所节，节欲、节劳、节饮食，此其大要。"同时也要避免外感，"要知避风，亦是摄养家要事，古云避风如避箭，避色如避仇，真药石之言也。"。他对于气功，主张意守中丹田（脐上一寸三分）或上丹田（两眉间），也认为常冥心内照脐内之命门穴，乃吾人生身立命之蒂，亦属交通心肾之法。此外，更要注意精神愉快，心情舒畅。提出"养生者贵开发其生机，生机有二：使此心常自怡适，而不以忧窒其生机，一也，助养脾土以滋化源，则四脏都有生气，二也。若不知此机括，虽日服补益良剂，所补曾几何？"精神心理的调治，对病人和常人都是非常重要的。有病固要服药治疗，但有二忌。"认病为真，终朝侘傺，一也，求速效而轻用医药，二也。"侘傺，即忧郁失志，对愈病没有信心。病人对疾病过于忧心，整天精神不宁，忧心忡忡；或者为求速效，乱投医药，反为药误。这都是求医者应该避免的。他进一步指出："药者人生之大利大害也，不遇良医，不如不药。不药而误也悔，药而误也亦悔，然不药而悔小，误药而悔大。"因为药不对症，不如不药。误药入口，不能复出，药石乱投，反为药误，这些例子，今天还可见到。例如感染病邪之后，有些人急于求成，滥用多种抗生素或过量用药，以致抑制了身体的抗御能力，玉石俱焚，使病菌与生命同归于尽。又如有些人不适当地服用了氯霉素，抑制了造血功能，引起再生障碍性贫血，成为难治之证，不正是"误药之悔大"吗？

黄氏虽不是一位医学家，《折肱漫录》也不是有系统的医药专著，但由于他方药备尝，历验亲切，有显效的正面经验，也有妄投峻剂、误药的反面教训。并重视调摄养生，终获长寿，这对于医者和患者不无启发之处，也是值得浏览的。

但因其素体虚弱，其论专主于补益，未免有所偏，是其缺点。如认为厚朴性猛厉，误服脱人元气，此药非纯善之物，即与参术同用，亦不能胜也。又认为枳实性烈而速下，有推墙倒壁之力，若中气不足者，虽兼补剂亦不可用。又谓神曲能消面谷等宿食，人皆视为和易之药，殊不知性亦克伐，能堕胎，亦不宜轻用者。总之，他对于行气消导之药，畏忌特甚，这可能是由于他中气过于虚弱所致的偏见。吾人对于古书宜有正确的认识，不能尽信。孟子云："尽信书则不如无书"，对于古代的医籍，应取长去短，给予恰当的评价。

（见《罗元恺论医集》）

第七章 世家医话

第一节　博学笃行，业精于专

一、学医的历程

先父是晚清的儒生，以儒通医，常与友人之精于医者切磋琢磨，研究医理，讨论病证。除内、难、伤寒、金匮外，对吴鞠通的《温病条辨》钻研较深，精于内、妇、儿科。我在父亲熏陶之下，亦立志学医。古人谓："不为良相，当作良医"，从政与为医，同样是为了解除人民之疾苦。

当时广州已有中医学校之设立，为了更好地学习岐黄之术，我于1930年考入广东中医药专门学校学习。该校为五年全日制，系由广州、香港中医药界共同创办，校舍宽敞，设备完善，师资充沛，制度严谨，具有良好的学习环境与条件。学习除理解中医发展的过程和一般的基本理论外，主要是学习背诵《黄帝内经》主要条文、方药、《伤寒论》《金匮要略》《温病条辨》等典籍，为中医学打下了牢固的基础。然后进而学习内、外、妇、儿各科，在学习中我觉得与同学互相问难、讨论研究、启发思路，收益最大。我们在班里联系了10位志同道合的同学，组成一个医学研究会，每周假日开研究会一次，提出问题共同讨论，或各自选题写成文章以便大家参考研究，通过这种形式，以推动学习，并以此锻炼写作能力，收效良好。学习总得自己花点精力去追求，才会有所收获的。

二、实践中磨炼

五年毕业后，我被留在学校的附属广东中医院任医生。该院除门诊外，并有住院部。该院也是当时设备较好的中医院，全部用中医中药治疗。住院的病人，均属急重病者及顽残之疾，其中，高热持续不退、神志昏迷者，或大量吐血、喘促危怠者，或偏枯瘫痪、活动不能者，或骨折创伤、疼痛溢血者，等等，不一而足。有机会接触及处理这些危重病人，对一个年青医生是很好的锻炼机会。在这样的工作环境中，在有经验的长辈指导下，我不仅锻炼了胆识，更重要的是提高了医疗技术，同时也迫使自己去查阅典籍，请教古人，对一些民间验方，也得取来验证。"礼失而求诸野"，中医不少宝贵的经验，往往散落在民间，故不少民间疗法，是具有一定效果的。毕业后的几年时间，在接诊病人的过程中，我是在长辈的带领下，不断钻研典籍，向他人学习来锻炼自己，提高自己的。

三、博学笃行

医学是一门自然科学，也是实践的科学。但它不是孤立的，而是有横向联系的。故医生除对本专业的书志要熟读和博览外，对于其他学科如哲学、文学、历史、天文、地理、化学、物理、心理学等等，都应有所了解，具备一定的知识。我从青年时代起，对哲学、文史、天文、地理等也颇感兴趣，故均有所涉猎，虽然谈不上有什么成就，但却得到一定的启发。我在医史人物中比较钦佩张景岳，这不单纯是学术观点问题，而是由于他的学识广博，在著述中理论纵横，头头是道，这不能不归功于他的多方面学识。今天有许多"边缘科学"出现，也是由横向科学之间产生出来的。

医学是一门实践性很强的科学。"熟读王叔和，不如临证多"，有理论而无实践，这是无本之木，无源之水，这种理论将是空泛的。有实践而无理论，这种实践是不能推广和提高的。孔子说："博学之，审问之，慎思之，明辨之，笃行之。"这是指整个学习过程中的各个环节。医学也是这样，博学之后，应该经过不断的思考、研究，以明辨是非，最终立足于实践。不断的实践，实践出真知。但实践应该有理论作指导，避免盲目实践而多走弯路。医学的进程，应该本着"实践、认识，再实践，再认识，循环往复，以至于无穷"螺旋式上升的规律，才会有较高的成就。数十年来，我虽然有较长一段时间从事医学教育行政工作，但我从未离开过临证实践，中医离开了实践是不能发展的。

四、由博返约

做学问应该是宝塔式的，基础要广阔，但最后要有所精专。医学既与各个学科有横向的联系，本身的各个科目之间亦有联系，故首先要求学识广博。但一个人精力有限，而学问却无穷。为学之道，必须由博返约，才能精专而深入。就医学范畴来说，有基础科目，也有临床科目。就临床科目而言，则有内、外、妇、儿、五官、皮肤、骨伤等科，不可能各科都精通。当然，内科是临床各科的基础，有了基础知识和各科的一般知识之后，最终只能致力于某一科而作精深的研究。我毕业后的几年是以内科为主的，我开始教学的时候，是讲授《金匮要略》。然后转而着重儿科，包括临床和讲授，编写儿科教程。最后又因工作需要和个人兴趣的关系而转向妇科，从临床、教学到编写教材均集中于妇科了。经过20多年的专业钻研，渐渐有了较多的体会。我现在虽不敢说已精专于妇科，但已经历了这个由博返约的过程。在专业之中，我认为教学与临床是相互促进的。有些人以为教学是输出，故不乐意做教学工作，以为临床才能得到技术上的提高，便一味热衷于临床。其实，教与学是相长的。教师在教学过程中可提高本身的专业理论，俾能有系统地指导临床，既是输出，也有收入。对一个临床医生来说，教学也是一种锻炼和学习。

对一门学问要专下去，不是简单的事情。"学海无涯"，一种学问，就算花了一生的精力，也未必能全面地洞察精微。若只有广度而无一定的深度，则有如一叶扁舟，浮泛于汪洋大海之中，是难于到达彼岸的。

医学上的专，除专科临床实践之外，更应动笔总结经验，掌握其规律，以便更好地指导今后的临床实践。因为在总结的过程中，除了整理客观资料之外，还要经过思考才能找出其规律性。古人说："学而不思则罔，思而不学则殆。"有了实践而不加以思考总结，便会茫无定见，那就不能进一步深入下去而有所成就。由博返约之后，还要在专业上不断下功夫，学习、实践、总结，再学习、再实践、再总结，不断深入，这是做学问应有的进程。

（见《罗元恺论医集》，原文载《名老中医之路》）

第二节　妇科医生的医德与医术

　　中国历来重视医生的作用和地位，故以良医比作良相。良相要肩负起治理国家的重任，必须具备政治的才干和高尚的品德；良医则肩负着救死扶伤的职责，必须具备治病的技能和高尚的医德。病人是医者的服务对象，医生负有救死扶伤的职责。孙思邈《千金要方·大医精诚》说："凡大医治病，必当安神定志，无欲无求，若有疾厄求救者，不得问其贵贱，长幼妍媸，怨亲善友，华夷愚智，普同一等，皆如至亲之想，见彼苦恼，若己有之，深心凄怆。……又到病家，纵绮罗满目，勿左右顾盼。"

　　而作为妇科医生，要求就应更为严格。因妇产科疾病，与生殖系统有密切的关系，在诊治过程中，必须态度端正、严肃认真。正如孙思邈指出的，"为医之法，不得多语调笑，谈谑喧哗。"李中梓在《医宗必读》也说："宅心醇谨，举动安和，言无轻吐，目无乱观。"这些言语态度，对于诊视妇科疾病，尤为重要。四诊应在与病情有关的范围内进行，不应望的不望，不应闻的不闻，不应问的不问，不应切的不切。医生对病者的病情，应尊重其意愿，为其保留隐私。男医生如需进行妇检或体检，应有护士在旁，这既是医者的自重自爱，也是公正无私的表现。

　　病有轻重，药有贵廉。处方用药，应根据治疗的需要，当用的用，不当用者不用。药本无分贵贱，效者是灵丹。不应将轻病妄说成重病，而处以贵重之方药，这不仅浪费药物与金钱，更严重的是增加了患者的精神负担，影响了疾病。正如孙思邈指出："不得以彼富贵，处以珍贵之药，令彼难求，自炫功能。"

医生的主要责任是尽快治愈疾病，光有同情心和良好的态度是不够的，必须具有精深的学问，高超的医术，才能治病解厄。对医生的业务水平必须加以考核。我国历史上早有对医生的技能，定出严格的考查制度。《周礼·医师章》明确指出："十全为上，十失一次之，十失二次之，十失三次之，十失四为下"，据此"以制其食"，即以治病成绩确定待遇之高低，并不是论资排辈。评定医生的职称，是应该以德、才为根据，而不应以年资来核定。

作为一个中医师，除要具备良好的医德之外，必须熟悉中医的基础理论，掌握辨证施治的知识和理法方药的技能。《医宗金鉴》指出："书不熟则理不明，理不明识不清，临证游移，漫无定见，药证不合，难以奏效"。李中梓在《医宗必读》说："望、闻、问、切宜详，补、泻、寒、温须辨"。这是作为中医生的基本要求。并应建立"疾病没有不可治"的思想，对每一种疾病，需不断深入钻研，以探索治疗的方法。《灵枢》经指出："疾虽久，犹可毕也，言不可治者，未得其术也"。过去认为不可治之证，很多现在已可治了，今天未能治愈的病，将来是会治愈的。人类不断进化，科学不断进步，技术不断提高，医者要有不断学习、不断提高的精神，目的是为了深入认识疾病，解决疾病，以恢复患者的健康。

当今的妇科医生，除掌握中医传统的医疗技术外，也要懂得现代医学的基本知识和技能，本着"古为今用、洋为中用"的精神，以求更好地解决妇女的疾苦。名医刘炳凡教授说得好："为医不仅要具有良好的技术，而且要具备高尚的品德。"旨哉斯言！

（见《罗元恺女科述要》）

第三节　漫谈养生之道

　　目前世界上许多国家的人口已逐渐趋向老龄化，不少国家居民的平均寿命达到70岁左右。如何使老年人长寿而又健康，生活能够自理，这是一个重要的社会问题。我国近年来由于社会安定，生活水平提高，老年人的比例也不断增长。保障老年人的健康，除社会福利和医疗卫生等条件外，更重要的是老年人本身要积极维持心身的健康，这就需要讲求养生之道。

　　我国历来很重视养生，以保持心身健康，防止疾病的发生。不仅医学著述中重视这一问题而详加阐述，其他经、史、子、集等古籍中也有所论及。远在春秋战国时代，孔子在《论语》中就说："子之燕居，申申如也，夭夭如也。"意思是孔子在空闲时，总是舒舒坦坦地休息的。又说："鱼馁而肉败，不食；色恶不食；臭恶不食；失饪不食；不时不食。"这是从饮食上讲求卫生，以免因吃了腐败变质或未经煮熟及不合季节的食物而导致疾病。《黄帝内经》对养生之道记载颇多，后世更有专书论述，如宋、元时代的《寿亲养老新书》是其较著者。我已年逾古稀，虽然也存在若干老年人常患的毛病，但精神体力还可以为人民贡献余热，对于养生之道略有体会，总结几条，以供参考。

一、心身的修养

　　精神修养对于养生是极为重要的，必须摆在首要的位置。因为人的脏腑气血，均可受七情所左右。心情舒畅，则脏腑安和，气血调畅，即使偶膺邪气的干扰，亦可把它抑制下去，不致生病。《素问·上古天真论》说："恬淡虚无，真气从之，精神内守，病安从来？"恬淡，是心情安闲清静；虚无，是思想上没有贪求妄想，患得患失的观念。这样则整体的生理活动保持正常，正气充沛，抗御能力良好，疾病自难于发生。

在人的一生中，总不会一帆风顺，有顺境也会有逆境。如何对待？各人有所不同。有些人处于顺境则骄奢淫逸，处于逆境则愤懑不平。或在困境中灰心丧气，意志消沉。如十年动乱时，有些人走上了自杀的道路；有些人虽受到不公正的对待，却能泰然处之，本着一种信念：事实与真理总会有一天能大白于天下，正气总会得到伸张。处境虽暂受委屈，生活一时比较艰苦，若具有恬淡虚无的精神，终能安然度过。我是有过这种感受的。在"文革"期间下放受审查时，自问平生未有做过坏事，虽受压力，还是心安理得，无所畏惧，心身不致垮下来。故我认为养生之道首重精神修养，在平时固然重要，处逆境时尤为重要。

二、饮食的调摄

饮食为后天之本，对营养机体、维持健康关系密切。《素问·脏气法时论》说："五谷为养，五果为助，五畜为益，五菜为充，气味合而服之，以补益精气。"也就是说，应以谷物类为主食，五谷，指粳米、麦、黍、大豆、小豆。同时也要吃些水果，五果，指桃、李、杏、栗、枣。还要吃适量的肉类，五畜，指牛、羊、猪、鸡、犬。更要食蔬菜以充实脏腑，五菜，指葵、藿、薤、葱、韭。当然，古时的食物种类没有今天这样多，现在各类食物繁多，不限于这五种，但按此配伍是合适的。

饮食还应有所节制，不宜暴饮暴食，尤其是老年人，更应注意。疾病中的"食中"，是指醉饱过度所致中风类的病变，这在老年人尤为多见。《黄帝内经》指出："饮食自倍，肠胃乃伤。"又说："膏粱之变，足生大丁。"一方面指出暴饮暴食之害，同时说明过多食膏粱厚味，可以导致痈疽等疾患。孔子在《论语》也说："肉虽多，不使胜食器。"也就是说，不要过多地吃肉类，以免消化不良。这对老年人尤为重要，因肉食过多，容易引起血脂增高、动脉硬化，可导致高血压和心脏病。我国一向以谷类为主食，佐膳品也是以蔬菜为多，肉类只占少量。目前一些西方国家已认为我国的饮食模式最合理，可以减少高血压、脑血管意外、心脏病、糖尿病、癌肿等老年人好发病的发生。

饮食固然可以养生，同时也可以治病。《寿亲养老新书》就指出：凡老人有患，宜先以食治，食治未愈，然后命药，此养老之大法也。这是中医养生的特点。古代已有用于调治各种老年性疾患的药粥，如：治眼目之莲实粥、栀子仁粥；治耳聋耳鸣之猪肾粥、鲤鱼脑髓粥等。一些食物同时也是药物，如莲子、百合、山药、芡实、大枣、扁豆、赤小豆、黑豆、姜、蒜、葱等，用之得当，便可起到营养与治疗的双重作用。

此外，饮食要有定时定量，也就是《黄帝内经》指出的"食饮有节"。同时要少饮酒或不饮酒。酒量之多寡因人而异，也因身体健康状况而异，很难定出具体的限量，主要是适量。酒本来是一种药，适量饮用可以助气血的运行。适时、少量饮酒，一般是无妨的，以不影响精神与身体健康为度。至于烟则宜绝对禁止，因烟草所含尼古丁等有毒物质，对人体是有害而无益的。

中国人好饮茶，西方人好饮咖啡，比较起来，饮茶还是有好处的。茶叶具有消食、化痰、清利胃肠、消暑利尿、生津解渴、提神醒脑等作用。茶叶中含有蛋白质、氨基酸、维生素B、维生素C和无机盐（如氟盐等），以及鞣酸、咖啡因等。清晨起来喝一两杯茶，对身体会有好处，但浓度不宜过高，也不应作为整天不可缺少的嗜好。我每天晨起必饮一两杯浓度适中的乌龙茶，或在工作繁忙时也喝一两杯，这不仅可以解渴，且足以提高工作效率，日本人还认为茶有防癌作用。

三、维持二便调畅

人体每天要有定量的饮食进入，经消化吸收其精华以后，其渣滓亦应及时排出，这是新陈代谢的需要，也是运化健旺的表现。《素问·六微旨大论》说："出入废则神机化灭；升降息则气立孤危。故非出入则无以生长壮老已；非升降则无以生长化收藏。"小便癃闭或大便不通，均可形成病证甚至导致严重的后果。故保持二便调畅，对健康是很重要的。当然，大小便过频、过多也是一种病态，故应有定时定量。特别是大便，宜习惯于每天晨起即行排便，使大肠清净，而后进食，则吸收较好，这对保持健康关系亦大，不应忽视。

四、作息有时，劳逸有节

人的生活，必须有规律。日夜的作息时间固然要有规律，四季寒暑的调节也应有规律。年龄的长幼，在生活上也应该有它的规律。《素问·上古天真论》说："法则天地，象似日月，辨别星辰，逆从阴阳，分别四时。"人体应该"与天地相参，与日月相应"，简称为"天人相应"。人体的生物钟是受宇宙环境影响和制约的。"日出而作，日入而息"，则顺应了昼夜的规律。"比昼作夜，晨昏颠倒"，则是违背自然的规律。为了保障健康，必须作息有时。最好能早眠早起，多见阳光，呼吸清新的空气，并作适当的运动，使气血流通。这不论对中年人或老年人都是适宜的，但运动量的大小，则可随年龄和体质而异，不能勉强或强求一致。世俗人谓童年是猴年，像猴子似的蹦蹦跳跳；青壮年是马年，可像马匹一样千里奔驰；老年是龟年，应该像龟一样多休息而少劳作，以减少体力的消耗。《三国志·华佗传》说："人体欲得劳动。但不当使极耳。动摇则谷气销，血脉流畅，病不得生。"不论年龄长幼，均应注意劳逸结合。过劳固然不好，过逸亦不适宜。故《黄帝内经》谓"久卧伤气，久坐伤肉"。长期卧床休息而缺少活动，身体会愈感虚弱，起来便会头晕。经常坐着而不活动，则肌肉不发达，体力也会衰退。故《黄帝内经》一方面主张"不妄作劳"，但又提出要"形劳而不倦"。总之，太过或不及都是不适宜的。

凡从事文化教育、医疗、科研、管理等工作者，都是一种脑力劳动，经过一定时间的工作后，应有适当的休息以资调节。随着年龄的增长，脑力会有所减退，如何保持大脑的功能，不使其过度疲劳，颇为重要。大脑的休息有两种方式：一是适当的睡眠或闭目养神，或作静养气功；一是暂时改作其他感兴趣的消遣，如散步、太极拳、体操、欣赏花鸟虫鱼书画，或阅览报刊等，以松弛脑力。夜间则要保持充足的睡眠，酣睡是最好的补剂，比什么补益药品都好。

五、虚邪贼风，避之有时

养生之道，固然要重视内在因素的调摄，增强体质，但也不能忽视外来病因的侵袭。所以《素问·上古天真论》首先指出："虚邪贼风，避之有时。"虚邪，指致病因素乘虚而入；贼风，指乘人不觉而侵袭人体的风邪。"风为百病之长"足以贼害人之健康。对于各种外来的致病因素，应按季节加以防避，如冬令严寒，染病易于流行，应注意防避；夏令暑热，一方面容易中暑，另一方面若过于贪冷纳凉，可致暑湿或寒暑；秋季干燥，燥气易于伤肺，易患咳嗽等疾。故应"因时之序"，以避邪气。这是养生之道应注意的另一方面。因疾病的发生，不外乎邪、正盛衰的关系，如无病邪，则正气不致耗损，疾病便不会发生，而健康得以保持。

六、结语

善养生者，一般可以得到长寿。养生之道，乃医学的重要内容之一。我国历史上著名的医学家，由于懂得养生，很多都能享高寿。如葛洪81岁，陶弘景85岁，孙思邈超过了100岁，王冰活到94岁，钱乙82岁，朱丹溪78岁，张景岳77岁，叶天士79岁，吴鞠通84岁。他们都是活到老，工作到老，为我们留下了很多宝贵的临床经验与医学著作。

人的寿命长了，工作年限可相应延长，其经验更丰富，学问更深入，知识更广博，对社会的贡献也更大。若能做到推迟衰老的发生，增进健康，延长寿命，便能更好地为人类社会服务，这是一件很有意义的工作。今天已诞生了"老年医学"这一门新学科，以便更好地研究衰老机制，防治老年性疾患，为广大老年人服务。根据人类学者的研究，人不仅可以活到100岁，甚至可以活到200岁，有些人到100多岁仍很精壮，人类是可以达到寿而康的。所以，健康长寿之道，是值得我们进一步深入研究的。

（见《罗元恺论医集》）

第四节　胎教与优生

两千年前古人已经注意到优生优育的问题。《晋语》指出："同姓不婚，惧不殖也"。《左传》也说："男女同姓，其生不蕃"。古者聚族而居，同姓基本是同一氏族，具有较亲密的血缘关系，近亲结婚，不利于优生优育。我国在春秋战国时期对此已有所认识，故提出上述警惕和禁止之言，以告诫人们须慎重处理，以免影响下一代的健康成长。现在我国《婚姻法》规定"直系血亲和三代以内旁系血亲禁止结婚"。时代虽不同，规定的方法和内容不完全一样，但意义是相同的。

"胎教"一说，也是为了优生优育，其内容更为具体。主要是指妇女妊娠以后，通过母体的思想言行和注意所处的环境对胎儿进行早期的教育。胎教之说，据有文献可考者，最早见于汉初戴德所编著的《大戴礼记》（约成书于公元前70年左右），该书《保傅篇》说："易曰：正其本，万物理，失之毫厘，差之千里，故君子慎其始也。春秋之元，诗之关雎，礼之冠婚，易之乾坤，皆慎始敬终云尔。素成谨为子孙，娶妻嫁女，必择孝悌，世世有行仁义者。如是则子孙慈孝，不敢淫暴。党有不善，三族辅之，故曰：凤凰生而有仁义之意，狼虎生而有贪戾之心，两者不等，各以其母。呜呼，戒之哉！无养乳虎，将伤天下！故曰：素成胎教之道，书之玉版，藏之金匮，置之宗庙，以为后世戒。青史氏之记曰：古者胎教，王后腹之七月则就宴室，太师持铜而御户左，太宰持斗而御户右。比及三月，王后所求声音，非礼乐则太师缊瑟而称不习；所求滋味者，非正味则太宰倚斗而言曰：不敢以侍王太子。"又说："周后妃妊成王于身，立而不跛，坐而不差，独处而不倨，虽怒而不詈，胎教之谓也。"这是要求孕妇从精神意志、饮食及生活起居等多方面注意给胎儿以良好的影响。胎教的理论及其哲学观点是"慎始"。胎儿是人生之始，具有接受母体所传递信息的能力，故母体应作出模范作用而加以启发之。其后刘向写的《列女传》也有相似的记载（约成书于公元前30年左右），内云："太任者，文王之母。太任之性，端一诚庄，惟德之行。及其有娠，目不视恶色，耳不听淫声，口不出敖言，能以胎教。……古者妇人妊子，寝不侧，坐不边，立不跛，不食邪味，割不正不食，席不正不坐，目不视于邪色，耳不听淫声，夜则令声诵诗，道正事，如此则生子形容端正，才德过人矣。故妊之时，必慎所感，感于善则善，感于恶则恶，人生而有万物者，皆其母感于物，故形音肖之也。"戴、刘二人所述，均谓胎教始于西周早期，距今已有三千多年的历史，可能在汉代初年此说已流行于世，故二氏均加以记录。胎教之说，自隋朝以后的医著多有采用。如《诸病源候论·妊娠候》说："妊娠三月始胎，当此之时，血不流，形象始化，未有定仪，见物而变。欲令见贵盛公主好人，端正庄尹；不欲令见伛偻侏儒丑恶形人及猿猴之类。……欲令子贤良盛德，则端正坐，清虚和一，坐毋邪席，立毋偏倚，行毋斜径，目毋邪视，耳毋邪音，口毋邪言，心毋邪念，毋妄喜怒，无得思虑，食无到斋，无邪卧，无横足。思食瓜果，噉味酸俎，好芬芳；恶见秽臭。是谓外象而变也。"唐代《千金要方·养胎》节中亦有相类似的记载。《外台秘要·养胎法》指出胎教之理是通过"外象而内感。"宋代《妇人大全良方》设有《胎教门》，谓"胎教产图之书，不可谓之迂而不加信。"其后的妇产科医著亦多有论及胎教者。至清末之《胎产心法·教育宜忌论》对胎教的内容亦有扼要而系统的叙述。可见我国医学是把胎教之说加以继承并予以肯定的。

胎教虽有悠久的历史，但长期以来未能进一步加以研究和发展，甚或为人所忽视，以为是虚缈无凭。惟近年来却为中外学者所注意和研究。一些科学家证实胎教对胎儿确具有深远的影响，并从解剖学、生理学、内分泌学、心理学等方面获得了依据。如近年来北京、南京、苏州等医学院合编的《医学心理学·优生与胎教》一章，收集了不少资料。它首先指出："健康的心理，完善的人格，虽然大多要靠后天的社会教育而培养，但不应忽视遗传因素和胚胎期的教育。随着科学的发展对人类智力的发掘，人们逐渐认识到把儿童教育提前到胎儿期是有意义的。"

重庆医学院一研究小组对多动症儿童进行过调查，初步印象是这些儿童在胚胎时期，其母曾有较大情绪波动和心理困扰的过程。这种情况，我国两千年前的《黄帝内经》早已有所记载和论述。如《素问·奇病论》说："人生而有巅疾者，病名为何？安所得之？岐伯曰：病名为胎病，此得之在母胎中时，其母有所大惊，气上而不下，精气并居，故令子发为巅疾也。"巅，指巅顶，巅疾，即大脑的疾患，如癫痫、躁动症等。这说明儿童神经系统方面的病变，可因母体妊娠期受过严重精神刺激而发生。

根据对胚胎发育过程的研究，胎儿很早已能对一些刺激做出反应。《医学心理学》指出："神经解剖学和神经生理学的研究表明，怀孕第四周，受精卵生出一根头大尾细的神经管，能对直接的或间接的刺激做出反应。第8周的胎儿大脑皮层就已能粗略分层，脑细胞发育迅速，对母亲传来的信息较敏感。到第23周，胎儿大脑皮层结构形成，脑发育基本定型，这是胎儿能够接受胎教的物质基础。"这充分说明胎教是有胚胎解剖生理学根据的，是具有科学内容的。

1979年美国妇产科专家凡德卡创办了一所胎教学校，专门指导孕妇如何对胎儿进行教育，认为怀孕4个月时可以对胎儿用语言、音乐等进行教育，这可使其发育得更好，出生后比较聪明，学习较好。加拿大精神病学家托马斯·维尼写了《未出生婴儿的秘密生活》一书，认为"未出生婴儿在子宫中第六个月起就不是一个被动的、无思维、对外界不以为意的小动物，而是一个有意识、有反应、迷人的小人儿了。"因此，他认为"孩子的性格，部分取决于婴儿的母亲子宫中所接收的信息。"奥地利萨尔茨堡大学的杰拉德·约特马恩医生对141名怀孕到分娩的妇女进行调查，其结论是："母亲的态度对婴儿有着极大的影响。"现在有越来越多的科学家认为基因往往载有早期人类遗传信息。通常所说的多反射胎儿，对母体外环境做出敏捷反应的能力，正是通过多反射产生的。这与古人认为孩子所以和父母"形音相肖"有关。胎儿生长发育所需要的营养和氧气，是由母体血液通过胎盘供给的。有些学者认为母体情绪变化会影响激素分泌和血液的化学成分。积极的情绪会使血液中增加有利于健康发育的化学物质；而消极的情绪则会使血液中增加有害于神经系统和其他组织的物质，这是孕妇情绪的变化足以影响胎儿性格的一种物质基础。前不久，英国心理学家欧德思进行了一项有趣的尝试，在一位孕妇腹部放置一个耳机，以便向孕妇体内的胎儿播放音乐，结果胎儿竟对音乐做出迅速反应，随着音乐而有翩翩起舞之意。加拿大一位青年乐团指挥鲍里斯·布罗特对某些短小的乐曲，不看乐谱也能指挥演奏出来。追究原因，这些乐谱正是他的母亲怀孕时所经常练习的。上述事例，都说明胎儿对音乐是敏感的。相反，孕妇若在妊娠期间遭受恶劣的严重刺激，会给胎儿带来病变。美国有一个17岁的青年女子，婚后遭丈夫粗暴虐待，她生下的孩子第2天便夭折了。经解剖后发现婴儿胃部有三个溃疡点，并有大量出血。绅尼医生解释说：胎儿在母亲怀孕期间过着一种极其恐怖的生活，母体的内分泌作用于胎儿引起溃疡所致。同样，吸烟会对胎儿产生不良影响，过多饮酒也是如此，这是众所周知的。外国报导的不少例子说明，胎儿是会受母体的精神情绪和生活环境所影响的。

我国胎教之说，认为其机理是"胎儿禀质未定，逐物而变"，通过"外象而内感"的关系，给胎儿以一定的影响。一切事物的好坏，往往是从最早期便开始有其根苗。胎儿是人生之始，是幼嫩的根苗，故在胎儿时期便要开始进行教育，以奠下良好的基础。这是根源于我国古代哲学"慎始"的思想。有良好的幼苗，然后才易茁壮成长。胎教的内容，扼要地说，即妇女在妊娠期要精神愉快，心绪宁静，节制七情，思想纯正，端庄朴实，说话文雅，阅读有积极意义和优美的诗文，不看淫秽或惊恐怪异的书刊、戏剧，不听淫靡的乐曲，口不出恶言及怒骂，不与别人争吵，多接触正直而有道德的好人，不吃平时未尝食过的食物，不吸烟酗酒及避免不良嗜好，勿登高涉险，避免跌仆受伤及过度疲劳用力，避免性生活等等。《叶氏女科证治》从气血精神来解释胎教的机理，颇为中肯，叶氏云："胎前静养乃第一妙法。不较是非，则气不动矣。不争得失，则神不劳矣。心无嫉妒，则血自充矣。情无淫荡，则精自足矣。安闲宁静，即是胎教。"总之，妊娠期应广泛地从思想、情绪、言行、生活、起居、饮食各方面注意，给胎儿以良好而优美的信息感受。从现代的实际报导和科学的验证，胎教是有意义的。这一既古老而又新颖的课题，有待进一步深入探究。

（见《罗元恺论医集》）

第五节　妇女如何安度晚年

早在两千多年前，《黄帝内经》已提出："食饮有节，起居有常，不妄作劳，故能形与神俱，以尽终其天年，度百岁乃去。"近来各国科学家经过研究，认为人的寿命应超过100岁，如各方面调理得好，是可以活到百岁以上的。事实上，我国的百岁寿星为数不少，其中尤以妇女为多。因此，如何保证其健康，使其老年生活自理，减少疾苦，以安享其天年，应引起医学家与社会学家的重视。

老年妇女健康与否，与中青年时期的保健养生有密切关系。

1. 适时婚嫁，优生优育

早婚、早孕或孕产频多，对身体健康是有影响的。我国现行《婚姻法》规定女子年满20周岁才能结婚，这是合法结婚的最低年限。因为妇女身体发育成熟而达到比较旺盛时期，要在二十周岁以上。《黄帝内经·上古天真论》说：女子"三七肾气平均，故真牙生而长极；四七筋骨坚，发长极，身体盛壮"。意见是妇女的身体壮旺年龄是在21～28岁之间。结婚年龄最好在25岁左右，那时学业和事业有了一定的基础，对家庭的建立是有好处的。25～30岁孕育对身体也是比较合适的。同时，婚后也要计划生育，孕产过频、过多，对身体有不良影响，故古医籍有"产多乳众，则血枯杀人"之言。据现代医学家研究，认为早婚多产者容易患子宫颈癌等病。流产过多，对身体更为有害。这些保健工作，应在中青年时期便要做好，也是为了安度晚年打下良好的基础。

2. 乐观舒畅，安度更年期

妇女在绝经前后的几年，大约45～55岁这个时期，属于更年期。一般妇女50岁左右绝经，但亦有早至40岁、或晚至55岁才绝经者，这因各人的体质或生活环境而异。总之，从生育期过渡到没有生育这一段时期，称为更年期。《黄帝内经》谓"七七任脉虚，太冲脉衰少，天癸竭，地道不通，故形坏而无子也。"概括地指出了这一时期的情况和机理。西医认为此时卵巢功能减退，雌激素分泌量减少，机体从生育期内分泌旺盛过渡到减退的状态，由此而产生植物性神经紊乱等，临床上可出现多种多样的症状，如烦躁、忧郁、焦虑、头晕、烘热、多汗、失眠、心悸、情绪不稳、甚或阵发性啼哭、狂妄等，这些症状可三三两两出现，轻重不一，时间长短不定，短则一、二年，长则六、七年，而出现这些症状者，只是少数。因此，通过身体锻炼和精神上的修养，是可以预防这些症状出现的。

首先要精神开朗，思想乐观，心情舒畅。老年医学研究表明，乐观愉快，能使血液中增加一种有益于健康的化学物质，促进和调节人体的生理平衡，增强肌体的免疫能力，延缓衰老进程，而且有益于大脑皮层和神经的协调，消除身心疲劳，振奋精神，延缓大脑的老化。因此，老年人应该参加一些娱乐活动或旅游，切忌把自己关在家里，以免孤独抑郁。因为不良情绪会给大脑带来恶性刺激，导致人体各系统的机能紊乱而发病。长期抑郁，心绪不宁，使大脑处于紧张状态，肾上腺皮质激素分泌增多，神经、血管也处于紧张状态，则往往容易患老年性痴呆、癌症、冠心病、胃十二指肠溃疡等症。不良情绪可导致疾病，病痛又反过来影响情绪，这种恶性循环，不仅影响健康，并能影响寿命。因此，妇女在此阶段，必须乐观舒畅，维持身体健康，若稍有不适，既要及早调治，更要建立战胜疾病的信心，务求平稳地度过更年期，而愉快地进入老年期。

3. 胸怀坦荡，安享晚年

妇女度过更年期后，一般55岁便可退休。退休是人生过程中的一个转折点，需要有计划地重新加以安排。由于各人的身体和家庭情况有所不同，计划安排各异。但首要精神开朗、思想乐观，具有随遇而安的心态。《黄帝内经》谓"恬淡虚无，真气从之，精神内守，病安从来？"一个人无论什么时候，若能心情愉快，则血气和调，脏腑功能正常，抗御能力健旺，自可无病，没有疾病侵扰，则生理正常运转而健康。妇女进入退休年龄后，其实只是"天年"的一半（《黄帝内经》以百岁为天年；《尚书·洪范》以120岁为寿。可见我国古代是以100～120岁为人的天然寿命，这与现代外国生命学家研究的结论基本相同），这时期仅是达到天然寿命的中年，应是"不知老之将至"，此际"来日方长"，要有"老当益壮"之心态。对人的年寿有正确的认识，则不会有"去日苦多来日短"之感，心无挂虑，达到《黄帝内经》所言"内无思想之患，以恬愉为务，以自得为功"，自可安享晚年。

4. 食饮有节，起居有时

合理的饮食，对健康至关重要，老年人更应注意。饮食必须定时、定量。食物入胃，一般要有四五个小时才消化完毕。胃肠是习惯性和规律性的，进食应有基本固定的规律，相距时间太长、太短、甚或食无定时，均非所宜。老年人进食不宜过饱，食至七、八成便可以了，更不可暴饮暴食。若素有高血压或心脏病者，饱食以后，容易诱发中风或心肌梗死等心脑血管疾患。孔子曾说："肉虽多，不使胜食器，为酒无量，不及乱。"食物以清淡的蔬菜植物类为主，较为适宜。膏粱厚味的肥腻肉食，足以增加体内胆固醇。酒以不饮或少饮为佳。过甜、过咸的食品也不宜多吃。晨起喝一、两杯茶或进食一碗大米粥，对胃肠具有清利作用。每天适量吃些水果，保持大小便通畅，这对老年人是很重要的一种习惯。

至于食物的宜寒、宜热，那要按各人的体质而定，总要以食后自觉舒适，不会出现不适感为佳。

起居要有定时，以早眠早起为好，老年人一般每晚有六、七小时的睡眠就可以了，但中午应有一小时左右的午睡时间，以缓解疲劳。严寒酷暑，易生疾病，宜慎加防护。冬令宜多接触阳光，注意保暖；夏季宜到树木阴凉处纳凉，避免汗多，并可借此多吸新鲜空气。尽量适应四时气候的变化，可以避免感染疾病。《黄帝内经》谓"虚邪贼风，避之有时"，即是此意。

5. 劳逸有度，静养延年

活动与休息，总是交替进行的。动以养形，静以养气。一个人不活动或很少活动，则形体虚弱，甚或萎缩；过于安逸，则血脉滞碍，消化不良，肌肉不发达，体质羸弱，《黄帝内经》云："久卧伤气，久坐伤肉"。但过度疲劳，则消耗体力。虽说生命在于运动，但长寿在于静养。世俗人有这样比喻：青少年如猴的活泼跳跃，中壮年如马之千里奔驰；老年人如龟之潜藏宁静。人不可能有动而无静，亦不可有静而无动，白天以工作活动为主，夜间必需睡眠休息，这是一整天的劳逸结合。青少年精力充沛，应多运动；老年人身体机能减退，应休息多而活动少。这是一生历程中的劳逸有度。老僧所以能长寿，主要靠心无杂念，打坐静养。我国有两句格言："淡泊明志，宁静致远。"这对老年人更为适用。人到了退休时期，事业已告一段落，不应再追求个人的名利、患得患失，宜修身养性，淡泊自甘，宁静以延年，寿命自可长久，这是老年人重要的养生之道。

6. 寄情文化，雅致人生

妇女退休以后，家务当然不能完全不做，但不宜为家务所困。有孙辈者含饴弄孙，亦是人生一种乐趣，但不应像变相的保姆。应该有自己活动的园地，有自己的爱好乐趣。除注意上述的生活调节外，可选择一两种比较喜欢而有意义的事情以怡情悦性。如书法、写画、音乐、唱歌、读书、吟诗、写作、雕刻、集邮、下棋、种花、盆栽、刺绣等等。寄情于一种文化艺术之中，以增加生活情趣，陶冶性情，使精神有所寄托，避免无聊孤寂。但不要沉迷于打麻将等无益的活动。上述这些雅致的文化生活，是可以通过学习逐步培养起来，兴趣是可以慢慢形成的，主要在于决心而已。

（见《罗元恺女科述要》）

第六节　论逍遥散、定经汤等的沿革及其异同

以舒肝而调经的方子不少，其中以逍遥散与定经汤治疗月经不调为妇科所最常用。二方之组成。虽有相类似之处，但却分别侧重于调肝或滋肾，临床运用时应有所区别，兹探讨如下：

一、逍遥散的源流与发展

逍遥散首见于《太平惠民和剂局方·妇人诸疾》，几百年来用为治疗妇科月经病的常用方，影响深远，由此而演变的方剂不少。本方除治疗妇科病外，并具有其他广泛的疗效。据《太平惠民和剂局方》所述的功效有："治血虚劳倦，五心烦热，肢体疼痛，头目昏重，心忡颊赤，口燥咽干，发热盗汗，食减嗜卧及血热相搏，月水不调，脐腹胀痛，寒热如疟。又疗室女血弱阴虚，荣卫不和，痰嗽潮热，肢体羸瘦，渐成骨蒸。"按本方载于妇人诸疾门中，原文所主诸证，当以妇科病兼见者为主。方义着重于养血舒肝。肝主藏血，性喜条达，故凡肝血不足而肝气郁结者，均可用之。近年来，通过实验研究，证明本方能使肝细胞的变性、坏死等病理现象减轻，血清谷丙转氨酶活力下降，从而对慢性、迁延性肝炎等肝病有一定疗效。根据中医辨证论治、异病同治的原理，凡属肝郁血虚的病机所致的各种疾病，例如两胁作痛、寒热往来、头痛目眩、神疲食少、月经不调等，均可用之。

原方的组成为：甘草（微炙赤）半两　当归（去苗、锉，微炒）一两　茯苓

一两　白芍一两　白术一两　柴胡（去苗）一两

制法和服法：为粗末，每服二钱，水一大盏，烧生姜一块，切破，薄荷少许，同煎至七分，去滓热服，不拘时候。按本方以柴胡、白芍、薄荷疏达肝气，当归、白芍养血和肝，白术、茯苓、炙甘草、煨姜健脾和胃。全方着重养血舒肝，佐以健脾。《金匮要略》云："见肝之病，知肝传脾，当先实脾。"以木病可以乘脾土。本方的组成，充分体现其遵照仲景所提出的这个原则。从其所用之分量及煎服法看，是属于"轻剂"的范畴，剂型是粗末之散剂，每服仅二钱，且不用久煎，热服不拘时候者，意即每天不止服一次。散者，散也，轻可去实，肝气郁结不舒，属于实证之病机，故用散剂、轻剂以宣散之。热服不拘时，亦以助其升发之气。若用重剂久煎，反失轻清浮泄之义。方药之运用，若违反了中药之药性与药理，足以影响疗效。《医方集解》逍遥散的分量是：炙甘草五分，当归、白芍、茯苓均为一钱，保持了轻剂的原旨。今人用逍遥散的处方，各药动辄三、五钱，概用三碗水煎取一碗，有失原方的意旨，以致有些人服了感觉燥热，达不到轻清宣泄郁气之目的，影响了疗效。剂型与用量，必须遵照中医的理论和中药的药理。

逍遥散的来源，基本是根据四逆散之立法化裁而成的。四逆散为《伤寒论》用治邪热郁结于内，致成热厥之候的主方。方中用柴胡、白芍以疏肝解郁清热，枳实行脾气之壅滞，调中焦运化之功，甘草和中。四逆散为调理肝脾之祖方。逍遥散之立法，亦是以调肝理脾为主。方中柴胡、白芍舒肝平肝，少佐薄荷以增益其疏散条达之力，白芍与当归合用，养血以柔肝；白术、茯苓、甘草培补脾土，少佐煨姜以增强运化之效。诸药合用，使肝郁得解，血虚得养，脾虚得补。肝脾和调，气血畅利，则诸证可愈。四逆散与逍遥散虽均属舒肝和脾之剂，惟前者着重于气分，而后者则兼顾及血分，以此为异。

逍遥散创立以后，不断有所发展。薛己在《校注妇人良方》卷二十四于逍遥散原方加入牡丹皮、炒栀子各五分，柴胡亦为五分，其余各药均用一钱，名加味逍遥散（即一般称为丹栀逍遥散），用治肝脾血虚有热，遍身瘙痒，或口燥咽干，发热盗汗，食少嗜卧，小便涩滞。又治瘰疬流注虚热等症。《审视瑶函·卷四》丹栀逍遥散称为八味逍遥散。丹皮、炒栀子各七分，余药均用一钱，为粗末，水煎服。用治怒气伤肝，脾虚血少，致目暗不明，头目涩痛。肝郁容易化火，凡肝郁有热者，则丹栀逍遥散较为适用。《傅青主女科》在丹栀逍遥散基础上化裁出宣郁通经汤，即原方去茯苓、白术，加入香附、黄芩、郁金各一钱，白芥子二钱，当归、白芍、牡丹皮各五钱，炒栀子三钱，柴胡一钱。用治肝火炽盛，瘀热内郁而成血块，以致经水未来而腹先痛者。《医略六书·女科指要》则在逍遥散加入生地黄五钱，当归三钱，柴胡、甘草各五分，茯苓、白术、白芍各一钱五分。为粗末，每服二钱，加生姜一块，薄荷少许，水煎服，名黑逍遥散，用治肝郁脾虚，妇女崩漏，脉弦虚数者。《傅青主女科·经水先后无定期》中，在黑逍遥散基础上以山药易白术，以炒荆芥易煨姜、薄荷，再加入菟丝子，名曰定经汤。以上是逍遥散演变的概略。

二、逍遥散、定经汤等方义的异同及临床上的运用

从逍遥散发展为丹栀逍遥散、宣郁通经汤、黑逍遥散、定经汤等，是有其脉络相承的。但彼此同中有异，异中有同，其方义、剂型、分量及临床运用上各有所区别。由四逆散之着重调理肝脾气机，发展为逍遥散之兼顾养血柔肝，再发展为丹栀逍遥散、宣郁通经汤之兼清泻肝经郁热，再发展为黑逍遥散、定经汤之兼滋养肝肾。从药量来说，从分量轻少逐渐转为有些药物用量较重。从治疗范围来说，则从治疗多种疾病逐渐偏向专治妇女月经失调，而失调之中，其证候表现又有所差异。辨证选方时应分别掌握运用。

逍遥散着重疏解肝经之郁气。肝性条达，故宜用散剂以散之，量轻以扬之。轻可去实，故全方仅用粗末二钱，水一盏煎取七分，不事久煎，皆取其轻清上浮

而易于透达之意。虽或改用饮片，药量亦宜轻。从逍遥散系列几个方可证。近世医者不明此理，不论什么方药，每药概用10克、15克，有违中医学审方命药之准则。不知药量应轻则轻，应重则重，并非凡药量重均可增大其功力者。其实，药量轻重不同，会有不同的作用或出现相反的效果。这些例子是不少的。如桂枝汤之桂枝增加二两，则为桂枝加桂汤，不是治太阳中风，而是治奔豚气，可为例证。

定经汤是于舒肝、健脾、养血、滋肾之中，比较着重于滋肾养血。方中重用菟丝子、熟地黄以滋肾补肾，菟丝子、当归、白芍俱用至一两，熟地黄、山药五钱，药量均较重，茯苓三钱，炒荆芥二钱，柴胡五分。从各药分量的轻重，可见其着重于滋肾养血了。傅山认为："经水出诸肾，而肝为肾之子，肝郁则肾亦郁矣。肾郁而气必不宣，前后之或断或续，正肾之或通或闭耳。……治法宜舒肝之郁，即开肾之郁也。肝肾之郁既开，而经水自有一定之期矣。"经水出诸肾之观点，是根据《素问·上古天真论》论述月经来源之生理提出的。因肾气盛然后天癸至，天癸至才有月经来潮，故滋肾养血是调治月经之或通或闭的重要原则。当然，月经的定期来潮，还要赖肝、脾的共同协调，但以肾水的充沛为根本，而以血为用事。肝主藏血，脾主统血、肾、肝、脾互相支持协调，使任脉通、冲脉盛，则月事以时下，否则便断续不调。故定经汤从肾、肝、脾兼顾以治月经失调，是比较全面而以肾为重点的。肾为阴中之阴，位居下焦，故滋肾药宜重。补可扶弱，重可镇怯而直达下焦，以收水到渠成之效。

关于诸逍遥散、宣郁通经汤、定经汤在临床上的运用，分述如下：

（1）肝气郁而不舒，以致经行不畅，先后多少不定，或经前乳房、少腹胀痛，胸胁苦满，头痛目眩，舌色黯滞，苔薄白，脉弦者，宜用逍遥散。

（2）若肝郁化火，烦躁易怒，口苦咽干，五心烦热，小便涩赤，发热面红，舌边稍红，苔黄，脉弦略数者，宜丹栀逍遥散。

（3）若肝火炽盛，煎熬津血，以致经血紫黑成块，经前腹痛，舌红苔黄，脉弦数者，宜宣郁通经汤以降肝火、利肝气、解肝郁而兼养肝血。

（4）若肾水不足，水不涵木，木盛乘土，以致月经后期量少，面色晦黯，脉弦细者，宜黑逍遥散。

（5）倘肾水亏损，肝失所养，肝血不足，以致气郁不舒，因而月经延后，稀发，甚或闭止不行，眼眶黯黑，面额部有黯黑斑，舌黯不荣，脉弦细尺弱者，则宜用定经汤。正如傅氏所说，"此方舒肝肾之气，非通经之药也；补肝肾之精，非利水之品也。肝肾之气舒而通，肝肾之精旺而水利，不治之治，正妙于治也。"他所说之水，是指经水，非小水之谓。从其谓"非通经之药"一言，可知定经汤所治，着重于后期、稀发、闭经之不调，方药并非攻伐去瘀通经之剂，但通过滋肾养血以达到通经之目的，故曰"不治之治，正妙于治也"。从临证实践来说，很多月经稀发、闭经之患者，以肾水亏损者居多，故须用补而通之，或先补后攻之法，因势利导，使水到渠成，便可奏效。定经汤重用菟丝子、熟地黄以滋水补肾，增益月经生化之源，并重用当归、白芍以养血柔肝，山药、茯苓以健脾，少佐柴胡、荆芥以舒发肝气。水足血旺，肝气得舒，经水自可来潮。

从上列各方的加减化裁，可见方药是不能执泥不变的，应该按不尽相同的病机与证候，而分别选方命药，才能收到预期的效果。

（见《罗元恺论医集》）

第七节　保产无忧散和生化汤新解

保产无忧散见于《傅青主女科·产后编》，生化汤首见于《景岳全书·妇人规古方》，两方均普遍流行于民间，广为使用，前方应用于妊娠晚期及分娩之前，后方用于新产之后。《景岳全书·妇人规古方》亦载有保生无忧散，但与傅氏所载和后世广泛流传使用者不同，仅方名相同而已，在此不作讨论。

保产无忧散又名保产无忧方、神验保生无忧散，俗称十二太保，加一味黄芩则称十三太保。一般用于妊娠7个月后及临产前，以防治难产。该方由下列药物组成：当归（酒洗）、川芎各4.5克，荆芥穗（炒焦）、炙黄芪各2.5克，艾叶（炒）、厚朴（姜炒）各2克，枳壳（麸炒）2克，菟丝子（酒炒）4克，川贝母（去心）3克，白芍（酒炒）3.5克，羌活、甘草各1.5克，生姜3片。妊娠7个月后每月三五服，临产热服，若虚极加入人参1.5克。清代以后妇产科专书多有刊载该方。程钟龄之《医学心悟·妇人门》在该方后云："妇人临产先服一、二剂，自然易生。或横生倒产。甚至连日不生，连服一、二剂，应手取效，永救孕妇产难之灾，常保子母安全之吉。"并云："此方流传海内，用者无不响应，而制方之妙，人皆不得其解，是故疑信参半。余因解之。新孕妇人，胎气完固，腹皮紧窄，气血裹其胞胎，最难转动，此方用撑法焉。当归、川芎、白芍养血活血者也；厚朴去瘀血者也，用之撑开血脉，俾恶露不致填塞；羌活、荆芥，疏通太阳（经），将背后一撑，太阳经脉最长，太阳治而诸经皆治；枳壳疏理结气，将前面一撑，俾胎气敛抑而无阻滞之虞；艾叶温暖之宫，撑动子宫，则胞胎灵动；川贝母、菟丝子，最能运胎顺产，将胎气全体一撑，大具天然活泼之趣矣。加黄芪者，所以撑扶元气，元气旺则转运有力也。生姜通神明、去秽恶，散寒止呕，所以撑扶正气而安胃气；甘草协和诸药，俾其左宜右有而全其撑法之神者也。"历来对本方无合理详尽的方解，程氏之说，遂成为唯一的解释。由于本方对临产孕妇确有一定的防治难产效果，近年来报导其可治胎位不正，说明它对晚期孕妇有调整机体的作用，实践有效，自有真理存焉。程氏撑法之解释，从今天来看，还缺乏科学的说服力。其实，本方具有活血化瘀行气益气的作用，能帮助晚期孕妇及临产时的血气流动，因而达到助胎顺产之目的。

第四军医大学对晚期孕妇通过甲皱微循环、血液流变学的观察，结合对孕鼠的实验研究，提示正常晚期孕妇出现血液流动较为缓慢，主要原因是红细胞变形能力差和血红细胞聚集性增强，证明晚期孕妇已有血瘀情况存在，也是产后血瘀成因之一，为产后多瘀的渊源。基此情况，于晚期孕妇适当予以活血化瘀、行气益气之剂，对临产及产时是有所帮助的。保产无忧散正是适合这一时期的机理而设。方中川芎、当归、芍药活血化瘀，厚朴、枳壳、羌活行气，荆芥、艾叶温行气血，黄芪益气，菟丝子护胎，川贝母实验证明其能兴奋子宫，《甄权本草》谓其可治产难。中药是具有多种作用的，川贝母不单纯在于除痰也。甘草和中缓急，能抑制平滑肌活动、缓解子宫肌痉挛而止腹痛。全方共奏活血化瘀行气益气缓急护胎之功，使血气流畅，机能活泼，有利于临产分娩，故可防治难产。本方主要用于产前调整身体的机制，故用轻剂，各药分量均轻，以达到灵活转枢之效，不用攻破逐瘀只用活血之品，佐以益气护胎之药，通过活血行气以达到顺利分娩之目的，正是本方配制涵义。

生化汤始见于《景岳全书·妇人规古方》，称钱氏生化汤，乃会稽钱氏世传治妇人者。其方经物组成为：当归15克，川芎6克，炙甘草1.5克，焦姜1克，桃仁10粒（去皮尖），熟地黄9克。方后亦说一方无熟地黄。《傅青主女科·产后编》所引是无熟地黄者，后世亦多用无熟地黄这一首方。

景岳在该方后附有加减法：①胎衣不下或血冷、气闭、血枯、气弱等证，连服生化汤二、三剂，即下；或用此送服益母丸一丸，即下。盖益母草行血养血，性善走而不伤人者也。②凡妇人无论胎前产后，皆宜此药。③凡血晕、虚晕，加荆芥穗2克。④凡产妇气虚、气脱，倦怠无力，加人参、黄芪。⑤凡阳虚厥逆，加附子、肉桂。⑥脉虚烦渴，加麦冬、五味。⑦气壅有痰，加陈皮、竹沥。⑧血虚血燥便结，加麻仁、杏仁、苁蓉。⑨多汗不眠，加茯神、枣仁、黄芪。上体多汗加麻黄根；下体多汗加汉防己。⑩烦热加牡丹皮、地骨皮。⑪口噤如弓反张瘛疭者，加荆芥、防风各1克。⑫恶露未尽，身发寒热、头痛胁胀，其小腹必然胀痛，加红花、牡丹皮、肉桂各1克，延胡索3克。⑬内伤饮食，加山楂、陈皮、砂仁或神曲、麦芽。⑭外伤寒湿，或加苍术、白术。⑮血积食积，胃有燥粪，腹胀痛，加大黄6克。产后下血不止，或如屋漏水，沉黑不红，或断或来，或如水，或有块，淋沥不休，此气血大虚之候，不可误用寒凉，其脉浮脱者，可加附子辈诸阳分药。否则不救矣。佛手散单用当归9克、川芎6克，此即其变方也。《傅青主女科·产后编》所载之生化汤，通过加减化裁列出了多首生化汤，基本上也是根据《妇人规古方》的加减法而来。生化汤主要用于新产之活血化瘀、祛风散寒和中，以促恶露之及早排出，故除川芎、当归外，配以桃仁、煨姜、炙甘草。

生化汤与保产无忧散均有活血行瘀的作用，但对象不同，故配伍有异，惟却有相互连系之妙。近年来有学者以生化汤加益母草作动物实验，结果显示该方对正常育龄小鼠有对抗雌激素所致的子宫充血水肿增生肥厚的作用；而对去卵巢小鼠则可促进子宫增重，提示该方在卵巢功能下降时又能代偿部分卵巢功能，以防止子宫萎缩。此实验初步说明生化汤既能生又能化的双相药性作用。又有学者以生化汤加红花，对100例产后子宫复旧不良和子宫收缩痛者与同时期用麦角新碱者进行对照比较，结果认为加红生化汤对促进产后子宫复旧，较麦角新碱为好。

生化汤虽然是一条古方，但使用时亦应根据产妇的体质和临床表现不同而适当加减化裁，才符合中医辨证用药的原则。世人或时医不问情况，概行用生化汤煎服，疗效不一定理想。

产后多虚、多瘀。分娩本是一个生理过程，而新产及产后会由此而出现一些病理现象。产后多虚是由于产时耗损血气，一时未能恢复所致；产后多瘀则由于晚期妊娠已有血流缓慢滞碍的现象，加以有恶露存在，影响子宫复旧和新血的滋长。生化汤，特别是生化汤加益母草对促进子宫收缩和迅速排尽恶露具有良好的活血去瘀作用。我在临床应用上有同样的体会。生化汤也是轻剂，轻可去实，药量不宜过重，否则会出现相反作用而增加出血量，这是值得注意的。若加益母草则可用至30克，它能增强子宫肌的收缩力和紧张性，作用与脑垂体后叶激素相似而较平稳，有效部分以叶为佳，并有利尿作用，不仅为月经病和产后病之常用药，且可作为肾炎利尿之理想药物。

（见《罗元恺女科述要》）

第八节　当归对妇科病的宜忌

当归向来被视为妇科调经补血之圣药。妇女以血为主，民间凡有妇科疾患，往往自煎当归饮服，而医者对于各种妇科病，方中亦每配伍当归，似乎当归对一切妇科疾病皆可施用，无需辨证，这不符合中医因证用药之要旨。殊不知当归对妇科病亦有所宜、忌，未可概行施用也。

当归性味甘平温，《名医别录》认为其辛、大温。凡辛温之品，只适宜于虚寒之体及寒凝之证。若血少而阴虚者，则当归虽有补血之功，亦不宜用，或不宜独用，以其辛温助阳，则不能益阴以生血。遇此证候，以选用滋润养血之品如熟地黄、黄精、枸杞子、何首乌、鸡血藤之类为宜。

妇科病以血证较多，如月经过多、崩漏、经行吐衄、经间期出血、胎漏、胎动不安、妊娠卒下血等，均以出血为主证，这些妇科血证，在其出血未止时，多不宜用当归，否则往往反而增加其出血，这是我从临床实践中得出的深刻体会。上述这些妇科血证，是生理上不应该有的现象，乃属病理性的出血，应及时加以止血，欲其止血，需使血脉宁静，才能达到目的。《景岳全书·本草正义》云："当归其气辛而动，故欲其静者当避之。凡阴中火盛者，当归能动血，亦非所宜。……其要在动、滑二字，若妇人经期血滞，临产催生及产后儿枕作痛，俱当以此为君。"这里已基本说出运用当归之宜忌矣。若妇女月经过少、月经先后无定期、月经稀发、闭经、痛经、恶露不行等血行滞碍之症，自宜运用当归以助其遄行。倘阳盛火旺而出血过多者，均不宜用。《本草正义》在当归条中说："若吐血衄血之气火升浮者，助以温升，岂不为虎傅翼？是止血二字之所当因证而施，固不可拘守其止之一字而误谓其无所不可也。且凡失血之症，气火冲激，扰动血络，而循行不守故道者，实居多数。当归之气味俱厚，行则有余，守则不足，亦不可过信'当其所归'一语，而有循名失实之咎。"说明古人对当归早有正确的认识。无奈世人误以为当归是妇科之圣药，补血之通剂，不求辨证，概行施用，这不仅不能愈病，有时反而增病，良可慨也！近世名医张山雷对此有深刻的体验，他在《沈氏女科辑要笺正·血崩》中指出："当归一药，富有脂液，气味俱厚，向来视为补血要剂，固亦未可厚非，在阳气不足之体，血行不及，得此温和流之品，助其遄行，未尝非活血益血之良药。惟其气最雄，走而不守，苟其阴不涵阳而为失血，则辛温助动，实为大禁。"并附有血崩一案，患者原由张氏用滋阴补土之法治疗，病情稳定。另一医者加用当归三钱，仅进一剂，鲜血陡然暴下，几致厥脱，特录之以为世人戒。这确是经验之谈。据药理研究，当归对子宫有两种不同作用的成分，一是抑制，一为兴奋，后者易溶于水，故煎服当归，能使子宫兴奋，在子宫出血期间，煎服当归，会令子宫兴奋，这是促使出血增多之原因。一般月经过多及崩漏之患者，为了想补血，往往自诉曾服当归而未愈。余嘱其回忆服用前后的情况，多谓服后反而增加血量者，不知何故云云。余随给予解释，才恍然大悟。其实当归不仅出血期间不宜用，凡妇科病中有阴虚火旺者均非所宜。故对常用中药使用的宜忌，有加以详细阐明并广为宣传的必要，以免贻误也。

（见《罗元恺论医集》）

第九节　漫谈"黄芩白术乃安胎圣药"之说

　　胎动不安乃妊娠常见病症，其原因很多，安胎之法，必须辨证施治，方能奏效，固执一方一法，实难达到预期的效果。自金元以来，朱丹溪提出所谓："黄芩白术乃安胎圣药"之说，对后世影响很大，至今仍有人持此二味作为安胎必用之药者，胎或能安，则更坚信不疑；如果服药后胎不能安而坠堕，则认为已尽了医药之能事而安之若素。事实是否这样呢？根据个人经验，对此说不能苟同。

　　《丹溪心法·金匮当归散论》说："妇人有孕则碍脾，运化迟而生湿，湿而生热，古人用白术黄芩为安胎之圣药，盖白术补脾燥湿，黄芩清热故也。况妊娠赖血培养，此方有当归川芎芍药，以保血尤为备也，服此药则易产，所生男女兼无胎毒，则痘疹亦稀，无病易育，而聪明智慧不假言矣。"本来，张仲景的《金匮要略·妇人妊娠病脉证并治》只说："妇人妊娠，宜常服当归散主之。"当归散原方是："当归、黄芩、芍药、川芎各一斤，白术半斤。右五味，杵为散，酒饭服方寸匕，日再服。妊娠常服，即易产，胎无疾苦，产后百病，悉主之。"清代医学家尤在泾于《金匮心典》注释说："妊娠之后，最虑湿热伤动胎气，故于芎归芍养血之中，用白术除湿，黄芩除热。丹溪称黄芩白术为安胎圣药，夫芩术非能安胎者，去湿热而胎自安耳。"《医宗金鉴》注释云："妊娠无病，不须服药，若其人瘦而有热，恐耗血伤胎，宜常服此以安之。"这两家解释，似较允当。原张仲景本方，并无突出黄芩白术为安胎主药之意，且白术只占其余四味药之半量，并非当归散之主药可知。但朱丹溪又说："条芩白术乃安胎圣药，俗以黄芩为寒而不用，反谓温热药能养胎，殊不知胎孕宜清热养血，使血循经而不妄行，乃能养胎。"他的立论，自有其一方面的道理。但他解释当归散时，却谓"古人用白术黄芩为安胎圣药"，未免歪曲古人意，而妄下断语。从学术态度来说，实在不够严肃。查孙思邈的《备急千金要方·妇人方》以至宋代著名医学家陈自明的《妇人良方大全》等较朱丹溪为早的妇产科典籍，均未有"黄芩白术为安胎圣药"之说，朱丹溪却以"古人"二字冠之，亦不过托古以自重而已。至谓"所生男女兼无胎毒，则痘疹亦稀，无病易育"，亦属浮词。后更谓"而聪明智慧不假言矣"则更属唯心之论。

清代医学家陈修园《女科要旨》讲了一段故事，兹抄录如下："余内子每得胎三月必坠，遵丹溪法，用药连坠五次，后余赴省应试，内子胎适三个月，漏红欲坠，先慈延族伯延义，以四物汤加鹿角胶、补骨脂、杜仲、续断各二钱，一服而安，令每旬一次，余归已六个月矣。阅其方大为一骇，叹曰：补骨脂《本草纲目》载其坠胎，又合鹿角胶、杜仲之温，川芎之行以助之，竟能如此之效，设余在家，势必力争，又以黄芩、白术坠之矣。此后凡遇胎漏欲坠之症，不敢专主凉血。"陈修园是以崇古著名的医家，食古不化，亦身受其害，以后，在事实面前得到一次深刻的教训，才有所醒悟，后来订出一条"新定所以载丸"（人参、白术、杜仲、桑寄生、茯苓、枣肉为丸，米汤送服）以治胎动不安。

对于朱丹溪之论点，张景岳在《妇人规》已提异议。他说："凡妊娠胎气不安者，证本非一，治亦不同，盖胎气不安，必有所因，或虚、或实、或寒、或热，皆能为胎气之病，去其所病，便是安胎之法，故安胎之方，不可执，亦不可泥其月数，但当随证随经，因其病而药之，乃为至善，若谓白术、黄芩乃安胎之圣药，执而用之，鲜不误矣。"他更详细解释说："治热用黄芩，寒则不宜也；非惟寒者不宜，即平气者亦不宜。盖凡今之胎妇，气实者少，气虚者多，气虚则阳虚，而再用黄芩，有即受其损而病者，有用时虽或未觉，而阴损胎元，暗残母气，以致产妇羸困，或儿多脾病者，多由乎此，奈今人不能察理，但以'圣药'二字，认为胎家必用之药，无论人之阴阳强弱，凡属安胎，无不用之，其害盖不少矣。至若白术虽善安胎，然或用之不善，此其性燥而气闭，故凡阴虚者非可独用，气滞者亦当权宜。"张景岳这个论点切中时弊，较为正确，现在重温一下，颇有必要。

我认为，妊娠妇女如身体有所不适，应随证随人，按其虚实寒热加以调治，而避免使用犯胎药。如早期妊娠而有少量阴道流血、腰酸腹痛、下坠感等先兆流产证候，则必须进行安胎，按固肾补气、止血养血为主的原则治理。经云："胞脉系于肾"，肾以载胎，血以养胎。早期先兆流产，除身体虚弱，胚胎先天发育不良及跌仆挫损伤冲任等外，主要由于肾脾亏损，伤及冲任，以致不能系胞载胎及摄血养胎，其诱因多由于妊娠三月内不能节制房事及劳力过度所致。故《傅青主女科》对导致"小产"的几种原因，首重行房不慎，治法提出以固肾补气摄血安胎为主。临床常用的方药可选用《医学衷中参西录》的寿胎丸（菟丝子、阿胶、续断、桑寄生）合四君子汤加减化裁。寿胎丸以菟丝子为主，《中国药学大辞典》谓其能"补肝肾、生精髓，用作强壮收敛药"。《圣惠方》谓其可治难产。我个人经验，认为菟丝子是固肾安胎的主药，补而不燥，是补益肝肾的理想药物，而且药价便宜，药源不缺。桑寄生是固肾养血安胎止漏之品，兼有强腰壮骨之功。续断温补肝肾，暖子宫、止胎漏，强筋骨。阿胶有滋肾安胎、养血止血的作用。本方具有滋养肝肾，止血安胎的功效。四君子汤补气健脾，在本方的基础上，可加入何首乌、熟地黄以滋肾养血，少量春砂仁以化气安胎，并防止阿胶、菟丝子、熟地黄的滋滞。我用此方治疗多例先兆流产和习惯性流产之有先兆症状者，均能奏效。当然，如果流血过多、时间过长，或胎元不正、胎萎不长，甚至已成不可避免流产者，则当别论。

"黄芩、白术乃安胎圣药"之说，应该重新评价，以免误人。

（见《罗元恺医著选》）

第十节 对"柴胡劫肝阴、葛根竭胃汁"的评议

温病学派代表人物之一的叶天士在《三时伏气外感篇》和《幼科要略》中都提出了"柴胡劫肝阴，葛根竭胃汁"之言，由于叶氏是医学名家，此言对后世影响很大，尤以江南一带为甚。叶氏此言，是在论治小儿暑疟症中说的，历来对此有不同的见解。如徐灵胎在该段的眉批云："古人治疟，独重柴胡，此老独不用柴胡，……历古相传之定法，敢于轻毁，即此一端，其立心不可问矣。"又在批注云："此说何来？此老终身与柴胡为仇，何也？"可见徐氏是极力反对此说的。查叶氏在《临证指南医案·疟症》的170案中，基本上没有用柴胡、葛根，其中只有一例用柴胡梢，而比较多用者为青蒿、知母、黄芩、草果、花粉、乌梅、麦冬、半夏、鳖甲等药。徐氏又在叶氏疟疾医案之后加具评语说："古圣凡一病有一方，如疟疾，小柴胡汤，主方也。证象不同，总以此方加减。或有别证，则不用原方亦可。盖不用柴胡汤而亦愈者，固有此理，若以为疟疾而断不可用柴胡，则乱道矣。……夫柴胡汤少阳经之主方，凡寒热往来之证，非此不可，而仲景用柴胡之处最多。《伤寒论》凡伤寒之柴胡证有数论，但见一证便是，不必悉具。其推崇柴胡如此。乃此老偏与圣人相背，独不用柴胡。譬之太阳证，独不许用桂枝，阳明证独不许用葛根；此必无知妄人，岂有老名医而有此等理论者，真天下之怪事也。"徐氏对叶氏这一论说，抨击甚烈，其中未免夹杂有崇古的偏见。其实，温病学家，就是具有向前发展精神而突破伤寒论范畴、创立新见。故王孟英反驳徐氏之言曰："柴、葛之弊二语，见林北海重刊张司农《治暑全书》，叶氏引用，原非杜撰，徊溪（即徐灵胎）妄评，殊欠考也。"徐、王二

氏各有不同意见，如何评价叶氏这两句话？我以为应结合临床实践来考虑。

叶氏此语，是针对小儿暑疟的用药而发的，且对当时的医者具有纠偏之意，原非概论柴胡、葛根之性能。查柴胡气味苦平。《神农本草经》谓其主治心腹肠胃中结气、饮食积聚、寒热邪气，能推陈致新。《本草纲目》谓其"治阳气下陷，平肝胆三焦包络相火及头痛眩晕，目昏赤痛障翳，耳鸣聋，诸疟，及肥气寒热，妇人热入血室，经水不调，小儿痘疹余热，五疳羸热。"柴胡有两个不同品种，一为北柴胡，一为银柴胡，作用有所不同，一般所用之柴胡，主要是指北柴胡而言。综合各家本草所言柴胡的作用和功效，可归纳为下列四项：①升举阳气，须与人参、黄芪、白术配伍。②退热，尤适宜于往来寒热，宜与黄芩相配伍。③舒肝解郁，调和肠胃，宜与白芍、枳实、甘草相配伍。④调理月经，须与当归、白芍相配伍。柴胡是气分之疏解药，据个人的经验，邪在气分而未入营分及阴津未亏损者可用，若舌质红绛无苔而干者忌用。暑疟容易伤阴，这可能是叶氏提出"柴胡劫肝阴"之所本，他不用柴胡治疟，而改用青蒿等，确属一种发明，现已证明青蒿中所含之青蒿素，是治疟之良药，这不能不说是叶氏之经验。因为同一种病可用不同的药物，均可能有效，经过历史的验证和比较，后来发现的药往往比以前所用的药效果更佳，这是医药发展必然的趋势。柴胡有它的疗效，但也有它忌用的情况。叶氏提出柴胡劫肝阴之言，可能也是针对当时医者滥用柴胡之警惕语。如寇宗奭云："柴胡《神农本草经》并无一字治劳，今人治劳方中，鲜有不用者，呜呼：凡此误世甚多。……若或无热，得此愈甚，虽至死，人亦不怨，目击甚多。日华子又谓补五劳七伤，药性论亦谓治劳乏羸瘦，若此等病，苟无实热，医者执而用之，不死何待？"由此可见当时滥用柴胡之一斑。叶氏在此二语之前说："若幼科，庸俗但以柴胡去参，或香薷葛根之属"，继而才曰："不知柴胡劫肝阴、葛根竭胃汁。"所谓柴胡去参，即指用小柴胡汤去人参，或用香薷葛根以治小儿暑疟，有药不甚对证之处，这条语气，具有对滥用柴胡、葛根者加以纠偏之意。柴胡虽可退热，但对肝阴亏损或暑热伤津者，实不宜用也。

葛根气味甘平，《名医别录》谓"生根汁大寒"，《神农本草经》谓其"主治消渴，身大热，呕吐，诸痹，起阴气，解诸毒"。《本草纲目》谓其能"散邪火"。葛根原是甘凉解肌清热发表之品，具有升发津液之作用，使胃津上承，故能治中上焦之消渴。张元素谓其能"升阳生津"。若属于虚证之气不化津，口舌干渴，则非葛根所宜了。且升发太过，表散出汗过多，对胃液反而有影响，故苏颂指出"勿多用"。我们曾以葛根煎液作离体蛙心的药理试验，滴进一、二滴葛根煎液后，蛙心很快便停止跳动。据日本三浦孝次报导，葛根含有一种生物碱，具有很强的乙酰胆碱样作用，表现为心脏抑制、血管扩张、内脏平滑肌兴奋、括约肌松弛等。根据在临床上的观察，凡体弱之人喝了大剂之葛根煎液，往往会感到头晕、作闷、出汗等现象。故心、胃虚弱者服用葛根是要慎重的。《药学大辞典》指出："凡阴虚火炎与上盛下虚者忌用。"小儿是稚阴稚阳之体，对葛根使用应加谨慎，尤其不宜用量过大。叶氏谓"葛根竭胃汁"，可能是根据这些现象来说的。总之，叶氏对柴胡、葛根的提法，虽不够全面，并有语焉不详之缺点，但他针对一些人滥用柴胡、葛根而予以纠偏，是有其一定意义的。惟因此而影响后人不敢使用柴胡、葛根，不能发挥二药应有的疗效，这点是叶氏始料所不及的吧。寇宗奭指出："注释本草，一字亦不可忽，盖万世之后，所误无穷，可不慎哉！"这些话，对科学工作者来说，是非常重要的。

（见《罗元恺论医集》）

第十一节 论柴胡的运用

柴胡，以伞形科多年生草本植物狭叶柴胡的根入药，处方名称为北柴胡，以别于石竹科植物的银柴胡。前者入药时代较早而用途较广；后者入药时代较晚而功效着重于清解虚热。本文只限于北柴胡的论述。

柴胡自汉代张仲景《伤寒论》以降，为历代医家所常用。《神农本草经》列之为上品，称其味苦性平，主治心腹肠胃中结气，饮食积聚，寒热邪气，推陈致新。《本草纲目》称其能平肝、胆、三焦、包络相火，及治头痛眩晕，目昏赤痛障翳，耳聋耳鸣，疗诸疟及肥气寒热，妇人热入血室，经水不调。《本草备要》概括其作用为宣散、发表、和里、退热、升阳。《伤寒论》《金匮要略》以柴胡为主药者如小柴胡汤、大柴胡汤、柴胡桂枝汤、柴胡加龙骨牡蛎汤等，基本以解退邪热为主，故柴胡用量最重，比起方中其他各药的用量，大约加重一倍。例如小柴胡汤中柴胡半斤，其他各药均三两而已。后世以柴胡舒肝解郁为主之常用方如逍遥散（《太平惠民和剂局方》）、柴胡疏肝散（《景岳全书·古方八阵》）中，柴胡与其他配伍药物的用量大致相等。另外，以柴胡作为升举阳气之佐使药者有补中益气汤（《脾胃论》）、完带汤与定经汤（《傅青主女科》）等，则用量均轻。各类医著方剂之用柴胡者甚多，不胜枚举，但基本不出上列三类范围，以上仅列举一些有代表性者为例耳。

叶香岩在《三时伏气外感篇》中有"柴胡劫肝阴"之说，这对后学者之使用柴胡影响颇大，用之不免有戒心。广东有些地区的医生怕用柴胡，患者也怕服柴胡。从医学流派来看，温病学派少用甚或不敢用柴胡，伤寒学派则常用或重用柴胡。对于柴胡究应如何掌握运用，是值得深入研究并定出一个规范的。

其实，药物性能总是有所偏，医生用药，就是用以补偏救弊，用得其当，则效如桴鼓，用得不当，即甘草、大枣，也不适宜。对柴胡之使用，更是如此。运用时必须很好地掌握其性能、气味、归经、配伍、分量、禁忌等，才能发挥其所长而避免其副作用。兹就个人对运用柴胡的经验体会阐述于下，以供参考。

一、用于疏解外邪以退热

柴胡味苦微寒，能升散解表，为清解少阳、肝胆、三焦经邪热之要药，主治往来寒热、胸胁满痛、口苦头痛等证。据现代药理研究，柴胡具有抗菌、抗病毒、退热等作用，并能镇静、镇痛。在体外试验，它对流感病毒和结核杆菌的生长及疟原虫的发育均有抑制作用，同时还有利肝、促进肠蠕动等功能。这与历代本草所记述之功效相符。从中医药的理论来说；由于它能宣升表散，所以对于伤寒早、中期的发热，也就是邪热留恋于太阳、少阳经时之发热或往来寒热者，可用它作为退热之主药。但必须舌质不红绛，舌苔白或微黄而不干燥，亦即邪在卫分、气分而未入营伤阴者，才可使用。作为宣散退热之用，则剂量宜稍重，可用至15～18克，同时应配伍黄芩、芍药、栀子、茵陈之类，以助其退热之功。若热病已伤阴，津液亏损及肝阳上亢，舌质红绛而干，少苔或光绛无苔者，则应忌用。叶香岩因针对儿科患暑疟，庸俗者不问其是否伤津伤阴而滥用柴胡解表之药，指出这是不符合辨证论治原则的。所谓"柴胡劫肝阴"之言，应理解为肝阴亏损者，不宜再用柴胡升散解表以再耗其阴。按柴胡含有挥发油（内有柴胡醇）、脂肪油、植物甾醇等，对身体有一定的刺激作用，故在伤阴阶段，则不适用。

二、用于疏肝、解郁、调经

柴胡能平肝胆、三焦相火及解胸胁中结气，治头痛眩晕，月经不调，这是柴胡宣散气机的作用所取得的效果，方剂中以逍遥散、丹栀逍遥散、四逆散等为代表。逍遥散功能疏肝解郁，健脾养血。治肝郁血虚而致两胁作痛，头痛目眩，口燥咽干，神疲食少，或见寒热往来，月经不调，乳房胀痛。近代也用于慢性肝炎之属于肝郁脾虚者。逍遥散从舒肝健脾着眼，仲景谓见肝之病，当先实脾，以防木病克土。若兼肝经郁热者，则加牡丹皮、栀子，

以清肝胆之郁热。四逆散功能透解郁热，疏肝理气，其人或咳、或悸、或小便不利、或腹中痛、或泄利下重者。近代也用于急、慢性肝炎，肋间神经痛，胃及十二指肠溃疡等属于肝气郁滞者。本类方剂，宜配伍芍药、当归、枳实、甘草等。柴胡用量宜适中，与配伍药分量大体相同，一般可用6～9克。

三、用于升举阳气

柴胡具有升举阳气之功，但必须与补气健脾药相伍，以发挥其辅佐的作用。凡气虚下陷，清浊不分，以致洞泄寒中，脱肛、颓疝、崩漏、带下、月经不调等，须于补气健脾药中，配以少量之柴胡，以助其升阳之效。此法如李东垣之补中益气汤、傅青主之完带汤、定经汤等均属之。补中益气汤是于人参、黄芪、白术、甘草等补气健脾药中，加入三分之柴胡；完带汤则于白术、苍术、人参、山药、陈皮、甘草等健脾燥湿药中，配以六分柴胡；定经汤则于茯苓、山药、菟丝子、当归等健脾补肾药中，佐以五分柴胡。其份量均不到一钱，故柴胡之用于升阳者，用量以3克左右为宜。从中药升降浮沉之理论来说，量轻则有利于升浮也。

有些人使用柴胡，不讲求配伍和用量，不论用于什么病，一律10克左右，这

是不符合中医用药之原则的。须知同一药物，用量不同，可以有不同的效果。如黄芪轻用可以升高血压，重用则可降低血压；白术用10～15克可以健脾止泻，重用至60克却能润下大便而治便秘（宜配30克生地黄）。这些例子不少，中西药都有类此情况。有些人以为中药用量可以随便，这是轻视中医中药的一种表现。中药用量轻重不同，功效各异，不独柴胡为然也。

（见《罗元恺论医集》）

第十二节　对"女子以肝为先天"一说的商榷

　　"女子以肝为先天"之说，见于叶天士的《临证指南·淋带》医案中。原文云："女科病，多倍于男子，而胎产调经为主要。淋滞瘕泄，奇经空虚，刚如桂、附，柔如地、味，皆非奇经治法，先以震灵丹固之。"（注：震灵丹由禹余粮、代赭石、紫石英、赤石脂、乳香、没药、五灵脂、朱砂等制成）又秦天一在该书总结月经病时说："今观叶先生案，奇经八脉，固属扼要，其次最重调肝，因女子以肝为先天。阴性凝结，易于拂郁，郁则气滞血亦滞，木病必防土，故次重脾胃。"为什么女子以肝为先天？叶氏未有详细说明，只谓妇女病与奇经有密切关系，叶氏妇科医案，确是比较重视调摄奇经。奇经，是指八脉而言。奇经八脉，并非全由肝经所主，只是冲脉与肝经最为密切。故秦氏之解释，理由实欠充分。后世由于叶氏之声誉崇高，不深究其说是否合理，往往据此以说明妇女之生理、病理特点。由于此说关系到中医妇科学的基本理论问题，也涉及中医整个理论体系问题，关系较大，有加以深入探讨之必要。

　　"先天"一词，是中医学的学术用语，它具有两种含义，其一指先天时而行事及四时之气先天时而至。如《素问·气交变大论》说："……故太过者先天，不及者后天。"其二指生命原始之本元。如《医宗必读》说："先天之本在肾。"这与脾胃主水谷精气者称为后天相对而言。第二种说法，已为中医学理论所袭用。人之体质，与禀赋于父母先天之精气有密切关系，现代生物学上称为遗传因子。禀赋壮盛者，有利于胚胎之发育成长，出生以后、当然仰赖于水谷之精微以滋养，但先天之因素，还是继续在机体起一定之作用。先天可以促后天，后天所以养先天，相辅相成，不论男女之均属如此，并无例外。故先天对人体具有极其重要并且起着根本的作用。

《中国医学大辞典·先天》条说："人体受胎时之真元也。故称人禀赋之强弱曰先天，其身体弱者，则曰先天不足。"又《中医大辞典·先天之本》条也说，"先天，指人体受胎时之胎元，从生殖机能男女生殖之精形成胚胎，以及身体之发育、防病、抗病，肾都起着重要作用，故曰先天之本在肾。凡人禀赋强，称为先天充足；禀赋弱称为先天不足。"这里将肾主先天之理说得非常清楚了。

《灵枢·本神》篇说："故生之来谓之精，两精相搏谓之神。"《灵枢·决气》篇说："两神相搏，合而成形，常先身生，是谓精。"又《素问·金匮真言论》指出："夫精者，生之本。"生殖之精，不论男女都是藏于肾的。中医"肾"的涵义，除与膀胱相为表里而主水，属泌尿系统外，另一方面是主生殖。肾除受五脏六腑之精气以藏之外，更直接的是藏生殖之精。《素问·六节脏象论》说："肾者主蛰，封藏之本，精之处也。"《黄帝内经》详言男子肾气实，二八而天癸至，精气溢泻，阴阳和故能有子；女子肾气盛，二七而天癸至，任脉通，太冲脉盛，月事以时下，故有子。这是从另一角度说明肾是藏生殖之精。男女生殖之精相结合而构成人体之原始物质，这关系到禀赋之强弱，是遗传的基因，为今天生物学者所重视。张景岳在《质疑录》指出："人之未生，此气蕴于父母，谓之先天之气。"肾主先天之论，早为历代医家所阐明和公认。

《素问·上古天真论》以肾气之盛衰贯串于妇女由生长发育而至衰老。有生殖能力时期为肾气充盛，没有生殖能力的绝经期为肾气衰，可见女子亦是以肾为先天的。若另立女子以肝为先天之说，难道女子有两个先天吗？若云女子不是以肾为先天而只以肝为先天，那无异搞乱了中医的系统理论。

叶氏之说，可能认为奇经中之冲脉为血海；肝主藏血，与冲脉较为密切。且妇女以血为主，经、孕、产、乳都以血为用，故认为肝对妇女有重要的作用，又因封建社会妇科病以肝郁之因素为多，因而将它提高到先天的位置，但这是违反中医的原则和缺乏根据的。总之，肾、脾、肝对妇女都有重要的作用，但各有所主，亦各有分工，不能把肾所主的先天而改由肝所主。冲任二脉，皆起于胞中，故冲任之本在肾而不是本于肝。妇科病以肝郁为多，这与社会制度有关，旧社会妇女受到重重压迫，一切不能自主而受制于人，遭受种种不合理和不平等的待遇，自必肝气郁结而致病者特多，社会制度改变了，此种情况便有所不同，对于妇女的致病因素，应该用历史观点来加以分析，生理常态与社会因素所影响的病态，应该有所区别。

至于秦氏谓女子"阴性凝结，易于拂郁，郁则气滞血亦滞，故最重调肝"。这是将社会因素影响下出现的病态与生理现象混为一谈。为什么性情会凝结，易于拂郁？这不是旧社会重男轻女反映出来的结果吗？着重调肝之治法，不等于以肝为先天也。

或曰，今天社会主义社会妇女已得到解放，男女从法律上已完全平等，但诊治疾病时，妇女肝郁之症也相对比男性为多。殊不知这是封建思想残存的影响，因我国封建社会已有几千年的历史，非几十年就能从思想上彻底予以肃清的。妇女对于家务的操劳，子女的抚养教育等责任，其负担还是比较繁重的，不平等待遇的情况是有的，故肝郁情况还是相对的较多，这是不足为奇的。

总之，"女子以肝为先天"之说，既不符合经旨和中医的基本理论，也不符合实际，反而造成中医理论体系的紊乱。我们对于古人所提出的言论应加以客观的分析，不应盲从。科学工作者所服从的是真理，而不是某一有名望者的言论。在学术领域里我国历来都主张百家争鸣，故徐灵胎对叶氏医案在眉批中有谓"此老好为立异"之微词。叶氏之说，或者是"智者千虑，必有一失"之类欤。

（见《罗元恺论医集》）

第八章 世家薪火

第一节　世家传人代表

一、罗元恺

罗元恺，字世弘，幼承庭训，童年曾就读于私塾，诵四书五经及古文诗赋，并得其父之指导及熏陶，对中医学亦有所接触。1930年考入广东中医药专门学校就读，1935年以总成绩第一名毕业，并留校任附属的广东中医院医师和该校教师。1949年就任广东中医药专门学校校长，1951年兼任广东中医院院长，其后兼任广东省中医进修学校副校长。1956年参与筹办广州中医学院，1977年成为国内第一位中医教授。1979—1982年任广州中医学院副院长，主管教学和研究生工作，并兼任国务院学位评定委员会第一届学科评议组成员，是首批获中医硕士、博士学位授予权的研究生导师。1983年由卫生部任命为该院顾问，是第五、六、七届全国人大代表。1995年2月逝世，享年81岁。

罗元恺是全国著名中医学家。他从事中医医疗、教学60年，擅长内、妇、儿科，尤精于妇科。1962年和1978年两度被评为"广东省名老中医"，是我国首批享受国务院特殊津贴的中医专家。1991年被遴选为全国首批老中医药专家学术经验继承工作指导老师。他创建了广州中医学院中医妇科学学科，以"三高"理念建设学科：有高水平的研究与教学；培养高层次人才；产生高水平的教材、教学成果和科研成果。20世纪60—80年代，罗元恺团结老中医、吸纳有经验的西医专家，从广州中医学院历届毕业生和研究生中，相继选留一批优秀人才，同时注意吸收西医院校优秀毕业生。形成了合理的学历、学缘与知识结构，年龄、职称层次，构建了良好的学科团队。

罗元恺勤于研习医经，终身致力于临床，并潜心于中医教学和科研，他创制的滋肾育胎丸，曾获1983年卫生部科技成果乙等奖，1997年国家教委科技进步（丙等）三等奖；创制的田七痛经胶囊，获1986年广州市科委成果三等奖。指导其研究生罗颂平探讨"月经周期的调节及其与月相的关系"，1987年获国家中医药管理局科技进步乙等奖；指导研究"免疫性自然流产与免疫性不孕的中医治疗"，获1996年广东省中医药科技进步一等奖、1997年广东省科技进步二等奖和国家中医药管理局中医药科技进步三等奖。

罗元恺治学严谨，笔耕不辍，撰有《罗元恺医著选》《罗元恺论医集》《罗元恺女科述要》等专著，点注张景岳《妇人规》，主编《实用中医妇科学》《中医儿科学》（全国高等医药院校教材第1、第2版）《中医妇科学》（第5版）、高等医药院校教学参考丛书《中医妇科学》，参编《中国医学百科全书·中医妇科分册》。

罗元恺以传播和振兴中医药为己任，善于因材施教，桃李遍布海内外。他作为新中国成立后第一代的中医妇科学术带头人，30多年来勤恳耕耘，立业树人，以自身成就带动了学科的建设和发展。他培养和造就了第二、三代学科带头人，并培育了一批硕士、博士。他的学术成就和医术在东南亚、欧美等地区有较大的影响。他的生平和成就已被载入英国剑桥《世界名人录》和美国《国际名人辞典》。

二、罗颂平

罗颂平，出生于中医世家，集家传、师承、院校教育与出国留学之综合优势，师承其父罗元恺于1983年获硕士学位，曾两度赴美研修，并师承欧阳惠卿教授，获博士学位，是国家中医药管理局"岭南罗氏妇科流派传承工作室"负责人，广东省珠江学者特聘教授，广东省政协常委。广州中医药大学第一附属医院妇儿中心主任，妇科教研室主任，博士生导师。中华中医药学会妇科分会主任委员；中国中西医结合学会生殖医学分会副主任委员；中国免疫学会生殖免疫学分会副主任委员；中国妇幼健康研究会中医药发展专业委员会副主任委员；中国中医药研究促进会妇科流派分会常务副会长；国家重点学科中医妇科学学科带头人；国家级精品课程负责人；国家级教学团队负责人；广东省中医药学会常务理事兼妇科专业委员会主任委员；广东省医学会生殖免疫与优生学分会副主任委员。1994年获国务院政府特殊津贴；1996年获国家人事部"有突出贡献的中青年专家"；2006年获"广东省高校教学名师"；2007年获"南粤优秀教师"和"全国百名杰出女中医师"；2009年获"全国模范教师"；2013年获"全国医德标兵""广东省名中医"；2014年获"广东省杰出女科技工作者""第六届全国优秀科技工作者"等称号，并获聘杭州市钱江特聘专家。2015年被评为"羊城好医生"。2016年获全国五一劳动奖章。被评为"羊城名医"。

罗颂平教授学贯中西，1988年作为卫生部派出的访问学者赴美国芝加哥医学院研修生殖免疫学，2001年作为教育部高级访问学者在耶鲁大学进行学术研究，在中医、中西医结合以及生殖免疫学领域具有较高的知名度和学术影响。从医30多年来，她主要从事中医药调经、助孕、安胎的研究。主持多项国家级研究项目，指导博士生50多名。是广东省教育厅"中医女性生殖调节与安全性研究重点实验室"负责人。"月经周期的调节及其与月相的关系"获1987年国家中医药管理局科技成果乙等奖。"免疫性自然流产与免疫性不孕的中医治疗"获1997年广东省科技进步二等奖；"肾脾虚弱型自然流产的系列研究"获2002年广东省科学技术二等奖；曾获广东省教学成果一等奖1项、二等奖1项。

主编《罗元恺妇科经验集》《罗元恺妇科讲稿》《中国百年百名中医临床家·罗元恺》《中国中医昆仑·罗元恺卷》等专著以及人民卫生出版社"十二五""十三五"规划教材《中医妇科学》、研究生规划教材《中医妇科临床研究》（第二版）及高等教育出版社教材《中医妇科学》等6部教材。深入研究岭南医学并有专著与论文发表。在全国有较大的学术影响。

第二节　学术传人代表

一、张玉珍

张玉珍，1969年毕业于广州中医学院，师承罗元恺教授，参与新药研发与教材编写。为全国著名老中医药专家罗元恺教授学术继承人，博士生导师，享受国务院政府特殊津贴，第五批名老中医药专家学术继承工作的导师。

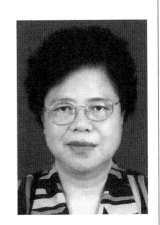

张玉珍教授注重发挥中医药的特色与优势，防治严重威胁妇女生殖健康的疑难病证，尤其擅长调经、防治反复自然流产、不孕症、卵巢早衰等。张玉珍教授以补肾法为主进行了调经、助孕、安胎的系列研究，取得了多项省部级科研成果奖。

她主持研发了罗元恺教授经验方"滋肾育胎丸"与"田七痛经胶囊"，其中滋肾育胎丸已列为国家级中药保护品种。她勤于著述，先后发表论文40多篇，出版专著22部，其中主编本科教材3部，专著3部，副主编3部。先后获广东省优秀中医药工作者、全国中医妇科名师等称号；参与新药研发与教材编写。具有深厚的学术造诣。主编"十五""十一五"规划教材《中医妇科学》，并主编《罗元恺女科述要》《新编中医妇科学》等专著，在全国有较大的学术影响。

二、曾诚

曾诚，男，医学博士，教授，主任中医师，硕士生导师，广州中医药大学第一附属医院二妇科副主任，广东省高等学校"千百十工程"校级培养对象，攻读硕士、博士期间均师承于罗氏流派第三代传承人罗颂平教授。主要从事妇科肿瘤、微创手术及中西医结合调经助孕等工作。临床上坚持中医特色，对不孕症、妇科肿瘤、月经病、自然流产进行中西医结合治疗，熟练掌握妇科疑难危急重症的诊断与处理，能熟练操作妇科常见开腹手术、阴式手术、腹腔镜手术、宫腔镜手术。担任中华中医药学会妇科分会委员、广东省/广州市医疗事故鉴定委员会专家。

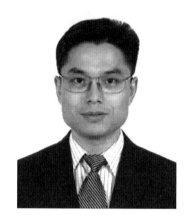

三、赵颖

赵颖，女，医学博士，主任中医师，师承张玉珍、罗颂平教授，第五批全国老中医药专家张玉珍教授学术经验继承人，中医妇科学专业博士研究生导师，广东省高校"千百十工程"省级培养对象。兼任中国中医药学会妇科分会委员、中国民族医药学会妇科专业委员会常务理事、中国中医药研究促进会妇科流派分会常务委员、世界中医药联合会名医传承工作委员会常务理事、广东省中医药学会生殖医学专业委员会常务委员、广东省中西医结合学会生殖医学专业委员会常务委员。目前从事中医药防治生殖障碍的临床及科研工作。近年来主持和参与国家自然科学基金3

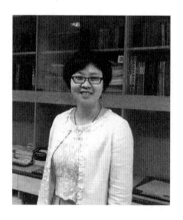

项、主持省级课题4项。获省部级奖励3项，发表论文30余篇，出版教材及专著10余部。

四、朱玲

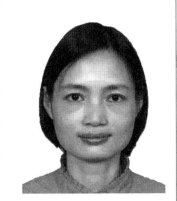

朱玲，女，医学博士，教授，主任中医师，师承罗颂平教授，中医妇科专业博士生导师。担任中华中医药学会妇科分会委员暨青年委员会副主委、中华中西医结合学会妇产科分会青年委员、广东省中医药学会妇科专业委员会委员兼秘书。对中医生殖理论有较深研究，对中医药调节生殖内分泌、生殖免疫、卵巢储备功能低下、卵巢早衰及复发性念珠菌性阴道炎，开展发病机制、证候特点及治疗研究。主持国家自然科学基金、广东省中医药局、广东省人口和计划生育委员会各级课题，主编、副主编专著各1部，参编（编委）教材1部、专著1部，发表学术论文20余篇。

五、廖慧慧

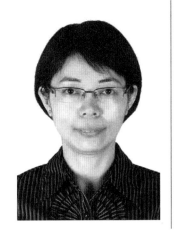

廖慧慧，女，医学博士，教授，主任中医师，第五批全国老中医药专家张玉珍教授学术经验继承人，中医妇科专业硕士生导师。从事妇科临床、教学、科研工作20年。熟练开展腹腔镜、宫腔镜及妇科常见手术。采用中西医结合方法诊治月经病、不孕症、生殖道感染（包括宫颈癌前病变）、痛证等，疗效良好，对月经病的中医药周期性治疗体会较深。在临床实践中，注重发挥中医优势，运用中医的综合疗法结合现代诊疗技术，在诊治各类妇科疑难疾病中积累了较丰富的临床经验。

六、史云

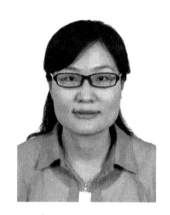

史云，女，医学博士，教授，主任中医师，硕士生导师。师承国家级名老中医张玉珍教授。从事妇科临床、教学、科研工作十余年，具有深厚的中医妇科理论和丰富的临床经验，对月经不调、不孕症、流产、盆腔炎、卵巢早衰以及各类妇科疑难杂症具有丰富的治疗经验。担任世界中医药学会联合会生殖医学专业委员会理事、中国民族医药学会妇科专业委员会理事、广东省中西医结合专业委员会生殖学会委员。